药师处方审核培训系列教材（案例版）

妇科内分泌系统疾病
处方审核

广东省药学会　组织编写

总 主 审　郑志华（广东省药学会副理事长兼秘书长）

　　　　　魏　理（广东省药学会药物治疗学专委会副主任委员）

总 主 编　吴新荣（广东省药学会药物治疗学专委会名誉主任委员）

　　　　　王若伦（广东省药学会药物治疗学专委会主任委员）

副总主编　刘　韬（广东省药学会药物治疗学专委会副主任委员）

　　　　　王景浩（广东省药学会药物治疗学专委会副主任委员）

　　　　　郑锦坤（广东省药学会药物治疗管理专家委员会副主任委员）

主 　 编　郑　萍（南方医科大学南方医院）

　　　　　李亦蕾（南方医科大学南方医院）

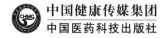

中国健康传媒集团

中国医药科技出版社

内 容 提 要

本书基于安全、有效、经济用药的基本原则，汇聚了一批长期从事妇产科临床药师工作的药学专家，根据妇科内分泌药物治疗特点，从工作实践出发，围绕常见、多发、易错的问题进行调研和撰写。本书主要分为十章，从妇科内分泌基础和思维方式入手，系统讲述了涉及妇科内分泌的各种疾病的诊治和药物治疗特点，重点突出性激素用药处方审核要点、相互作用及禁忌证等，并通过案例解析的形式，帮助广大药师更快捷、更准确地进行妇科内分泌疾病的处方审核工作。本书还收录了若干审方案例及分析，通过分析处方中的问题，加强药师对处方审核的理解与掌握。本书适合医疗机构及药店药师使用。

图书在版编目（CIP）数据

妇科内分泌系统疾病处方审核 / 郑萍，李亦蕾主编 . —— 北京：中国医药科技出版社，2025.2. —— （药师处方审核培训系列教材：案例版）. —— ISBN 978-7-5214-5111-5

Ⅰ. R711

中国国家版本馆 CIP 数据核字第 20250LF723 号

美术编辑　陈君杞
版式设计　友全图文

出版　**中国健康传媒集团**｜中国医药科技出版社
地址　北京市海淀区文慧园北路甲 22 号
邮编　100082
电话　发行：010-62227427　邮购：010-62236938
网址　www.cmstp.com
规格　710×1000 mm $^1/_{16}$
印张　20
字数　346 千字
版次　2025 年 2 月第 1 版
印次　2025 年 2 月第 1 次印刷
印刷　大厂回族自治县彩虹印刷有限公司
经销　全国各地新华书店
书号　ISBN 978-7-5214-5111-5
定价　78.00 元

获取新书信息、投稿、为图书纠错，请扫码联系我们。

编 委 会

写给读者的话

亲爱的读者们：

在这个医疗健康领域发展日新月异的时代，我们自豪地呈献给您——《药师处方审核培训系列教材（案例版）》；它既是广大药师对自身角色定位和转变的深刻理解，更是药学服务与实践经验的无私分享。

随着"健康中国"战略的深入推进，医疗卫生服务体系正经历着一场深刻的变革。药师，已从传统的调剂小角色，转向以患者为中心、提供全方位药学服务的新身份，成为人民大众安全、合理用药的重要守护者。

2018年，国家卫生健康委员会办公厅等联合发布的《医疗机构处方审核规范》，将广大医院药师确定为处方审核工作第一责任人，赋予了我们新的使命。这不仅是对药师专业地位的认可，也对药师服务水平提出了更高要求。

在这样的大背景下，广东省药学会及时顺应国家政策导向，满足药师同仁的迫切需求，率先在全国开展"处方审核能力"培训工作。自2018年7月开办全国第一个"审方培训班"起，我们先后组织了由资深药师组成的师资团队、出版了标准的"培训教材"、构建了系统的处方审核培训体系，在全省乃至全国范围内，开展了全方位、多模式处方审核培训。同时，为了满足基层特别是边远地区广大药师的审方培训需求，我们还开辟了线上培训渠道。截至2024年8月，已为全国各省市培训了超过20000名合格的审方药师，约占我国医院药师总人数的4%。基于我们审方培训项目的规范性、实用性，培训效果得到业界充分认可，深受广大药师欢迎，被亲切称为"广式审方培训"。经过培训的药师成为各地、各单位的审方骨干乃至培训老师。

为了规范和引领处方审核培训项目的深入开展，广东省药学会相继发布了《广东省药师处方审核能力培训标准》《处方审核标准索引》（2023年更新），并出版了国内首部审方教材《药师处方审核培训教材》以及配套的《临床处方审核案例详解丛书》。

在历时5年2个月、累计45期线下审方班以及药师自发的线上学习教学实践中，我们的培训专家们收集了大量宝贵的问题处方案例，这些案例对于提升审方药师的处方分析能力和技能具有重要的参考价值。因此，广东省药学会组织了各大医院的专业团队，在处方审核理论丛书的基础上，结合丰富的实战经验，增加了更多、更有代表性的典型案例分析和练习试题，共同编写了这套《药师处方审核培训系列教材（案例版）》。

本套教材可以当作《药师处方审核培训系列教材》的延伸学习材料，内容广泛而全面，实用性强。它不仅介绍了药师审方工作所涉及的法律、法规，审方药师的职责、规范的操作流程，审方所需的检索工具；还概述了各类系统疾病的药物使用原则、不同给药途径、不同应用类别药物的药理、药效学理论；更重要的是，陈述了案例的客观资料，总结了案例特征，并以药品说明书为基础，结合相关"指南"或"专家共识"，全面系统地分析了处方中药物使用的合理性及存在的问题。并列举了各类具有代表性的处方审核真实案例，对案例进行了问题提出、处方分析、干预建议的首创"三步式案例教学"，力求做到科学、规范、实用，真正做到给读者"授人以渔"的师者用心。

书中还提供了大量练习题，并附上答案。通过学习，能够使一线药师得到现场培训的效果，从而更有针对性地提升了药师独立学习、分析问题以及解决问题的思维和实战技能，使他们成为审方骨干。这种理论和案例充分结合的编写模式，也是本丛书的一大特色。

习题集中的不少案例来源于参加国内和广东省内举办的各期审方药师培训班的优秀学员在作业练习中提交的真实案例，具有很高的实用参考价值。在此，我们对所有贡献智慧和经验的学员表示衷心的感谢！

此外，本书也可作为临床药师、临床医师（特别是基层医疗机构年轻的医务人员）、护士、临床药学专业学生的宝贵参考资料。

我们深知，基于医药科技的迅猛发展和编者的知识、能力所限，本丛书所述的案例及机制分析可能存在滞后情况，有些案例的分析和干预建议可能存在一定程度的主观性和局限性。在此，恳请医药学界的专家和广大读者不吝赐教，提出宝贵的批评和指正，以便我们在再版修订时改进、完善。

最后，感谢您选择《药师处方审核培训系列教材（案例版）》。我们承诺，将继续致力于提供高质量的药学教育资源，以支持药师队伍的成长和药学服务水平的提升。

总编组

妇科内分泌疾病是由于生殖内分泌轴功能失调导致生殖内分泌激素分泌异常（过高或过低）而引起的一类疾病，主要包括月经相关疾病、绝经相关疾病、妇科内分泌肿瘤等。实际上，这类疾病在妇科门诊中占据主要地位，很多妇产科疾病或由妇科内分泌失调引起，或对妇科内分泌造成影响，或两者兼而有之，从而产生各种复杂的症状和体征。在临床上，妇科被归类为手术专业领域，并且医师们通常更加关注手术操作方面的知识与技能，因而对于妇科内分泌疾病的重视程度有限，造成在碰到需要采用内分泌药物治疗手段进行处理的疾病时，往往感到困惑。

根据2018年国家卫生健康委员会、国家中医药管理局和中央军委后勤保障部三部门联合发布的《医疗机构处方审核规范》指出，药师是处方审核工作的第一责任人，处方审核的目的是保障患者用药安全、促进临床合理用药。在妇科内分泌疾病药物治疗中，这一职责尤为关键，因为该类疾病往往涉及复杂的激素内分泌调节机制，用药不当可能引发严重不良后果。例如异常子宫出血表现为多种形式的月经紊乱，在临床上需要根据其不同表现和内分泌机制采取不同程度和方式的处理措施，包括使用止血药、雌孕激素或手术治疗以及考虑是否排卵等原则，均显得繁杂。对于绝经问题来说，由于绝经前后女性的生活质量和健康状态存在明显差异，作为妇产科专业药师有义务向绝经后妇女提供安全、合理有效的药物治疗和处方审核建议，以缓解绝经相关症状并预防远期退化性绝经后相关疾病。

在这样的需求推荐下，《妇科内分泌系统疾病处方审核》基于安全、有效、经济用药的基本原则，在广东省药学会和中国医药科技出版社搭建的平台上，汇聚了一批长期从事妇产科临床药师工作的药学专家，根据妇科内分泌药物治疗特点，从工作实践出发，围绕常见、多发、易错的问题进行调研和撰写。

本书集中了妇产科专业药师的智慧，在老一辈专家辛勤耕耘的基础上，从妇科内分泌基础和思维方式入手，系统讲述了涉及妇科内分泌的各种疾病的诊治和药物治疗特点，重点突出性激素用药处方审核要点、相互作用及禁忌证等，并通过案例解析的形式，帮助广大药师更快捷、更准确地进行妇科内分泌疾病的处方审核工作。本书凝聚了临床药师大量的工作经验和日常积累，在此一并表示诚挚的敬意和衷心的感谢！限于作者能力与实践经验，有些案例的建议有可能存在一定程度的主观性和局限性，期盼同仁不吝指正，使我们的工作得到不断的改进。

编　者

2024 年 10 月

目 录

第二章 异常子宫出血

第三章 闭经

第四章 多囊卵巢综合征

第五章 痛经

第六章 经前期综合征

第七章 绝经综合征

第一章 妇科内分泌基础特点

第一节 卵巢功能及周期性变化

女性从胎儿形成到衰老是一个渐进的生理过程，也是下丘脑-垂体-卵巢轴功能发育、成熟和衰退的过程。女性一生根据其年龄和生理特点可分为胎儿期、新生儿期、儿童期、青春期、性成熟期、绝经过渡期和绝经后期等7个阶段，但并无截然界限，可因遗传、环境、营养等因素影响而有个体差异。

在女性一生的不同阶段，卵巢功能有较大变化。

一、卵巢的功能

卵巢为女性的性腺，其主要功能为产生卵子并排卵和分泌女性激素，分别称为卵巢的生殖功能和内分泌功能。

二、卵巢的周期性变化

从青春期开始到绝经期，卵巢在形态和功能上发生的周期性变化称为"卵巢周期"，卵巢周期可以分为卵泡期、排卵期和黄体期。

（一）卵泡的发育与成熟

卵泡自胚胎形成后即进入自主发育和闭锁的轨道，此过程不依赖于促性腺激素，其机制尚不清楚。胚胎6～8周时，原始生殖细胞不断有丝分裂，细胞数增多，体积增大，称为卵原细胞，约60万个。自胚胎11～12周开始卵原细胞进入第一次减数分裂，并静止于前期双线期，称为初级卵母细胞。胚胎16～20周时生殖细胞数目达到高峰，两侧卵巢共含600万～700万个（卵原细胞占1/3，初级卵母细胞占2/3）。胚胎16周至生后6个月，单层梭形前颗粒细胞围绕着停留于减数分裂双线期的初级卵母细胞形成始基卵泡，这是女性的基本生殖单位，也是卵细胞储备的唯一形式。胎儿期的卵泡不断闭锁，出生时约剩200万个，儿童期多数卵泡退化，至青春期只剩下约30万个。

进入青春期后，卵泡由自主发育推进至发育成熟的过程依赖于促性腺激素的刺激。生育期每月发育一批（3～11个）卵泡，经过募集、选择，其中一般只有一个优势卵泡可达完全成熟，并排出卵子。其余的卵泡发育到一定程度通过细胞凋亡机制而自行退化，称卵泡闭锁。女性一生中一般只有400~500个卵泡发育成熟并排卵，仅占总数的0.1%左右。

卵泡的发育始于始基卵泡到初级卵泡的转化，始基卵泡可以在卵巢内处于休眠状态数十年。始基卵泡发育远在月经周期起始之前，从始基卵泡到成熟卵泡需要经历窦前生长期、窦周生长期和依赖于促性腺激素的指数生长期三个阶段。其中从始基卵泡至窦前卵泡约需9个月；而从窦前卵泡至成熟卵泡，约需85天或3个月经周期。窦前卵泡的发育不依赖于促性腺激素，当卵泡直径达0.2~0.4mm时，颗粒细胞产生液体，堆积形成腔，进入窦状卵泡期。窦状卵泡由5mm发育到排卵前。卵泡主要依靠卵泡刺激素（follicle stimulating hormone，FSH）刺激，卵泡直径可达16mm，在此期间发生卵泡的募集并完成优势卵泡的选择。

"募集"是指窦状卵泡发育的后期，相当于前一卵巢周期的黄体期及本期卵泡早期，血清FSH超过一定阈值后，卵巢内一组窦状卵泡群进入生长发育轨道，但发育中的卵泡可随时出现退化而离开生长轨道。"选择"是指约在月经周期的第7天，在被募集的发育卵泡群中，FSH阈值最低的一个卵泡，优先发育成为优势卵泡，其余的卵泡逐渐退化闭锁。

（二）排卵

卵细胞和它周围的卵冠丘复合体（oocyte corona cumulus complex，OCCC，又称卵冠丘结构）一起从卵巢排出的过程称排卵。排卵过程包括卵母细胞完成第一次减数分裂和卵泡壁胶原层的分解及小孔形成后卵子的排出活动。排卵前，由于成熟卵泡分泌的雌二醇在循环中达到对下丘脑起正反馈调节作用的峰值（E_2=200pg/ml），促使下丘脑促性腺激素释放激素（gonadotropin-releasing hormone，GnRH）的大量释放，继而引起垂体释放促性腺激素，出现LH/FSH峰。黄体生成素（luteinizing hormone，LH）峰是即将排卵的可靠指标，出现于卵泡破裂前36小时。LH峰使初级卵母细胞完成第一次减数分裂，排出第一极体，成熟为次级卵母细胞。在LH峰作用下排卵前卵泡黄素化，产生少量孕酮。LH/FSH排卵峰与孕酮协同作用，激活卵泡液内蛋白溶酶活性，使卵泡壁隆起尖端部分的胶原消化形成小孔，称排卵孔。排卵前卵泡液中前列腺素显著增加，排卵时达高峰。前列腺素可促进卵泡壁释放蛋白溶酶，也促使卵巢内平滑肌收缩，有助于排卵。排卵时随卵细胞同时排出的还有透明带、放射冠及小部分卵丘内的颗粒细胞。排卵多发生在下次月经来潮前14日左右。卵子可由两侧卵巢轮流排出，也可由一侧卵巢连续排出。卵子排出后，经输卵管伞部捡拾、输卵管壁蠕动以及输卵管黏膜纤毛活动等协同作用，在输卵管内向子宫方向移动。

（三）黄体形成及退化

排卵后卵泡液流出，卵泡腔内压下降，卵泡壁塌陷，形成许多皱襞，卵泡壁的卵泡颗粒细胞和卵泡内膜细胞向内侵入，周围由结缔组织的卵泡外膜包围，共同形成黄体。卵泡颗粒细胞和卵泡内膜细胞在LH排卵峰的作用下进一步黄素化，分别形成颗粒黄体细胞及卵泡膜黄体细胞。两种黄体细胞内都含有胡萝卜素，该色素含量多寡决定黄体颜色的深浅。黄体细胞的直径由原来的12~14μm增大到35~50μm。在血管内皮生长因子作用下颗粒细胞血管化，孕酮由此进入到体循环中。排卵后7~8日（相当于月经周期第22日左右），黄体体积和功能达到高峰，直径1~2cm，外观黄色。正常黄体功能的建立需要理想的排卵前卵泡发育，特别是FSH刺激，以及一定水平的持续性LH维持。

若排出的卵子受精，黄体则在胚胎滋养细胞分泌的人绒毛膜促性腺激素（human chorionic gonadotrophin，HCG）作用下增大，转变为妊娠黄体，至妊娠3个月末才退化。此后胎盘形成并分泌甾体激素维持妊娠。

若卵子未受精，黄体在排卵后9~10日开始退化，黄体功能限于14日，其机制尚未完全明确，可能与其分泌的雌激素溶黄体作用有关，其作用由卵巢局部前列腺素和内皮素–I所介导。黄体退化时黄体细胞逐渐萎缩变小，周围的结缔组织及成纤维细胞侵入黄体，逐渐由结缔组织所代替，组织纤维化，外观色白，称白体。黄体衰退后月经来潮，卵巢中又有新的卵泡发育，开始新的周期。

第二节　月经周期及其神经内分泌调节

月经是生育期妇女重要的生理现象。

一、月经

指伴随卵巢周期性变化而出现的子宫内膜周期性脱落及出血。规律月经的出现是生殖功能成熟的重要标志。月经第一次来潮称月经初潮。月经初潮年龄多在13~14岁之间,但可能早在11岁或迟至16岁。16岁以后月经尚未来潮者应当引起临床重视。月经初潮早晚主要受遗传因素控制,其他因素如营养、体重亦起着重要作用。近年来,月经初潮年龄有提前趋势。

二、月经血的特征

月经血呈暗红色,除血液外,还有子宫内膜碎片、宫颈黏液及脱落的阴道上皮细胞。月经血中含有前列腺素及来自子宫内膜的大量纤维蛋白溶酶。由于纤维蛋白溶酶对纤维蛋白的溶解作用,故月经血不凝,在出血量多或速度快的情况下可出现血凝块。

三、正常月经的临床表现

正常月经具有周期性及自限性。出血的第1日为月经周期的开始,两次月经第1日的间隔时间称一个月经周期。一般为21~35日,平均28日。每次月经持续时间称经期,一般为2~8日,平均4~6日。经量为一次月经的总失血量,正常月经量为20~60ml,超过80ml为月经过多。一般月经期无特殊症状,但经期由于盆腔充血以及前列腺素的作用,有些妇女出现下腹及腰骶部下坠不适或子宫收缩痛,并可出现腹泻等胃肠功能紊乱症状。少数患者可有头痛及轻度神经系统不稳定症状。

四、子宫内膜组织学的周期性变化

(一)增殖期

月经出血的第5~14天,在雌激素的作用下,内膜表面上皮、腺体、间质细胞和血管呈增殖状态。

(二)分泌期

排卵后1~5天,雌激素的存在使内膜继续增厚;在孕激素的作用下,子宫内膜呈分泌反应,腺体更增长弯曲,间质水肿。排卵后第5~10天,腺体扩张弯曲达最高程度,腺腔内有糖原等分泌物,间质水肿更甚,细胞肥大呈蜕膜样变,螺旋小动脉盘旋扩张。

（三）月经期

经前24小时，内螺旋动脉阶段性阵发性痉挛及扩张，导致内膜功能层远端血管壁及其组织缺血坏死，剥脱出血。第2天功能层广泛出血并脱落，第3～4天腺体和间质开始再生。

五、月经周期的神经调节

下丘脑、垂体与卵巢之间相互调节、相互影响，形成了完整又协调的神经内分泌系统，影响月经周期的调节。下丘脑分泌GnRH，调节垂体分泌FSH和LH，从而调控卵巢发生周期性排卵，并伴有卵巢激素分泌的周期性变化，卵巢雌孕激素的周期性变化导致子宫内膜的周期性变化，从而导致月经的周期性变化。另外，卵巢分泌的性腺激素对下丘脑垂体的激素合成和分泌又有反馈调节的作用，从而使循环中的LH和FSH呈密切相关的周期性变化。

第三节　下丘脑－垂体－卵巢轴的调节

一、下丘脑结构

下丘脑位于大脑底部，分为内侧区和外侧区。其中内侧区含有与内分泌系统中枢调节有关的大部分结构。内侧区由一组神经细胞组成。其中最重要的是前区、结节区和后区。通常认为结节区的神经元产生大多数下丘脑激素。

二、垂体结构

垂体位于下丘脑下方。由腺垂体（前叶）、神经垂体（后叶）和垂体间叶组成。

（一）腺垂体

腺垂体在解剖和功能上都与下丘脑连在一起，称为"下丘脑－垂体轴"。它可接受下丘脑产生的肽类激素调节。同时，腺垂体的激素通过反馈机制作用于下丘脑。垂体前叶分泌7种主要激素，分别直接对相应组织起作用，其中与生殖相关的促性腺激素包括卵泡刺激素（FSH）和黄体生成素（LH），另外还有生长激素（GH）、促甲状腺激素（TSH）、促肾上腺皮质激素（ACTH）、催乳素（PRL）和促黑素（MSH）。

（二）神经垂体

神经垂体是下丘脑的延伸。包括正中隆起、垂体柄和垂体的神经叶。神经垂体产生两种激素：催产素和血管加压素。

三、下丘脑－垂体－卵巢轴的神经内分泌调控

月经周期的调节是一个非常复杂的过程，主要涉及下丘脑、垂体和卵巢，它们之间相互调节、相互影响，形成一个完整而协调的神经内分泌系统，称为下丘脑－垂体－卵巢轴（hypothalamic–pituitary–ovarian axis，HPO）。HPO轴的神经内分泌活动受到大脑高级中枢的影响。

（一）下丘脑促性腺激素释放激素

下丘脑弓状核神经细胞分泌的GnRH是一种十肽激素，直接通过垂体门脉系统输送到腺垂体，调节垂体促性腺激素的合成和分泌。

GnRH的分泌特征是脉冲式释放，脉冲频率为60～120分钟，其频率与月经周期时相有关。

正常月经周期的生理功能和病理变化均伴有相应的GnRH脉冲式分泌模式变化。GnRH的脉冲式释放可调节LH/FSH的比值。脉冲频率减慢时，血中FSH水平升高，LH水平降低，从而LH/FSH比值下降；频率增加时，LH/FSH比值升高。

下丘脑是HPO的启动中心，GnRH的分泌受垂体促性腺激素和卵巢性激素的反馈调节，包括起促进作用的正反馈和起抑制作用的负反馈调节。反馈调节包括长反馈、短反馈和超短反馈三种。长反馈指卵巢分泌到循环中的性激素对下丘脑的反馈作用；短反馈是指垂体激素对下丘脑GnRH分泌的负反馈调节；超短反馈是指GnRH对其本身合成的负反馈调节。这些激素反馈信号和来自神经系统高级中枢的神经信号一样，通过多种神经递质，包括去甲肾上腺素、多巴胺、β－内啡肽、5－羟色胺和褪黑激素等调节GnRH的分泌。去甲肾上腺素促进GnRH的释放，β－内啡肽和5－羟色胺抑制GnRH的释放，多巴胺对GnRH的释放则具有促进和抑制双重作用。

（二）腺垂体生殖激素

腺垂体（垂体前叶）分泌的直接与生殖调节有关的激素有促性腺激素和催

乳素。

1. 促性腺激素　腺垂体的促性腺激素细胞分泌卵泡刺激素（FSH）和黄体生成素（LH）。它们对 GnRH 的脉冲式刺激起反应，自身亦呈脉冲式分泌，并受卵巢性激素和抑制素的调节。FSH 和 LH 均为糖蛋白激素，皆由 α 与 β 两个亚单位肽链以共价键结合而成。它们的 α 亚基结构相同，β 亚基结构不同。β 亚基是决定激素特异抗原性和特异功能的部分，但必须与 α 亚基结合成完整分子才具有生物活性。人类的促甲状腺激素（TSH）和人绒毛膜促性腺激素（HCG）也均由 α 和 β 两个亚单位组成。这四种糖蛋白激素的 α 亚单位中的氨基酸组成及其序列基本相同，它们的免疫反应也基本相同，各激素的特异性均存在于 β 亚单位。

FSH 是卵泡发育必需的激素，其主要生理作用包括：①直接促进窦前卵泡及窦卵泡颗粒细胞增殖与分化，分泌卵泡液，使卵泡生长发育；②激活颗粒细胞芳香化酶，合成与分泌雌二醇；③在前一周期的黄体晚期及卵泡早期，促使卵巢内窦卵泡群的募集；④促使颗粒细胞合成分泌胰岛素样生长因子及其受体、抑制素、激活素等物质，并与这些物质协同作用，调节优势卵泡的选择与非优势卵泡的闭锁退化；⑤在卵泡期晚期与雌激素协同，诱导颗粒细胞生成 LH 受体，为排卵及黄素化作准备。

LH 的生理作用包括：①在卵泡期刺激卵泡膜细胞合成雄激素，主要是雄烯二酮，为雌二醇的合成提供底物；②排卵前促使卵母细胞最终成熟及排卵；③在黄体期维持黄体功能，促进孕激素、雌二醇和抑制素 A 的合成与分泌。

2. 催乳素（prolactin，PRL）　PRL 是由腺垂体的催乳细胞分泌的由 198 个氨基酸组成的多肽激素，具有促进乳汁合成功能。其分泌主要受下丘脑释放人门脉循环的多巴胺（PRL 抑制因子）抑制性调节。促甲状腺激素释放激素（TRH）亦能刺激 PRL 的分泌，由于多巴胺与 GnRH 对同一刺激或抑制作用常同时发生效应，因此，当 GnRH 的分泌受到抑制时，可出现促性腺激素水平下降，而 PRL 水平上升，临床表现为闭经泌乳综合征。另外，由于 TRH 升高，可使一些甲状腺功能减退的妇女出现泌乳现象。

（三）卵巢性激素的反馈作用

卵巢分泌的雌、孕激素对下丘脑和垂体具有反馈调节作用。

1. 雌激素　雌激素对下丘脑产生负反馈和正反馈两种作用。在卵泡期早期，一定水平的雌激素负反馈作用于下丘脑，抑制GnRH释放并降低垂体对GnRH的反应性，从而实现对垂体促性腺激素脉冲式分泌的抑制。在卵泡期晚期，随着卵泡的发育成熟，当雌激素的分泌达到阈值（≥200pg/ml）并维持48小时以上，雌激素即可发挥正反馈作用，刺激LH分泌高峰。在黄体期，协同孕激素对下丘脑有负反馈作用。

2. 孕激素 在排卵前，低水平的孕激素可增强雌激素对促性腺激素的正反馈作用。在黄体期，高水平的孕激素对促性腺激素的脉冲分泌产生负反馈抑制作用。

（四）月经周期的调节机制

1. 卵泡期 在一次月经周期的黄体萎缩后，雌、孕激素和抑制素A水平降至最低，对下丘脑和垂体的抑制解除，下丘脑又开始分泌GnRH，使垂体FSH分泌增加，促进卵泡发育，分泌雌激素，子宫内膜发生增殖期变化。随着雌激素逐渐增加，其对下丘脑的负反馈增强，抑制下丘脑GnRH的分泌，加之抑制素B的作用，使垂体FSH分泌减少。随着卵泡逐渐发育，接近成熟时卵泡分泌的雌激素达到200pg/ml以上，并持续48小时，即对下丘脑和垂体产生正反馈作用，形成LH和FSH峰，两者协同作用，促使成熟卵泡排卵。

2. 黄体期 排卵后循环中LH和FSH均急剧下降，在少量LH和FSH作用下，黄体形成并逐渐发育成熟。黄体主要分泌孕激素，也分泌雌二醇，使子宫内膜发生分泌期变化。排卵后第7~8日循环中孕激素达到高峰，雌激素亦达到又一高峰。由于大量孕激素和雌激素以及抑制素A的共同负反馈作用，又使垂体LH和FSH分泌相应减少，黄体开始萎缩，雌、孕激素分泌减少，子宫内膜失去性激素支持，发生剥脱而月经来潮。雌、孕激素和抑制素A的减少解除了对下丘脑和垂体的负反馈抑制。FSH分泌增加，卵泡开始发育，下一个月经周期重新开始，如此周而复始。

月经周期主要受HPO轴的神经内分泌调控，同时也受抑制素-激活素-卵泡抑制素系统的调节，其他腺体内分泌激素对月经周期也有影响。HPO轴的生理活动受到大脑皮层神经中枢的影响，如外界环境、精神因素等均可影响月经周期。大脑皮层、下丘脑、垂体和卵巢任何一个环节发生障碍，都会引起卵巢功能紊乱，导致月经失调。

第四节　其他内分泌腺的生殖相关作用

HPO轴也受其他内分泌腺功能的影响，如甲状腺、肾上腺及胰腺等的功能异常，均可导致月经失调，甚至闭经。

一、内分泌腺介绍

内分泌腺是没有分泌管的腺体。它们所分泌的物质（称为激素）直接进入周围的血管和淋巴管中，由血液和淋巴液将激素输送到全身。人体内有许多内分泌腺分散到各处。有些内分泌腺单独组成一个器官，如下丘脑、垂体、甲状腺、肾上腺、胸腺和松果体等。另一些内分泌腺存在于其他器官内，如胰腺内的胰岛、卵巢内的黄体和睾丸内的间质细胞等。内分泌腺所分泌的激素对机体各器官的生长发育、功能活动、新陈代谢起着十分复杂而又十分重要的调节作用。

下丘脑、垂体、卵巢的功能与调控，前文已述，以下主要介绍包括甲状腺、肾上腺在内的内分泌器官与生殖相关的功能。

二、甲状腺

甲状腺通过分泌甲状腺激素发挥生物学作用。甲状腺激素有两种：一是四碘甲腺原氨酸（T_4），另一种是三碘甲腺原氨酸（T_3）。T_4需要转化成T_3发挥其作用，甲状腺激素的分泌由下丘脑–垂体–甲状腺轴相互调节而实现。甲状腺激素能够促进人体的生长发育和新陈代谢，提高神经系统的兴奋性。

甲状腺的功能状态与女性生殖密切相关。其对性腺的发育成熟、维持正常月经和生殖功能具有重要影响。甲状腺激素可直接参与和影响卵巢雌激素的代谢，是人体甾体激素合成分解和转化过程中不可缺少的重要因素；通过FSH和LH的分泌调节卵巢的功能，少量的甲状腺激素促进LH的分泌，适量的甲状腺激素维持垂体与性腺功能的平衡，大量的甲状腺激素则抑制促性腺激素的分泌；甲状腺激素可对卵巢产生直接的抑制作用，降低卵巢对垂体促性腺激素的反应性；甲状腺激素使性激素结合球蛋白SHBG水平增加，调节循环血中的性激素活性。

甲状腺功能异常与女性不孕不育、异常子宫出血等均有显著相关性。青春期以前发生甲状腺功能减退者可有性发育障碍，使青春期延迟。生育期则出现月经失调，临床表现月经过少、稀发，甚至闭经。患者多合并不孕，自然流产、早产、胎儿畸形或神经认知缺陷发生率增加，甲状腺功能轻度亢进时甲状腺素分泌与释放增加，子宫内膜过度增生，临床表现月经过多、过频，甚至发生功能失调性子宫出血。当甲状腺功能亢进进一步加重时，甲状腺素的分泌、释放及代谢等过程受到抑制，临床表现为月经稀发、月经减少，甚至闭经。

三、肾上腺

肾上腺是除卵巢外合成并分泌类固醇激素最重要的器官。它分泌的主要激素包括盐皮质激素、糖皮质激素和性激素。肾上腺皮质分泌的雄激素为女性体内雄激素的主要来源。少量雄激素为正常妇女的阴毛、腋毛、肌肉和全身发育所必需。当肾上腺皮质类固醇激素浓度升高时，通过负反馈可使下丘脑分泌促皮质素释放因子（CRF）减少，又经旁路作用使黄体生成激素释放激素（LHRH）分泌也减少，直接影响垂体-卵巢轴，导致性腺功能低下，出现闭经、乳房萎缩、性功能减退。增多的肾上腺源性雄激素使女性男性化，出现痤疮、多毛，性腺功能进一步紊乱。当肾上腺皮质功能减退不能合成肾上腺激素至机体所需水平时，卵巢功能会受到影响，因肾上腺雄激素合成减少，常有阴毛、腋毛脱落，性欲减退、月经失调、排卵障碍，即使妊娠也难以维持。先天性肾上腺皮质增生症（congenital adrenal hyperplasia，CAH）患者由于存在21-羟化酶缺陷，导致皮质激素合成不足，引起促肾上腺皮质激素（ACTH）代偿性增加，促使肾上腺皮质网状带雄激素分泌过多，临床上导致女性假两性畸形（女性男性化）的表现。

四、胸腺

胸腺为机体的重要淋巴器官。其功能与免疫紧密相关，是T细胞分化、发育、成熟的场所。其还可以分泌胸腺激素及激素类物质，是具内分泌功能的器官。位于胸腔前纵隔。产生T淋巴细胞造血干细胞经血流迁入胸腺后，先在皮质增殖分化成淋巴细胞。其中大部分淋巴细胞死亡，小部分继续发育进入髓质，成为近于成熟的T淋巴细胞。这些细胞穿过毛细血管后微静脉的管壁，循环入血流，再迁移到周围淋巴结的弥散淋巴组织中，此处称为胸腺依赖区。整个淋巴器官的发育和机体免疫力都必须有T淋巴细胞，胸腺为周围淋巴器官正常发育和机体免疫所必需。当T淋巴细胞充分发育，迁移到周围淋巴器官后，胸腺重要性逐渐减低。其作用是保护机体免受体内和体外有害物质的侵害，保护人体健康。在妊娠后对母胎界面的识别以及在妊娠的维持方面发挥了重要作用。

五、松果体

松果体是一个通过借细柄与间脑顶相连的实质器官。哺乳动物松果腺主要有三种细胞组分：松果体细胞、神经胶质细胞、神经末梢。神经末梢起自颈上交感神经节，主要位于紧邻松果体细胞突起的血管旁间隙。调节松果体功能的基本刺激是环境光线和内源性节律产生的机制。与环境光线有关的信息通过视网膜下丘脑通路被传送到交叉上核。从交叉上核投射到室旁核。室旁核神经元又投射到颈上交感神经节。通过这条推测的通路，光线可抑制黑暗而可激活松果体褪黑素合成与分泌。视网膜下丘脑投射可能对起自交叉上核的内源性节律生成机制有辅助和传导作用，然后驱动通路的其余部分。褪黑素代表了松果体功能的指标。夜间褪黑素分泌与几个重要的生理变化相关，如睡眠倾向增加、核心体温和心率下降、手脚皮肤温度升高。褪黑素分泌的改变可能参与那些影响生殖轴的心理生物学疾病的发生。研究发现，尽管在排卵的周期中卵巢甾体激素的变化具有相应的明显周期性特征，月经各期中并未发现血浆褪黑素具有24小时的模式变化，认为卵巢甾体激素的周期性波动不改变褪黑素的分泌形式。研究提示卵泡液中存在较高浓度的褪黑素，提示成熟卵泡具有一种主动摄取和保存褪黑素的机制。褪黑素在调节人类卵巢功能中的作用尚需要进一步的研究。

六、胰腺

胰岛分泌的胰岛素不仅参与糖代谢，而且对维持正常的卵巢功能有重要影响。胰岛素依赖型糖尿病患者常伴有卵巢功能低下。在胰岛素拮抗的高胰岛素血症患者，过多的胰岛素将促进卵巢产生过多雄激素，从而发生高雄激素血症，导致月经失调，甚至闭经。

七、前列腺素与生殖

（一）前列腺素化学结构

前列腺素（PG）类物质包括前列腺素、血栓素和白三烯。PG是一类含有

20个碳原子的不饱和脂肪酸——前列烷酸，由一个5碳环和2条侧链组成，按5碳环结构不同分为若干型（PGA～H）。

（二）前列腺素的生物合成和代谢

机体许多组织的细胞膜都含有大量的磷脂，在各种刺激下，磷脂酶被激活而释放前列腺素的主要前体——花生四烯酸（25碳烯酸）。花生四烯酸经细胞膜合成酶的催化，形成不稳定的环内氧化物，很快在不同酶的作用下产生各种产物，如在异构酶或还原酶的催化下，产生较稳定的PGE_2、PGD_2、PGF_2、PGA_2和PGB_2等。天然PG在体内代谢极快，不能储存，主要在肺脏和肝脏代谢，其分解的酶系为脱氢、还原、氧化及变构酶。前列腺素类似物的化学性质稳定，在体内不同组织代谢速度不同，在肾脏代谢快，而肺脏和子宫代谢慢。代谢产物主要从尿排出，少量也可由粪便排出。

（三）前列腺素与男性生殖

人类精液中含有前列腺素，来自精囊，PG的量受睾酮调节，睾酮可以使PGE增高，但精液中前列腺素与精子数目无关。前列腺素在男性生殖中的生理作用还不是非常清楚，有研究认为，PG有增强阴茎海绵体肌条的肌张力和收缩频率的作用。PG对阴茎的血管有扩张作用，这两种作用对阴茎勃起和射精具有生理意义，还有待于进一步研究。

（四）前列腺素与女性生殖

1. **前列腺素与排卵** PGE和PGF与正常排卵过程有关。卵泡中PG是由颗粒细胞产生的，引起卵泡内PG合成的信号来自促性腺激素，PG可使卵泡内压力增高，卵泡壁平滑肌收缩，导致卵泡破裂而排卵。此外，PG可能促使卵泡分泌纤溶酶原激活因子，此酶使纤溶酶原转变为纤溶酶，后者使卵泡壁变薄，而易导致卵泡破裂。

2. **前列腺素与子宫** 子宫内膜不仅是PG合成的部位，也是PG作用的部位。非妊娠的子宫内膜合成的主要前列腺素是$PGF_{2\alpha}$和PGE_2，而且在分泌期比增殖期多。腺上皮比内膜间质合成的PG多。子宫肌层主要产生PGL，它是一种强的血管扩张剂和平滑肌松弛剂，可在体外抑制$PGF_{2\alpha}$引起的子宫张力增加。PGF_{2a}和PGE_2可刺激子宫肌层收缩。宫颈可产生不同的前列腺素类，它们的产生可促使分娩过程中的宫颈成熟。

（五）前列腺素与妊娠

前列腺液抗菌因子（PAF）和PGE能引起内膜局部血管改变，对植入过程中的穿透期起重要作用，它引起的间质水肿，为滋养细胞的侵入提供了相对疏松的环境。在妊娠的任何阶段，前列腺素类均可刺激子宫的收缩并诱导宫颈成熟，并可用于早期和中期的引产。在妊娠过程中，母亲和胎儿组织均可产生PGF_2和$PGF_{2\alpha}$，不论在体内还是在体外均可刺激子宫收缩，引起宫颈扩张和变薄，在人类分娩的发动中最常用的软化和扩张宫颈的药物即为前列腺素制剂。早产的发生和前列腺素类有关。在足月产发动后，羊水、母亲血浆和子宫的前列腺素类水平升高，引起子宫收缩。

前列腺素类在胎儿的循环和呼吸中也起主要作用。前列腺素类维持胎儿动脉导管的通畅。胎盘的PGE_2可通过作用于胎儿大脑而抑制胎儿呼吸。

第二章　异常子宫出血

异常子宫出血（abnormal uterine bleeding，AUB）是妇科门诊常见的主诉，通常指与正常月经的周期频率、规律性、持续时间、经期出血量中的任何1项不符、源自子宫腔的异常出血。本章节内容仅限于育龄期非妊娠妇女，因此需排除妊娠和产褥期相关的出血，也不包含青春发育前和绝经后出血。

正常子宫出血即月经的临床评价标准主要包括周期频率和规律性（21～35天）、经期长度（3～7天）、经期出血量（5～80ml）。

根据出血时间，异常子宫出血可分为：经间期出血（intermenstrual bleeding，IMB）、不规则子宫出血（metrorrhagia）、突破性出血（breakthrough bleeding，BTB）。出血较多者为出血，量少者为点滴出血。

根据发病急缓，异常子宫出血可分为慢性和急性两类：慢性异常子宫出血指近6个月内至少出现3次，医师认为不需要紧急临床处理、但仍需进行规范诊疗；急性异常子宫出血指的是严重的大出血，需要临床紧急处理以防进一步失血，通常可见于既往有或无慢性异常子宫出血史者。

既往我国将AUB病因分为器质性疾病、功能失调和医源性病因3大类。FIGO将AUB病因分为两大类九个类型，按英语首字母缩写为"PALM-COEIN"，"PALM"存在结构性改变、可采用影像学技术和（或）组织病理学方法明确诊断，而"COEIN"无子宫结构性改变。具体为：子宫内膜息肉（polyp）所致AUB（简称：AUB-P）、子宫腺肌病（adenomyosis）所致AUB（简称：AUB-A）、子宫平滑肌瘤所致AUB（简称：AUB-L）、子宫内膜恶变和不典型增生所致AUB（简称：AUB-M）、全身凝血相关疾病（coagulopathy）所致AUB（简称：AUB-C）、排卵障碍（ovulatory dysfunction）相关的AUB（简称：AUB-O）、子宫内膜局部异常（endometrial）所致AUB（简称：AUB-E）、医源性（iatrogenic）AUB（简称：AUB-I）、未分类的AUB（简称：AUB-N）。

第一节 子宫疾病所致子宫异常出血

一、疾病简介

（一）临床表现与诊断

1. 子宫内膜息肉（polyp）所致AUB（简称：AUB-P） 子宫内膜息肉是AUB的常见原因，AUB原因中21%～39%为子宫内膜息肉，子宫内膜息肉可单发或多发。大多数子宫内膜息肉为良性，其患病率随年龄而增加，中年后、肥胖、高血压、使用他莫昔芬的妇女容易出现。临床上70%～90%的子宫内膜息肉有AUB，表现为IMB、月经过多、不规则出血、不孕。少数（0～12.9%）会有腺体的不典型增生或恶变；息肉体积大、高血压是恶变的危险因素。对于疑诊子宫内膜息肉的患者，通常通过盆腔影像学检查或宫腔镜检查进行评估。经阴道超声检查（transvaginal ultrasonography）是评估AUB患者的首选一线影像学检查。该方法对显示子宫及附件病变的特征有效，且比其他方法便宜。确诊需在宫腔镜下根据切除息肉标本的组织学检查结果得出诊断。组织学评估还可排除恶性肿瘤。

2. 子宫腺肌病（adenomyosis）所致AUB（简称：AUB-A） 子宫腺肌病是一种子宫肌层内出现子宫内膜腺体和间质的疾病，可能导致子宫弥漫性增大，常见于子宫肌瘤或子宫内膜异位症患者。子宫腺肌病可分为弥漫型及局限型（即为子宫腺肌瘤），主要表现为月经过多和经期延长，部分患者可有IMB、不孕，多数患者有痛经。对疑诊子宫腺肌病的患者，应评估病史、妇科检查和影像学检查。还可能行实验室检查评估贫血。子宫腺肌病是一种组织学诊断，依据是子宫切除术后的子宫病理评估。临床上可根据典型症状及体征（月经量大、痛经、子宫均匀增大等临床特征性表现可提示术前诊断）、血CA125水平增高做出初步诊断。经阴道超声检查可辅助诊断，随着影像学技术的进展，经阴道超声和磁共振成像（MRI）检查已用于子宫腺肌病的临床诊断。

3. 子宫平滑肌瘤所致AUB（简称：AUB-L） 平滑肌瘤又称肌瘤或纤维瘤，是女性最常见的盆腔肿瘤。子宫肌瘤的临床症状与肌瘤的位置、大小、生长速度及肌瘤是否变性有密切关系。大多数患者的肌瘤小且无症状，但许多患者有AUB。子宫肌瘤导致的AUB常表现为月经过多、经期延长、经间期出血等。根据生长部位，子宫平滑肌瘤可分为影响宫腔形态的黏膜下肌瘤与其他肌瘤，前者最可能引起AUB。子宫肌瘤可无症状、仅在查体时发现，但也常表现为经期延长或月经过多。黏膜下肌瘤引起的AUB较严重，通常可经盆腔B超（检查子宫肌瘤的首选影像学检查）、宫腔镜检查发现，确诊可通过术后病理检查。

4. 子宫内膜恶变和不典型增生所致AUB（简称：AUB-M） 子宫内膜不典型增生和恶变是AUB少见而重要的原因。子宫内膜瘤变风险不仅随年龄而增加，也随无孕激素拮抗的内源性或外源性雌激素暴露而增加（如肥胖、无排卵、绝经期单用雌激素或使用他莫昔芬）子宫内膜不典型增生是癌前病变，随访13.4年癌变率为8%~29%。常见于多囊卵巢综合征（PCOS）、肥胖、使用他莫昔芬的患者，偶见于有排卵而黄体功能不足者。临床主要表现为不规则子宫出血，可与月经稀发交替发生，少数为经间期出血，患者常有不孕。约5%的子宫内膜癌患者是遗传性子宫内膜癌，如Lynch综合征，有Lynch综合征家族史者一生中患子宫内膜癌的风险高达60%。确诊需行子宫内膜活检病理检查。对于年龄≥45岁、长期不规则子宫出血、有子宫内膜癌高危因素（如高血压、肥胖、糖尿病等）、B超提示子宫内膜过度增厚回声不均匀、药物治疗效果不显著者应行诊刮并行病理检查，有条件者首选宫腔镜直视下活检。如疑有Lynch综合征，必要时可进行基因检测和适宜的肿瘤筛查。

5. 子宫内膜局部异常（endometrial）所致AUB（简称：AUB-E） AUB-E的主要原因在于，负责调节经期失血量的分子和细胞机制出现紊乱。当AUB发生在有规律且有排卵的周期，特别是经排查未发现其他原因可解释时，可能是原发于子宫内膜局部异常所致。症状如仅是月经过多，可能为调节子宫内膜局部凝血纤溶功能的机制异常；此外，还可仅表现为IMB或经期延长，可能是子宫内膜修复的分子机制异常，包括子宫内膜炎症、感染、炎性反应异常和子宫内膜血管生成异常，子宫内膜炎可能为急性（与妊娠相关或与妊娠无关），也可能为慢性。慢性子宫内膜炎可能导致局部的炎性反应异常或内膜血管发生异常，引起AUB，多见于既往放置宫内节育器、黏膜下子宫肌瘤、子宫内膜息肉、妊娠物残留、多次宫腔操作史或存在其他潜在感染风险的患者。子宫内膜菌群失调，也可出现炎性反应，可结合宫腔镜、常规病理检查及免疫组化CD138检测，提高子宫内膜炎的诊断准确性。

二、治疗方案

1. **子宫内膜息肉所致 AUB**　直径＜1cm 的息肉若无症状，1 年内自然消失率约 27%，恶变率低，可观察随诊。对体积较大、有症状的息肉推荐宫腔镜下息肉摘除及刮宫，盲目刮宫容易遗漏。息肉易复发（复发率 2.5%～68.0%），尤其是多发息肉的复发率较高，建议息肉手术后应长期管理；对已完成生育或近期不愿生育者可考虑使用短效口服避孕药或左炔诺孕酮宫内缓释系统（LNG-IUS）或孕激素（如地屈孕酮）以减少复发风险；对于无生育要求、多次复发者，可建议行子宫内膜切除术。对恶变风险大者可考虑子宫切除术。

2. **子宫腺肌病所致 AUB**　治疗主要根据患者年龄、症状、有无生育要求决定，分药物治疗和手术治疗。一线治疗方案包括口服孕激素、复方口服避孕药和左炔诺孕酮宫内缓释系统。促性腺激素释放激素激动剂（GnRHa）为二线治疗药物，对症状较轻、不愿手术者可试用短效口服避孕药、促性腺激素释放激素激动剂治疗 3～6 个月，停药后症状会复发，复发后还可再次用药。近期无生育要求、子宫大小小于孕 8 周大小者也可放置左炔诺孕酮宫内缓释系统，因为其直接作用于子宫、甾体类激素的全身水平较低、长效且不依赖使用者给药；对子宫大小大于孕 8 周大小者可考虑促性腺激素释放激素激动剂与左炔诺孕酮宫内缓释系统联合应用。年轻、有生育要求者可用促性腺激素释放激素激动剂治疗 3～6 个月之后酌情给予辅助生殖技术治疗。手术治疗是药物治疗无效的三线方案。无生育要求、症状重、年龄大或药物治疗无效者可行子宫全切除术，卵巢是否保留取决于卵巢有无病变和患者意愿。有生育要求、子宫腺肌瘤患者可考虑局部病灶切除＋促性腺激素释放激素激动剂治疗后再给予辅助生殖技术治疗。对于已完成生育的子宫腺肌病患者，子宫动脉栓塞术（uterine artery embolization，UAE）可有效减轻症状。子宫动脉栓塞术也可用于拒绝子宫切除术或有切除术禁忌证的患者，或激素治疗失败的患者。

3. **子宫平滑肌瘤所致 AUB**　治疗方案决定于患者年龄、症状严重程度以及肌瘤大小、数目、位置和有无生育要求等。AUB 合并黏膜下肌瘤的妇女，宫腔镜或联合腹腔镜肌瘤剔除术有明确的优势。对以月经过多为主、已完成生育的妇女，短效口服避孕药和左炔诺孕酮宫内缓释系统可缓解症状。氨甲环酸是口服非激素药物，可在经期或月经量多的几日服用。若患者不能或不愿使用激素避孕药，或只想在有症状时接受治疗，那就可首选此药。有生育要求的妇女可采用促性腺激素释放激素激动剂、米非司酮治疗3~6个月，待肌瘤缩小和出血症状改善后自然妊娠或辅助生殖技术治疗。对于月经过多、有AUB引起贫血者、合并其他手术指征或怀疑肌瘤恶变者，通常建议手术治疗。对严重影响宫腔形态的子宫肌瘤可采用宫腔镜、腹腔镜或开腹肌瘤剔除术等。但这些治疗后肌瘤都可能复发，完成生育后视症状、肿瘤大小、生长速度等因素酌情考虑其他治疗方式。

4. 子宫内膜恶变和不典型增生所致AUB 子宫内膜不典型增生的处理需根据内膜病变轻重、患者年龄及有无生育要求选择不同的治疗方案。年龄＞40岁、无生育要求的患者建议行子宫切除术。对年轻、有生育要求的患者，经全面评估和充分咨询后可采用全周期连续高效合成孕激素行子宫内膜萎缩治疗，如甲羟孕酮、甲地孕酮等，也可应用促性腺激素释放激素激动剂和左炔诺孕酮宫内缓释系统，3~6个月后行诊刮加吸宫（以达到全面取材的目的）。如内膜病变未逆转应继续增加剂量或更换药物，3~6个月后再复查。如果内膜不典型增生消失，建议继续孕激素治疗，3个月后复查仍为阴性，则可停止大剂量孕激素治疗。后续治疗中，有生育要求者积极妊娠，必要时辅助生殖治疗；期间月经后半期使用生理剂量孕激素（如地屈孕酮20mg/d，12~14天）以达到保护子宫内膜的作用，同时不影响排卵及妊娠。暂时无生育要求者，需采用长效管理措施，预防子宫内膜不典型增生复发，可考虑放置左炔诺孕酮宫内缓释系统，或定期使用孕激素保护子宫内膜。在使用孕激素治疗子宫内膜不典型增生的同时，应治疗和管理内膜增生的高危因素，如肥胖、胰岛素抵抗等。治疗9~12个月后子宫内膜不典型增生未逆转或有进展者，重新评估，必要时考虑子宫全切除术。推荐Lynch综合征高危患者在35~45岁或完成生育后实施降风险手术（子宫全切除+双侧输卵管卵巢切除术）或采取降风险措施干预。子宫内膜恶性肿瘤诊治见相关的临床指南。

5. 子宫内膜局部异常所致AUB 慢性子宫内膜炎治疗上临床常用广谱抗生素，如多西环素0.2g/d；如明确致病菌为革兰阴性菌，常用环丙沙星或氧氟沙星0.5g/d；致病菌为革兰阳性菌，常用阿莫西林克拉维酸盐2g/d，合并厌氧菌可联合甲硝唑或替硝唑0.5g/d，治疗时长7~10天，必要时联合应用益生菌。对此类非器质性疾病引起的月经过多，建议先行药物治疗，推荐的药物治疗顺序为：①左炔诺孕酮宫内缓释系统，适合于近1年以上无生育要求者；

②氨甲环酸抗纤溶治疗或非甾体类抗炎药（NSAID），可用于不愿或不能使用性激素治疗或想尽快妊娠者；③短效口服避孕药；④孕激素子宫内膜萎缩治疗，如地屈孕酮20mg每天1~2次，或炔诺酮5mg每天3次，从周期第5天开始，连续服用21天。刮宫术仅用于紧急止血及病理检查。对于无生育要求者，可以考虑保守性手术，如子宫内膜切除术。

第二节　其他疾病所致子宫异常出血

一、疾病简介

（一）临床表现与诊断

1. **全身凝血相关疾病（coagulopathy）所致AUB（简称：AUB-C）** 包括再生障碍性贫血、各类型白血病、各种凝血因子异常、各种原因造成的血小板减少等全身性凝血机制异常。有报道，月经过多的妇女中约13%有全身性凝血异常。凝血功能异常除表现为月经过多外，也可有IMB和经期延长等表现。出血性疾病常见于育龄患者，有些育龄期妇女由于血栓性疾病、肾透析或放置心脏支架后必须终生抗凝治疗，因而可能导致月经过多。尽管这种AUB可归为医源性范畴，但将其归入AUB-C更合适。月经过多患者须筛查潜在的凝血异常的线索，询问病史，以下3项中任何1项阳性的患者提示可能存在凝血异常，应咨询血液病专家，包括：①初潮起月经过多；②具备下述病史中的1条：既往有产后、外科手术后或牙科操作相关的出血；③下述症状中具备两条或以上：每月1~2次瘀伤、每月1~2次鼻出血、经常牙龈出血、有出血倾向家族史。

2. **排卵障碍（ovulatory dysfunction）相关的AUB（简称：AUB-O）** AUB-O是育龄期非妊娠患者AUB的常见原因，AUB-O患者的病理生理变化是非周期性地生成性类固醇激素。对于无排卵患者，由于雌激素生成未受充足孕激素生成的拮抗，子宫内膜将持续增生。最后，子宫内膜增厚导致相对供血不足，发生局灶性坏死伴部分脱落。子宫内膜脱落不均匀且没有发生孕激素和前列腺素相关改变，因此出血通常不规律，且出血可能时间延长和（或）量大。排卵障碍包括稀发排卵、无排卵及黄体功能不足，主要由于下丘脑-垂体-卵巢轴功能异常引起，常见于青春期、绝经过渡期，生育期也可因多囊卵巢综合征、肥胖、高催乳素血症、甲状腺疾病等引起。常表现为不规律的月经，经量、经期长度、周期频率、规律性均可异常，有时会引起大出血和重度贫血。诊断无排卵最常用的手段是基础体温测定（BBT），无排卵性基础体温呈单相型，生殖内分泌测定，通过估计下次月经前5~9天（相当于黄体中期）血孕酮水平测定，孕酮浓度＜3ng/ml提示无排卵。同时应在早卵泡期测定血促黄体生成素（LH）、卵泡刺激素（FSH）、催乳素（PRL）、雌二醇（E2）、睾酮（T）、促甲状腺素（TSH）水平，以了解无排卵的病因。而刮宫兼有诊断和止血双重作用。适用于年龄＞35岁、药物治疗无效或存在子宫内膜癌高危因素的异常子宫出血患者。为确定有无排卵或黄体功能，应在月经来潮前1~2日或月经来潮6小时内刮宫；为尽快减少大量出血、除外器质性疾病，可随时刮宫；为确定是否子宫内膜不规则脱落，需在月经第5~7日刮宫。

3. 医源性（iatrogenic）AUB（简称：AUB-I） AUB-I指使用性激素、促性腺激素释放激素激动剂、抗凝药物，放置宫内节育器或可能含雌激素的中药保健品等因素而引起的AUB。BTB指激素治疗过程中非预期的子宫出血，是AUB-I的主要原因。引起BTB的原因可能与所用的雌、孕激素比例不当有关。避孕药的漏服则引起撤退性出血。放置宫内节育器所引起的AUBI通常表现为经期延长，放置宫内节育器引起经期延长可能与局部前列腺素生成过多或纤溶亢进有关；首次应用左炔诺孕酮宫内缓释系统或皮下埋置剂的妇女6个月内也常会发生BTB。此外，一些NSAID制剂、利福平、抗惊厥药、抗生素、影响多巴胺代谢的药物、吩噻嗪、三环类抗抑郁药等，可能引起催乳素水平升高，导致排卵障碍引起AUB，也被归入AUB-I。部分育龄期妇女由于血栓性疾病、肾透析或放置心脏支架后必须终身抗凝治疗（如华法林、维生素K的拮抗剂），因而可能导致月经过多，现也同样被归入AUB-I。临床AUB-I的诊断需要通过仔细询问用药史、分析服药或治疗操作与AUB的关系后确定。必要时应用宫腔镜检查，排除其他病因。

4. 未分类的AUB（简称：AUB-N） AUB-N包括可能导致AUB的其他情况。AUB的个别患者可能与其他罕见的因素有关，如动静脉畸形、剖宫产术后子宫瘢痕缺损、子宫肌层肥大等，动静脉畸形所致AUB的病因有先天性或获得性（子宫创伤、剖宫产术后等），这类患者的动静脉直接相连，之间并无毛细血管。动静脉直接相连可导致血管增大、缠结且伴有湍流。这类患者多表现为突然出现的大量子宫出血。诊断首选经阴道多普勒超声检查，子宫血管造影检查可确诊，其他辅助诊断方法有盆腔CT及MRI检查。剖宫产瘢痕缺损，又称子宫峡部憩室或子宫龛，发生于既往子宫切口处（有时发生于肌瘤切除处），是越来越常见的AUB原因。常见表现是经期后点滴出血，可能提示经期结束后滞留于缺损处的经血间断性排出。子宫切口部位的子宫肌层收缩力较差也可能对经后点滴出血有促进作用。子宫肌层血管增强是一种独立的诊断，常发生于分娩或妊娠丢失/终止（任何妊娠阶段）后有妊娠物残留时，在分娩后表现为迟发性产后出血。随着多普勒阴道超声在子宫血管分布评估中的应用日益增多，子宫肌层血管增强的诊断也越来越常见。但目前尚缺乏完善的检查手段作为诊断依据；也可能存在某些尚未阐明的因素。目前暂将这些因素归于未分类的AUB。

二、治疗方案

1. 全身凝血相关疾病所致AUB　治疗应与血液科和其他相关科室共同协商，原则上应以血液科治疗措施为主，妇科协助控制月经出血。妇科首选药物治疗，主要措施为大剂量高效合成孕激素子宫内膜萎缩治疗，有时加用丙酸睾酮减轻盆腔器官充血。氨甲环酸、短效口服避孕药也可能有帮助。药物治疗失败或原发病无治愈可能时，可考虑在血液科控制病情、改善全身状况后行手术治疗。手术治疗包括子宫内膜切除术和子宫全切除术。

2. 排卵障碍相关的AUB　治疗原则是出血期止血并纠正贫血，血止后调整周期预防子宫内膜增生和AUB复发，有生育要求者促排卵治疗。青春期少女以止血、调整月经周期为主；生育期妇女以止血、调整月经周期和促排卵为主；绝经过渡期妇女则以止血、调整月经周期、减少经量、防止子宫内膜癌变为主。

（1）止血的方法　包括孕激素子宫内膜脱落法、大剂量雌激素内膜修复法、短效口服避孕药或高效合成孕激素内膜萎缩法和诊刮。

①孕激素子宫内膜脱落法：适用于体内已有一定水平雌激素的患者。适用于血红蛋白大于80g/L、生命体征稳定的患者。因停药后短期内必然会引起撤药性出血，故不适用于严重贫血者。具体用法：地屈孕酮片10mg，每日2次口服，共10日；微粒化孕酮20～300mg，每日1次口服，共10日；黄体酮20～40mg，每日1次肌内注射，共3～5日；醋酸甲羟孕酮（MPA）6～10mg，每日1次口服，共10日。

②大剂量雌激素内膜修复法：也称"子宫内膜修复法"。应用大剂量雌激素可迅速提高血雌激素水平，促使子宫内膜生长，短期内修复创面而止血，适用于血红蛋白低于80g/L的青春期患者。止血有效剂量与患者内源性雌激素水平有关，具体用量按出血量多少决定。首选口服药物，根据出血量和患者状态决定初治用药间隔和用药剂量。如戊酸雌二醇：2mg，每6～8小时1次口服；结合雌激素：1.25～2.5mg，每6～8小时1次口服。不能耐受口服药物者可用苯甲酸雌二醇3～4mg每日分2～3次肌内注射，若出血量明显减少，维持剂量，若出血量未见减少则加量，每日最大剂量不超过12mg。对大量出血患者，应该在性激素治疗的6小时内见效，24～48小时内出血基本停止。若96小时仍不止血，应考虑有器质性病变存在的可能。经上述用药，患者止血后每3日递减1/3，直至维持量，如戊酸雌二醇1～2mg/d或结合雌激素0.625～1.25mg/次，维持至血止后的第20日以上。在此期间，应给予补血药物，或适当输血，使患者血红蛋白尽快上升。所有雌激素疗法在患者血红蛋白增加至80～90g/L以上后均必须加用孕激素，使子宫内膜转化，并在与雌孕激素同时撤退后同步脱落。

③短效口服避孕药：主要适用于长期严重的无排卵出血。目前应用的是第3代短效口服避孕药，如去氧孕烯-炔雌醇、孕二烯酮-炔雌醇或复方醋酸环丙孕酮，用法为1～2片/次，每6～8小时1次口服，血止后每3日逐渐减1/3～1片/日，维持至血止后的21日停。严重持续无规律出血建议连续用复方短效口服避孕药3个月等待贫血纠正。

④高效合成孕激素内膜萎缩法：高效合成孕激素可使内膜萎缩，达到止血目的，此法不适用于青春期患者。炔诺酮治疗出血量较多时，首剂量为5mg，每8小时一次，血止后每隔3日递减1/3量直至维持量为2.5～5.0mg/d；持续用至血止后21日停药，停药后3～7日发生撤药性出血。也可用左炔诺孕酮1.5～2.25mg/d，血止后按同样原则减量。

⑤雄激素：雄激素有拮抗雌激素的作用，能增强子宫平滑肌及子宫血管张力，减轻盆腔充血而减少出血量，可给丙酸睾酮25～50mg/d，肌内注射，用1～3日。但大出血时雄激素不能立即改变内膜脱落过程，也不能使其立即修复，单独应用止血效果不佳。

⑥促性腺激素释放激素激动剂：也可用于止血的目的。但如应用促性腺激素释放激素激动剂治疗大于3个月，推荐应用雌激素反向添加治疗。

⑦诊刮：刮宫可迅速止血，并具有诊断价值，适用于大量出血且药物治疗无效需立即止血或需要子宫内膜组织学检查的患者。可了解内膜病理，除外恶性病变，对于绝经过渡期及病程长的生育期患者应首先考虑刮宫术，对无性生活史青少年要除外子宫内膜癌，否则不行刮宫术。对于超声提示宫腔内异常者可在宫腔镜下活检，以提高诊断率。

（2）其他方法　除了止血，几乎所有患者都需要调节月经周期，月经周期调节是治疗的根本，也是巩固疗效、避免复发的关键。调节方法主要根据患者的年龄、激素水平、生育要求等有所不同。

①孕激素：调整周期的方法主要是后半期孕激素治疗，青春期及生育年龄患者宜选用天然或接近天然的孕激素。孕激素可选用地屈孕酮、微粒化孕酮或甲羟孕酮。具体用法用量为地屈孕酮 $10 \sim 20mg/d$，可于撤退性出血第15日起，用药10日；微粒化孕酮 $200 \sim 300mg/d$，用药10日；或甲羟孕酮 $4 \sim 12mg/d$，每日分 $2 \sim 3$ 次口服，连用 $10 \sim 14$ 天，酌情应用 $3 \sim 6$ 个周期。

②短效口服避孕药：主要适合于有避孕要求的妇女。一般在止血用药撤退性出血后，使用口服避孕药3个周期，如患者病情反复，可酌情延长至6个周期。

③左炔诺孕酮宫内缓释：对已完成生育或近1年无生育计划者可放置左炔诺孕酮宫内缓释系统，宫腔内局部释放左炔孕酮 $20\mu g/d$，可减少无排卵患者的出血量，预防子宫内膜增生。

④促排卵：用于生育期、有生育需求者，尤其是不孕患者。青春期患者不应采用促排卵药物来控制月经周期。

⑤氯米芬：月经期第5日起，每晚服50mg，连续5日。一般在停药 $7 \sim 9$ 日排卵。若排卵失败，可重复用药，氯米芬剂量逐渐增至 $100 \sim 150mg/d$。若内源性雌激素不足，可配伍少量雌激素，一般连用3个月。

⑥人绒毛膜促性腺素（HCG）：有类似LH作用而诱发排卵，适用于体内FSH有一定水平、雌激素中等水平者。一般与其他促排卵药联用。超声监测卵泡发育接近成熟时，可大剂量肌内注射HCG $5000 \sim 10000U$ 以诱发排卵。

⑦尿促性素（HMG）：每支含FSH及LH各75U。月经期第5日每日肌内注射HMG $1 \sim 2$ 支，直至卵泡成熟，停用HMG，加用HCG $5000 \sim 10000U$，肌内注射，以提高排卵率，此法称HMG-HCG促排卵法。应警惕用HMG时并发卵巢过度刺激综合征，故仅适用于对氯米芬效果不佳、要求生育尤其是不孕患者。

（3）手术治疗 适用于药物治疗无效、不愿或不适合子宫切除术、无生育要求而药物治疗的患者，尤其是不易随访的年龄较大者，应考虑手术治疗。若刮宫诊断为癌前病变或癌变者，按相关疾病处理。

①子宫内膜去除术（ednometrialablation）：利用宫腔镜下电切割或激光切除子宫内膜或采用滚动球电凝或热疗等方法，直接破坏大部分或全部子宫内膜和浅肌层，使月经减少甚至闭经。术前需排除癌或癌前病变。术前1个月口服达那唑600mg，每日1次；或孕三烯酮2.5mg，2次/周，4～12周；或用促性腺激素释放激素激动剂3.75mg，每28日1次，1～3次，可使子宫内膜萎缩，子宫体积缩小，减少血管再生，使手术时间缩短，出血减少，易于施术，增加手术安全性，且可在月经周期任何时期进行。治疗优点是微创、有效，可减少月经量80%～90%，部分患者可达到闭经。但术前必须有明确的病理学诊断，以避免误诊和误切。

②子宫切除术：患者经各种治疗效果不佳，并了解所有药物治疗的可行方法后，由患者和家属知情选择后接受子宫切除。

3. 医源性AUB 有关口服避孕药引起的出血，首先应排除漏服，强调规律服用；若无漏服可通过增加炔雌醇剂量改善出血。因放置宫内节育器所致，治疗首选抗纤溶药物。应用左炔诺孕酮宫内缓释系统或皮下埋置剂引起的出血可对症处理或期待治疗，做好放置前咨询。应用抗抑郁药或抗凝药引起的出血可对症处理。

4. 未分类的AUB 治疗上，有生育要求的患者，出血量不多时可采用口服避孕药或期待疗法；对于出血严重的患者，首先维持生命体征平稳，尽早采用选择性子宫动脉血管栓塞术，但术后易导致严重的宫腔粘连，妊娠率较低。无生育要求者，可采用子宫切除术。剖宫产术后子宫瘢痕缺损又称剖宫产术后子宫切口憩室（CSD），是继发于剖宫产术、由于各种原因所致的子宫切口愈合缺陷。剖宫产术后子宫瘢痕缺损所致AUB的高危因素包括剖宫产切口位置不当、子宫下段形成前行、剖宫产手术及手术操作不当等，常表现为经期延长。推荐的诊断方法为经阴道超声检查或宫腔镜检查。治疗上，无生育要求者使用短效口服避孕药治疗，可缩短出血时间；药物治疗效果不佳时，可考虑手术治疗。对于有生育要求者，孕前应充分告知有妊娠期子宫破裂风险。手术治疗包括宫腔镜下、腹腔镜下、开腹或经阴道行剖宫产子宫切口憩室及周围瘢痕切除和修补术。

第三节　处方审核案例分析

一、处方审核注意事项

1.异常子宫出血（abnormal uterine bleeding，AUB）的治疗较为复杂，不同病因导致的AUB需要采用不同的治疗方案，应仔细查看药品使用适应证，并评估处方用药与诊断是否相符，以避免使用不合适的药物或选择错误。

2.不同年龄段的患者，如青春期少女、生育期妇女和绝经过渡期妇女，在治疗原则上存在差异，需要注意审查患者的年龄并明确其治疗目标。例如，对于青春期患者来说，不宜选择高效合成孕激素止血或促排卵药物来控制月经周期。

3.排卵障碍相关的异常子宫出血（AUB）有多种可供选择的药物治疗方法，不同治疗方案在药物用法、用量和疗程上存在差异。例如，地屈孕酮片作为一种孕激素，在口服时需要持续10天以止血；而黄体酮则通常通过肌内注射给予3～5天。因此，在审核过程中应特别注意所选药物方案的用法、用量和给药途径。

4.雌激素类药物、孕激素类药物以及口服避孕药与CYP3A4的诱导剂或抑制剂联用时会相互影响疗效。在开具上述三类药物的处方时，若同时使用抗癫痫药（巴比妥类药物、苯妥英、卡马西平）、部分抗生素（利福平、灰黄霉素）或唑类抗真菌药（氟康唑、伏立康唑），需注意审核配伍禁忌和不良相互作用情况。对所有接受雌激素疗法的患者，应进行血红蛋白复查。当血红蛋白增加至80～90g/L以上时，必须考虑添加孕激素治疗，并在审核过程中关注联合用药情况。

5.当处方中含有雌二醇等雌激素类药物时，应对患者病历进行详细询问，对已知或疑有乳腺癌史、已知或疑有雌激素依赖性恶性肿瘤（如子宫内膜癌）的患者应禁用雌二醇等雌激素治疗。当处方中含有去氧孕烯-炔雌醇等口服避孕药时，需结合病历核查患者是否存在血栓（静脉或动脉）、栓塞前驱症状（如心绞痛和暂时性脑缺血发作）等血栓性疾病、伴随血管损害的严重肝功能异常以及合并严重肝功能异常的禁忌情况，口服避孕药不适用于上述禁忌情况下的患者。当处方中含有孕激素类药物时，应注意对患者肝功能进行审查。地屈孕酮在严重肝功能障碍或有严重肝脏疾病病史且未恢复正常肝功能的患者中禁用。甲羟孕酮及黄体酮在已知存在肝功能障碍或疾病的患者中禁用。

二、审方案例

案例 ❶

【处方描述】

患者信息

性别，女；年龄，32岁。患者近3月月经淋漓不尽，同房后出血。血红蛋白HGB 116g/L。性激素六项：卵泡刺激素FSH 5.94mIU/ml，黄体生成素LH 38.42mIU/ml，垂体泌乳素PRL 11.52μg/L，孕酮P 0.61ng/ml，睾酮T 0.48ng/ml，雌二醇E_2 105.64pmol/L。经阴道超声显示：宫腔内低回声，回声不均匀，边界不清，与后壁肌层分界不清，血流紊乱、丰富，高速低阻。

临床诊断：异常子宫出血；子宫内膜癌。

处方

二甲双胍	500mg，1次/日，口服
益血生胶囊	3粒，3次/日，口服
甲羟孕酮	100mg，3次/日，口服

【处方问题】

适应证不适宜。

【处方分析】

二甲双胍能在短时间内改善患者胰岛素抵抗、降低促黄体生成素和睾酮水平，纠正患者内分泌情况，改善患者异常子宫出血，常用于治疗因多囊卵巢综合征导致异常子宫出血的患者。该患者性激素水平正常，患者发生异常子宫出血主要考虑与患者的子宫内膜病变相关，因此目前并没有使用二甲双胍的适应证。

根据《子宫内膜癌诊疗指南（CSCO 2022）》分化较好的子宫内膜样腺癌可使用激素治疗，最常用的孕激素包括：①醋酸甲羟孕酮，每日500～1000mg口服；②醋酸甲地孕酮，每日160mg口服。若该患者同时使用孕激素和二甲双胍，根据Uptodate，二甲双胍可以增加细胞内胰岛素受体的表达和活性，促进胰岛素与其受体的结合，从而增强细胞对胰岛素的信号传导，提高细胞对胰岛素的敏感性，从而间接影响孕激素的代谢和作用。

【干预建议】

建议暂停二甲双胍使用。

案例 ❷

【处方描述】

患者信息

性别，女；年龄，43岁。近3日阴道出血淋漓不尽，平素月经不规律，患者4月前双下肢静脉彩超提示：左侧腘静脉血栓，曾口服药物治疗3个月，现已停药1月余。

临床诊断： 异常子宫出血；左下肢深静脉血栓。

处方

去氧孕烯炔雌醇片	1片，1次/日，口服
妇炎消胶囊	1.35g，3次/日，口服

【处方问题】

遴选的药品不适宜。

【处方分析】

去氧孕烯炔雌醇片是由去氧孕烯和雌激素炔雌醇组成的复方制剂，是第三代口服避孕药，口服避孕药引起深静脉血栓主要是由于促凝因子增加、抗凝因子减少及纤溶系统的变化，而第三代口服避孕药中所含孕激素较第二代抗凝活性低，口服避孕药诱导的纤溶抑制作用在使用第三代口服避孕药中比使用第二代更加明显，因此第三代口服避孕药较第二代所致静脉血栓的危险性增加。由于增加血栓形成风险，尤其是存在静脉血栓形成或血栓栓塞事件病史的患者，对于这类患者通常不建议使用含有合成雌激素的口服避孕药，如炔雌醇环丙孕酮片。相反，可以考虑选择其他不含合成雌激素的避孕方法，如含有孕激素的避孕药（如炔雌酮环丙孕酮片）或其他非激素避孕方法，以降低血栓形成的风险。该患者4月前检查双下肢彩超提示左侧下肢静脉血栓，既往静脉血栓形成/血栓栓塞事件是使用炔雌醇环丙孕酮片的禁忌证。

【干预建议】

常用第三代口服复方避孕药去氧孕烯炔雌醇片有深静脉血栓的禁忌证，建议更改为单纯孕激素如地屈孕酮治疗。

案例 ③

【处方描述】

患者信息

性别，女；年龄，65岁。绝经10年，近日出现阴道瘙痒，血性白带，淋漓出血，量少。性激素六项：卵泡刺激素FSH 116.59mIU/ml，黄体生成素LH 41.07mIU/ml，垂体泌乳素PRL 5.72μg/L，孕酮P 0.17ng/ml，睾酮T 11.85ng/ml，雌二醇E_2<5.00pmol/L。

临床诊断：异常子宫出血；老年性阴道炎。

处方

屈螺酮炔雌醇片（Ⅱ）	1片，1次/日，口服
除湿止痒洗液	10ml，1次/日，外用

【处方问题】

遴选的药品不适宜。

【处方分析】

屈螺酮炔雌醇片可通过下丘脑-垂体-卵巢轴抑制卵巢雌激素产生，间接抑制子宫内膜的增殖，并通过高效孕激素对子宫内膜产生直接抑制作用从而治疗子宫异常出血。屈螺酮炔雌醇片主要用于青春期及育龄期患者，该患者数年前已绝经，由于屈螺酮炔雌醇片尚未在绝经后女性中进行研究，因此不适用于绝经后妇女。该患者绝经后异常子宫出血，考虑为老年性阴道炎。老年性阴道炎的根本原因是当女性进入中老年期，体内雌激素水平持续下降，适量补充雌激素对治疗老年性阴道炎具有良好的作用，同时也可使用抗生素抑制细菌生长。

【干预建议】

停用屈螺酮炔雌醇片，建议改用局部低剂量使用雌激素以改善症状，或加用抗生素抑制细菌生长，继续使用除湿止痒洗液外用。

案例 ④

【处方描述】

患者信息

性别，女；年龄，35岁。患者月经不规则，月经量大，近日月经干净1

周后再次出现阴道出血，量少。血常规示HGB 125g/L，目前无生育要求。

临床诊断： 异常子宫出血；多囊卵巢综合征；肝血管瘤个人史。

处方

炔雌醇环丙孕酮片	1片，1次/日，口服
益血生胶囊	4粒，3次/日，口服

【处方问题】

遴选的药品不适宜。

【处方分析】

该患者异常子宫出血考虑为排卵障碍所导致的，止血方法包括孕激素子宫内膜脱落法、大剂量雌激素内膜修复法、短效口服避孕药或高效合成孕激素内膜萎缩法和诊刮。炔雌醇环丙孕酮片是由雌激素炔雌醇和孕激素醋酸环丙孕酮组成的复方口服避孕药，可用于排卵障碍所导致的异常子宫出血治疗，尤其适用于有避孕需求、经量多及多囊卵巢综合征患者，但使用前需排除口服避孕药的禁忌证。根据Uptodate，口服避孕药中的合成雌激素会经过肝脏首过效应，参与代谢和分解，对于已经存在肝脏肿瘤的情况下，特别是恶性肿瘤，肝脏的代谢功能可能受到损害，使用含有雌激素的口服避孕药可能会增加肝脏的负担，加重肝脏疾病的进展。出现或既往有肝脏肿瘤（良性或恶性）为炔雌醇环丙孕酮糖衣片的使用禁忌证。

【干预建议】

停用炔雌醇环丙孕酮糖衣片，建议更改为单纯孕激素治疗。

案例 ⑤

【处方描述】

患者信息

性别，女；年龄，27岁。既往确诊多囊卵巢综合征2年，月经一直不规律，因备孕需求就诊。

临床诊断： 异常子宫出血；多囊卵巢综合征。

处方

氯米芬	50mg，1次/晚，口服，月经结束后5天开始用药

【处方问题】

用法用量不适宜。

【处方分析】

异常子宫出血患者需要调节月经周期，月经周期调节是治疗的根本，也是巩固疗效、避免复发的关键。调节方法主要根据患者的年龄、激素水平、生育要求等有所不同。该患者有生育需求，可采用促排卵药物来控制月经周期。氯米芬是人工合成的非甾体物质，对雌激素有较弱的激动与较强的拮抗双重作用。刺激排卵的机制认为首先拮抗作用占优势，通过竞争性占据下丘脑雌激素受体，干扰内源性雌激素的负反馈，从而促使黄体生成素与卵泡刺激素的分泌增加，刺激卵泡生长。卵泡成熟后，雌激素的释放量增加，再通过正反馈激发排卵前促性腺激素释放，使其达峰值而引起排卵。因此，根据女性激素内分泌周期性变化，其推荐的用药时间为月经周期的第5天开始用药，每晚服50mg，连续5日，而非该处方中的月经结束后5天开始用药。

【干预建议】

建议氯米芬用法更改为月经周期的第5天开始用药。

案例 ⑥

【处方描述】

患者信息

性别，女；年龄，48岁。近一年无性生活史，患者近10天无明显诱因出现阴道出血，淋漓不尽，近3天出血量较前增加，有血块，近半年来月经周期不规律，月经稀发，查阴道超声提示子宫大小正常，内膜厚1.5cm。血常规提示血红蛋白99g/L。

临床诊断： 异常子宫出血；月经不调。

处方

黄体酮注射液	20mg，皮下注射，1次/日
新血宝胶囊	2粒，3次/日，口服

【处方问题】

给药途径不适宜。

【处方分析】

该患者未见明显器质性病变，近一年无性生活史，目前处于绝经过渡期，初步考虑为绝经过渡期无排卵性异常子宫出血，无排卵性异常子宫出血缺乏月经周期的规律性，往往发生急性出血。患者目前为急性出血期，需立即止血治疗。绝经过渡期无排卵性异常子宫出血性激素治疗可采用子宫内膜脱落法、子宫内膜萎缩法及复方短效口服避孕药。患者目前血红蛋白仍大于90g/L，治疗可使用子宫内膜脱落法，通常急性出血时最好使用黄体酮注射液，肌注的黄体酮入血比较稳定，而口服的黄体酮有肝脏首过效应，生物利用度低，血药浓度不如肌注稳定。

【干预建议】

建议黄体酮注射液给药途径改为肌肉注射，不可采用皮下注射。

案例 7

【处方描述】

患者信息

性别，女；年龄，40岁。既往月经不规律，1周前无明显诱因出现阴道出血，表现为白带带血。高血压病史5年，自述血压控制良好，无生育意愿。

临床诊断：异常子宫出血；高血压2级。

处方

复方孕二烯酮	1片，1次/日，口服	
氨氯地平	5mg，1次/日，口服	

【处方问题】

存在药物相互作用。

【处方分析】

患者高血压病史5年，需长期口服氨氯地平控制血压，复方孕二烯酮为炔雌醇和孕二烯酮组成的复方口服避孕药，适合于有避孕需求的妇女调节月经周期。然而，复方孕二烯酮和氨氯地平片联用时，其可减弱氨氯地平的降压效果，原因是复方孕二烯酮可以干扰雌激素和黄体酮等孕激素作用，而这些激素可调节血管张力和血管舒缩等，联用可导致血管收缩的失调和血压的升高，从而减弱氨氯地平的降压效果。另外复方孕二烯酮可能会干扰RAAS系统中肾素、血管紧张素和醛固酮等物质的正常调节，而RAAS系统是调节血压和水电解质负荷平衡的重要机制之一，因此复方孕二烯酮可能会影响血压和氨氯地平的降压效果。

【干预建议】

复方孕二烯酮和氨氯地平片联合用药时需注意监测患者血压，必要时调整氨氯地平剂量或更换降压方案。

案例 ⑧

【处方描述】

患者信息

性别，女；年龄，30岁。患者近日无明显诱因出现阴道出血，目前血止。性激素六项提示睾酮103ng/ml，阴道超声提示患者卵巢多囊样改变。患者确诊躁狂症6月余，自诉症状控制良好。

临床诊断：异常子宫出血；躁狂症。

处方

炔雌醇环丙孕酮片	1片，1次/日，口服
卡马西平片	100mg，3次/日，口服

【处方问题】

存在配伍禁忌。

【处方分析】

炔雌醇环丙孕酮片是由雌激素炔雌醇和孕激素醋酸环丙孕酮组成的复方口服避孕药，可阻断雄激素受体，并通过对下丘脑-垂体-卵巢轴的负反馈作用和抑制雄性激素合成酶来减少雄激素合成。该患者睾酮103ng/ml高于正常值，且超声提示卵巢多囊样改变，考虑患者为多囊卵巢综合征引起的排卵障碍相关的异常子宫出血。对于该类患者，选用炔雌醇环丙孕酮片可以调节患者月经周期并降低患者的雄激素，具有比较好的治疗效果。卡马西平可增加经过肝细胞色素P450 3A诱导的激素类避孕药的代谢，卡马西平与炔雌醇环丙孕酮联用可能会降低炔雌醇环丙孕酮的药理作用。

【干预建议】

建议更换治疗躁狂症药物卡马西平，可换成与炔雌醇环丙孕酮片无相互作用的碳酸锂进行药物治疗。

案例 ❾

【 处方描述 】

患者信息

性别，女；年龄，17岁。

临床诊断：异常子宫出血；月经不调（青春期）。

处方

炔雌醇环丙孕酮片	1片，1次/日，口服
地屈孕酮片	10mg，2次/日，口服

【 处方问题 】

联合用药不适宜。

【 处方分析 】

炔雌醇环丙孕酮片是由孕激素醋酸环丙孕酮和雌激素炔雌醇组成的复方制剂，炔雌醇环丙孕酮片通过调节女性生殖系统的激素水平，抑制卵巢排卵，从而达到避孕和调节月经的目的。地屈孕酮是一种口服可吸收的合成孕激素，其作用主要是通过模拟孕激素的效应，抑制子宫内膜的增殖和脱落，从而减少子宫出血的发生。因此炔雌醇环丙孕酮片不应与其他孕激素类药物同时服用。

【 干预建议 】

建议单用地屈孕酮片10mg，2次/日口服治疗该患者异常子宫出血。

参考文献

［1］谢幸.妇产科学［M］.9版.北京：人民卫生出版社，2018.

［2］中华医学会妇产科学分会妇科内分泌学组.异常子宫出血诊断与治疗指南［J］.中华妇产科杂志，2014，49（11）：801-806.

［3］Marnachm L, Laughlin Tommaso SK. Evaluation and management of abnormal uterine bleeding［J］. Mayo Clin Proc, 2019, 94（2）: 326335.

［4］Loring M, Chen TY, Isaacson KB. A systematic review of adenomyosis: it is time to reassess what we thought we knew about the disease［J］. J Minim

Invasive Gynecol, 2021, 28（3）: 644655.

［5］Munromg, Critchley HOD, Fraser IS, et al. The two FIGO systems for normal and abnormal uterine bleeding symptoms and classification of causes of abnormal uterine bleeding in the reproductive years: 2018 revisions［J］. Int J Gynaecol Obstet, 2018, 143（3）: 393408.

［6］Chen LM, Blank SV, Burton E, et al. Reproductive and hormonal considerations in women at increased risk for hereditarygynecologic cancers: Society of Gynecologic Oncology and American Society for Reproductive Medicine Evidence Based Review［J］. Fertil Steril, 2019, 112（6）: 10341042.

［7］Moreno I, Cicinelli E, GarciaGrau I, et al. The diagnosis of chronic endometritis in infertile asymptomatic women: a comparative study of histology, microbial cultures, hysteroscopy, and molecular microbiology［J］. Am J Obstet Gynecol, 2018, 218（6）: 602. e1602. e16.

［8］Chen Q, Zhang D, Wang S, et al. A prospective, openlabel, singlearm study to evaluate the efficacy of dydrogesterone in the treatment of endometrial polyps［J］. Gynecol Endocrinol, 2021, 37（2）: 152156.

［9］Kho KA, Chen JS, Halvorson LM. Diagnosis, evaluation, and treatment of adenomyosis［J］. JAMA, 2021, 326（2）: 177178.

［10］Kimm L, Seong SJ. Clinical applications of levonorgestrelreleasing intrauterine system to gynecologic diseases［J］. Obstet Gynecol Sci, 2013, 56（2）: 6775.

［11］Koh WJ, AbuRustum NR, Bean S, et al. Uterine Neoplasms, Version 1.2018, NCCN Clinical Practice Guidelines in Oncology［J］. J Natl Compr Canc Netw, 2018, 16（2）: 170199.

［12］Kitaya K, Takeuchi T, Mizuta S, et al. Endometritis: new time, new concepts ［J］. Fertil Steril, 2018, 110（3）: 344350.

［13］Shankar M, Lee CA, Sabin CA, et al. von Willebrand disease in women with menorrhagia: a systematic review［J］. BJOG, 2004, 111（7）: 734740.

［14］排卵障碍性异常子宫出血诊治路径共识专家组，中华预防医学会生育力保护分会生殖内分泌生育保护学组. 排卵障碍性异常子宫出血诊治路径［J］.生殖医学杂志, 2020, 29（6）: 703715.

［15］Munromg, Critchley HOD, Fraser IS, et al. The two FIGO systems for normal and abnormal uterine bleeding symptoms and classification of causes of abnormal uterine bleeding in the reproductive years：2018 revisions［J］. Int J Gynaecol Obstet, 2018, 143（3）: 393408.

［16］中华医学会妇产科学分会妇科内分泌学组.异常子宫出血诊断与治疗指南（2022更新版）［J］.中华妇产科杂志, 2022, 57（7）: 481-490.

［17］卢晓阳.药师处方审核基本技能与实践［M］.北京：人民卫生出版社, 2020.

第三章 闭 经

第一节 疾病简介

一、原发性闭经

（一）概况

闭经是常见的妇科症状，表现为无月经或月经停止。闭经是下丘脑、垂体、卵巢、子宫或阴道功能异常导致的一过性、间歇性或永久性状态。原发性闭经指的是年满14周岁尚未出现第二性征发育，或已年满16周岁第二性征已发育但月经还未来潮。

（二）流行病学

原发性闭经较少见，多为遗传原因或先天性发育缺陷所引起，约占5%。

（三）病因

根据第二性征的发育情况，原发性闭经可分为第二性征存在和第二性征缺乏两类。

1. 第二性征存在的原发性闭经

（1）米勒管发育不全综合征 约占青春期原发性闭经的20%。由副中肾管发育障碍引起的先天畸形，可能由基因突变所致，和半乳糖代谢异常相关，但染色体核型正常为46，XX。促性腺激素正常，有排卵，外生殖器、输卵管、卵巢及女性第二性征正常。主要异常表现为始基子宫或无子宫、无阴道。约15%伴肾异常（肾缺如、盆腔肾或马蹄肾），40%有双套尿液集合系统，5%~12%伴骨骼畸形。

（2）雌激素不敏感综合征 为男性假两性畸形，染色体核型为46，XY，但X染色体上的雄激素受体基因缺陷。性腺为睾丸，位于腹腔内或腹股沟。睾酮水平在正常男性范围，靶细胞睾酮受体缺陷，不发挥生物学效应，睾酮能通过芳香化酶转化为雌激素，故表型为女型，致青春期乳房隆起丰满，但乳头发育不良，乳晕苍白，阴毛、腋毛稀少，阴道为盲端，较短浅，子宫及输卵管缺如。

（3）对抗性卵巢综合征 其特征有：卵巢内多数为始基卵泡及初级卵泡；

内源性促性腺激素，特别是卵泡刺激素升高；卵巢对外源性促性腺激素不敏感；临床表现为原发性闭经，女性第二性征存在。

（4）生殖道闭锁 任何生殖道闭锁引起的横向阻断，均可导致闭经：如阴道横隔、无孔处女膜等。

（5）真两性畸形等所致 非常少见，同时存在男性和女性性腺，染色体核型可为XX，XY或嵌合体。女性第二性征存在。

2. 第二性征缺乏的原发性闭经

（1）低促性腺激素性腺功能减退 多因下丘脑分泌促性腺激素释放激素不足或垂体分泌促性腺激素不足而致原发性闭经。最常见为体质性青春发育延迟。其次为嗅觉缺失综合征，为下丘脑促性腺激素释放激素先天性分泌缺乏，同时伴嗅觉丧失或减退。临床表现为原发性闭经，女性第二性征缺如，嗅觉减退或丧失，但女性内生殖器分化正常。

（2）高促性腺激素性腺功能减退 原发于性腺衰竭所致的性激素分泌减少，可引起反馈性促黄体生成素和卵泡刺激素升高，常与生殖道异常同时出现。①特纳综合征：属于性腺先天性发育不全。性染色体异常，核型为45，X0或45，X0/46，XX或45，X0/47，XXX表现为原发性闭经，卵巢不发育，身材矮小，第二性征发育不良，常有蹼颈、盾胸、后发际低、腭高耳低、鱼样嘴、肘外翻等临床特征，可伴主动脉缩窄及肾、骨骼畸形、自身免疫性甲状腺炎、听力下降及高血压等。②46，XX单纯性腺发育不全：体格发育无异常，卵巢呈条索状无功能实体，子宫发育不良，女性第二性征发育差，但外生殖器为女性。③46，XY单纯性腺发育不全：又称Swyer综合征。主要表现为条索状性腺及原发性闭经。具有女性生殖系统，但无青春期性发育，女性第二性征发育不良。由于存在Y染色体，患者在10～20岁时易发生性腺母细胞瘤或无性细胞瘤，故诊断确定后应切除条索状性腺。

（四）诊断

原发性闭经一般是遗传或解剖学异常造成的。

1. 病史 详细询问患者是否已完成青春期其他阶段的发育，包括生长突增、腋毛和阴毛生长、顶泌汗腺发育和乳房发育［患者青春期发育缺失往往提示雌二醇分泌不足，这可能是由下丘脑或垂体障碍、卵巢衰竭和（或）染色体异常所致］。询问患者是否有青春期延迟或缺失的家族史（提示可能有家族性疾病）。询问患者在新生儿期和儿童期是否健康（新生儿危象提示先天性肾上腺皮质增生症，另外，健康状况差可能是下丘脑-垂体疾病的表现）。询问患者是否有雄激素过多症（痤疮、多毛症）或男性化的症状（痤疮或多毛症的出现与多囊卵巢综合征的诊断相符；而男性化则提示更严重的雄激素过多，这是由雄激素分泌性卵巢或肾上腺肿瘤或 $5-\alpha$-还原酶缺乏症所致）。询问患者是否有应激因素，体重、饮食或运动习惯有无改变。询问患者是否在服用任何可能导致闭经或与闭经有关的药物。

2.体格检查　评估中最重要的一步是通过体格检查（或者，必要时行超声检查或MRI）确定有无子宫。此外，还应检查阴道和宫颈有无解剖学异常。可引起原发性闭经的解剖学异常包括：处女膜闭锁、阴道横隔、阴道未发育。可能提示闭经病因的其他发现还包括：乳房发育，生长情况（身高、体重、臂展），皮肤表现（多毛症、痤疮、条纹、色素沉着增加和白癜风），Turner综合征的躯体特征（低发际、蹼颈、盾形胸和乳头间距增宽）。

3.辅助检查

（1）盆腔超声　若体格检查未明确提示存在正常的阴道或子宫，则应行盆腔超声检查以确认有无卵巢、子宫和宫颈。此外，超声检查还有助于判断闭经合并周期性疼痛患者有无阴道或宫颈出口梗阻。

（2）实验室检查　对于所有原发性闭经患者，均应测定血清人绒毛膜促性腺激素、FSH、促甲状腺激素和催乳素。

二、继发性闭经

（一）概况

若曾有月经，之后出现停经达6个月或按自身原有月经周期停经3个周期以上者，称为继发性闭经。

（二）流行病学

继发性闭经的发生率明显高于原发性闭经，病因复杂，约占95%。继发性闭经最常见的原因包括：下丘脑性占35%，几乎均为功能性下丘脑性闭经；垂体性占17%，其中13%为高催乳素血症、1.5%为"空蝶鞍综合征"、1.5%为席汉综合征、1%为库欣综合征；卵巢性占40%，其中30%为多囊卵巢综合征、10%为原发性卵巢功能不全（又称卵巢早衰）；子宫性占7%，均由宫腔粘连导致；其他原因占1%，如先天性肾上腺皮质增生症、卵巢及肾上腺肿瘤和甲状腺功能减退症等。

（三）病因

1. **下丘脑性闭经** 指中枢神经系统及下丘脑各种功能和器质性疾病引起的闭经，以功能性原因为主。此类闭经的特点是下丘脑合成和分泌促性腺激素释放激素缺陷或下降导致垂体促性腺激素，即卵泡刺激素，特别是黄体生成素的分泌功能低下，故属低促性腺激素性闭经，治疗及时尚可逆。

（1）**精神应激** 突然或长期精神压抑、紧张、忧虑、环境改变、过度劳累、情感变化、寒冷等，均可能引起神经内分泌障碍而导致闭经，其机制可能与应激状态下下丘脑分泌的促肾上腺皮质激素释放激素和皮质素分泌增加，进而刺激内源性阿片肽和多巴胺分泌，抑制下丘脑分泌促性腺激素释放激素和垂体分泌促性腺激素有关。

（2）**体重下降和神经性厌食** 中枢神经对体重急剧下降极为敏感，1年内体重下降10%左右，即使仍在正常范围也可引发闭经。若体重减轻10%~15%，或体脂丢失30%时将出现闭经。饮食习惯改变也是原因之一。严重的神经性厌食在内在情感剧烈矛盾或为保持体型强迫节食时发生，临床表现为厌食、极度消瘦、皮肤干燥、低体温、低血压、各种血细胞计数及血浆蛋白低下，重症可危及生命，其死亡率达9%。持续进行性消瘦，还可使促性腺激素释放激素降至青春期前水平，使促性腺激素和雌激素水平低下。因过度节食，导致体重急剧下降，最终导致下丘脑多种神经激素分泌降低，引起垂体前叶多种促激素包括促黄体生成素、卵泡刺激素、促肾上腺皮质激素等分泌下降。

（3）**运动性闭经** 长期剧烈运动或芭蕾舞、现代舞等训练易致闭经，与患者的心理背景、应激反应程度及体脂下降有关。初潮发生和月经维持有赖于一定比例（17%~22%）的机体脂肪，肌肉/脂肪比率增加或总体脂肪减少，均可使月经异常。运动剧增后，促性腺激素释放激素释放受抑制使促黄体生成素释放受抑制，也可引起闭经。目前认为体内脂肪减少和营养不良引起瘦素水平下降，是生殖轴功能受抑制的机制之一。

（4）**药物性闭经** 长期应用甾体类避孕药及某些药物，如吩噻嗪衍生物（奋乃静、氯丙嗪）、利血平等，可引起继发性闭经，其机制是药物抑制下丘脑分泌促性腺激素释放激素或通过抑制下丘脑多巴胺，使垂体分泌催乳素增多。药物性闭经通常是可逆的，停药后3~6个月多能自然恢复。

（5）**颅咽管瘤** 瘤体增大可压迫下丘脑和垂体柄引起闭经、生殖器萎缩、肥胖、颅内压增高、视力障碍等症状，也称肥胖生殖无能营养不良症。

2. 垂体性闭经　主要病变在垂体。腺垂体器质性病变或功能失调，均可影响促性腺激素分泌，继而影响卵巢功能引起闭经。

（1）垂体梗死　常见的为希恩综合征。由于产后大出血休克，导致垂体尤其是腺垂体促性腺激素分泌细胞缺血坏死，引起腺垂体功能低下而出现一系列症状：闭经、无泌乳、性欲减退、毛发脱落等，第二性征衰退，生殖器萎缩，以及肾上腺皮质、甲状腺功能减退，出现畏寒、嗜睡、低血压，可伴有严重而局限的眼眶后方疼痛、视野缺损及视力减退等症状，基础代谢率降低。

（2）垂体肿瘤　位于蝶鞍内的腺垂体各种腺细胞均可发生肿瘤。最常见的是分泌催乳素的腺瘤，闭经程度与催乳素对下丘脑促性腺激素释放激素分泌的抑制程度有关。其他的还包括蝶鞍内的腺垂体各种脑细胞发生的生长激素腺瘤、促甲状腺激素腺瘤、促肾上腺皮质激素腺瘤以及无功能的垂体腺瘤，可出现闭经及相应症状，系因肿瘤分泌激素抑制促性腺激素释放激素分泌和（或）压迫分泌细胞，使促性腺激素分泌减少所致。

（3）空蝶鞍综合征　蝶鞍隔因先天性发育不全、肿瘤或手术破坏，使脑脊液流入蝶鞍的垂体窝，使蝶鞍扩大，垂体受压缩小，称空蝶鞍。垂体柄受脑脊液压迫而使下丘脑与垂体间的门脉循环受阻时，出现闭经和高催乳素血症。X线检查仅见蝶鞍稍增大，CT或磁共振检查精确显示在扩大垂体窝中见萎缩的垂体和低密度的脑脊液。

3. 卵巢性闭经　闭经的原因在卵巢。卵巢分泌的性激素水平低下，子宫内膜不发生周期性变化而导致闭经。这类闭经促性腺激素升高，属高促性腺素性闭经。

（1）卵巢早衰　40岁前，由于卵巢内卵泡耗竭或医源性损伤发生卵巢功能衰竭，称为卵巢早衰。病因可因遗传因素、自身免疫性疾病、医源性损伤（放疗、化疗对性腺的破坏或手术所致的卵巢血供受到影响）或特发性原因引起。以低雌激素及高促性腺激素为特征，表现为继发性闭经，常伴围绝经期症状。激素特征为高促性腺激素，特别是卵泡刺激素升高，卵泡刺激素＞40U/L，伴雌激素水平下降。早发性卵巢功能不全是指女性在40岁以前出现卵巢功能减退，主要表现为月经异常（闭经、月经稀发或频发）、促性腺激素升高（卵泡刺激素＞25IU/L）、雌激素缺乏。

（2）卵巢功能性肿瘤　分泌雄激素的卵巢支持间质细胞瘤，产生过量雄激素抑制下丘脑-垂体-卵巢轴功能而闭经。分泌雌激素的卵巢颗粒-卵泡膜细胞瘤，持续分泌雌激素抑制排卵，使子宫内膜持续增生而闭经。

（3）多囊卵巢综合征　以长期无排卵及高雄激素血症为特征。临床表现为闭经、不孕、多毛和肥胖。

4. 子宫性闭经　闭经原因在子宫。继发性子宫性闭经的病因包括感染、创伤导致宫腔粘连引起的闭经。月经调节功能正常，第二性征发育也正常。

（1）Asherman综合征　为子宫性闭经最常见原因。多因人工流产刮宫过度或产后、流产后出血刮宫损伤子宫内膜，导致宫腔粘连而闭经。流产后感染、产褥感染、子宫内膜结核感染及各种宫腔手术所致的感染，也可造成闭经。宫颈锥切术所致的宫颈管粘连、狭窄也可致闭经。当仅有宫颈管粘连时有月经产生而不能流出，宫腔完全粘连时则无月经。

（2）手术切除子宫或放疗　导致子宫内膜破坏也可能导致闭经。

5. 其他　内分泌功能异常，如甲状腺、肾上腺、胰腺等功能紊乱也可引起闭经。常见的疾病有甲状腺功能减退或亢进、肾上腺皮质功能亢进、肾上腺皮质肿瘤等。

（四）诊断

生育年龄妇女闭经应该首先排除妊娠。

1. 病史　应该询问患者所有可能提示继发性闭经或月经稀发任何主要原因的既往病史、危险因素或症状。病史的询问包括下列问题：询问是否有可能导致功能性下丘脑性闭经的体重、膳食、运动习惯改变或应激，以及相关进食障碍或疾病；询问患者是否使用了任何可能引起闭经或与闭经有关的药物，新近开始使用或停用口服避孕药可导致闭经数月，雄激素药物（如达那唑）或大剂量黄体酮也有该影响。其他药物通过增加血清催乳素浓度而造成闭经，包括甲氧氯普胺和抗精神病药物；询问患者是否有多毛症、痤疮及月经不规则史（提示雄激素过多症）；询问有无下丘脑–垂体疾病的症状，包括头痛、视野缺损、乏力或者多尿和烦渴；询问有无任何雌激素缺乏的症状，包括潮热、阴道干涩、睡眠不佳或性欲降低，这些症状在原发性卵巢功能不全患者中可能较显著；询问患者是否已有提示高催乳素血症的溢乳；询问患者有无严重产科事件、重度出血、诊断性刮宫或者可能造成子宫内膜瘢痕形成（Asherman综合征）的子宫内膜炎或其他感染病史。

2. 体格检查　除病史以外，体格检查也可提供关于闭经可能原因的线索。关于继发性闭经女性的检查应该包括测量身高和体重。BMI大于30kg/㎡见于

50%或以上的多囊卵巢综合征女性患者中。BMI小于18.5kg/㎡的女性可能具有进食障碍、剧烈运动或体重减轻相关全身性疾病导致的功能性下丘脑闭经。此外，还应检查患者是否有多毛症、痤疮、紫纹、黑棘皮病、白癜风和易发瘀斑。应检查乳房有无溢乳的证据，且进行外阴阴道检查以寻找是否有雌激素缺乏的征象。腮腺肿胀和（或）牙釉质侵蚀提示存在进食障碍（神经性贪食）。

3. 辅助检查

（1）实验室检查　排除妊娠后，继发性闭经女性的初始实验室评估应包括：卵泡刺激素、血清泌乳素和促甲状腺激素，以分别检测早发性卵巢功能不全、高催乳素血症和甲状腺疾病。若有临床证据提示雄激素过多症（多毛症、痤疮、脱发），除了进行针对无雄激素过多症女性所列出的各项初始实验室检查，还应测定患者的血清总睾酮水平。

（2）影像学检查　包括：盆腔超声检查、子宫输卵管造影、肾盂造影及盆腔和头部蝶鞍区CT或磁共振。宫腔镜检查可以明确宫腔情况，必要时可以行腹腔镜检查。

第二节　药物治疗管理

一、一般原则

根据不同的病因给予相应的治疗，主要分为病因治疗，内分泌治疗，雌、孕激素替代治疗，促进生育及手术治疗。

（一）病因治疗

了解引起闭经的主要病因，部分患者去除病因后可以恢复正常月经。如对精神应激引起的患者应进行耐心的精神心理疏导，消除患者精神紧张、焦虑及应激状态。对因体重低或节制饮食引起的患者应调整饮食，加强营养，以期恢复标准体重。对因过度运动引起的患者应适当减少运动量及训练强度，必须维持运动强度者，应提供足够营养及纠正激素失平衡。肿瘤、多囊卵巢综合征等引起的闭经，应对因治疗。全身性疾病者应积极治疗。

（二）内分泌治疗

内分泌治疗的重要性在于促进和维持女性性征发育，对女性全身健康，包括心血管系统、骨骼及骨代谢、神经系统等健康有利。

（三）雌、孕激素替代治疗

适用于低雌激素性腺功能低落的患者。

1. 孕激素疗法 适用于体内有一定内源性雌激素的Ⅰ度闭经患者，可用于月经后半期，以阻断雌激素对内膜持续作用引起的增生，并诱发月经样内膜脱落及出血。

2. 口服避孕药 适用于无生育需求者，可用于控制周期，并可以降低游离雄激素的水平。

3. 抑制泌乳素分泌过多 直接抑制垂体泌乳素的分泌。甲状腺功能减退引起者应行甲状腺素替代治疗。

4. 促生长发育 对于性幼稚、生长发育迟缓、骨龄落后于年龄的患者，需要考虑促生长治疗。对于骨龄明显落后的患者，在开始激素治疗前，可以考虑用替勃龙治疗。如果骨骼已基本闭合，但患者身高明显落后，可以考虑生长激素治疗。

（四）促进生育

适用于有生育要求的患者。

1. 对于低垂体促性腺激素性闭经者，先采用雌激素治疗促进生殖器发育，子宫内膜已获得对雌、孕激素的反应后，可采用尿促性素（HMG）联合绒促性素（HCG）促进卵泡发育及诱发排卵。

2. 对于卵泡刺激素和泌乳素水平正常的闭经患者，由于体内有一定内源性雌激素，枸橼酸氯米芬是促排卵的首选药物。

3. 对于泌乳素过高的闭经患者通常用溴隐亭可以很好恢复排卵。

4. 对于卵泡刺激素升高的闭经患者，由于其卵巢功能衰竭，不建议采用促排卵药物治疗。

（五）手术治疗

根据各种器质性病因，采取相应的手术治疗。

1. 生殖器异常 如处女膜闭锁、阴道横隔或阴道闭锁，均需及时手术切开或成型，以免长期经血潴留，造成腹痛及内膜异位症。

2. 阿什曼综合征 可采用宫腔镜手术分离粘连，随后加用大剂量雌激素和放置宫腔内支撑的方法。

3. 肿瘤 卵巢肿瘤确诊后应手术。垂体及中枢的肿瘤应根据肿瘤的部位、大小及性质确定治疗方案。对催乳素瘤,通常采用药物治疗,当药物治疗无效或巨腺瘤产生压迫症状者,应采用手术治疗。高促性腺激素闭经、核型含Y染色体者,性腺容易发生肿瘤,确诊后应立即切除性腺。

二、治疗方案

(一)雌、孕激素替代治疗

可选用天然制剂如戊酸雌二醇、微粒化17β-雌二醇或地屈孕酮。撤退出血第5天开始口服戊酸雌二醇1~2mg qd,连用21天,第12天起加服微粒化17β-雌二醇或地屈孕酮200~300mg qd,分1~2次,连用10天。也可选用人工周期制剂如戊酸雌二醇/环丙孕酮,前11天服用戊酸雌二醇每日1片,后10天服用雌二醇环丙孕酮每日1片,21天为一个疗程。或17β-雌二醇或地屈孕酮,前14天服用17β-雌二醇每日1片,后14天服用雌二醇地屈孕酮每日1片,28天为一个疗程。连续服用4~6个周期,等待诱发正常周期。如果病因持续存在,则应该长期服药治疗。

(二)孕激素后半期周期疗法

常用的药物为黄体酮、醋酸甲羟孕酮、地屈孕酮等。口服黄体酮每天200~300mg,分1~2次服用或醋酸甲羟孕酮10mg qd,连用10~15天。或口服地屈孕酮10~20mg qd,连用10天。

(三)口服避孕药

常用去氧孕烯炔雌醇、环丙孕酮炔雌醇或屈螺酮炔雌醇。

(四)抑制泌乳素分泌过多

常用溴隐亭,为多巴胺受体激动剂,通过与多巴胺受体结合,直接抑制垂体泌乳素分泌,恢复排卵,同时还可以直接抑制分泌泌乳素的垂体肿瘤细胞生长。单纯高催乳素血症患者,每日2.5~5mg,服药5~6周通常能使月经恢复正常。垂体泌乳素瘤患者日剂量为5~7.5mg,敏感者用药3个月后肿瘤可明显缩小。

（五）促排卵

氯米芬是最常用的促排卵药物。适用于有一定内源性雌激素水平的无排卵者。作用机制是通过竞争性结合下丘脑细胞内的雌激素受体，以阻断内源性雌激素对下丘脑的负反馈作用，促使下丘脑分泌更多的促性腺激素释放激素及垂体促性腺激素。给药方法为月经第5日始，每日50～100mg，连用5日，治疗剂量选择主要根据体重或BMI、女性年龄和不孕原因，卵泡或孕酮监测不能帮助提高妊娠率。不良反应主要包括黄体功能不足、对宫颈黏液的抗雌激素影响、黄素化未破裂卵泡综合征及卵子质量欠佳。

第三节　处方审核案例分析

一、处方审核注意事项

1.严格掌握雌、孕激素和口服避孕药的适应证，当处方中有上述药物时，需结合病历核查患者是否有治疗指征，或是否存在对应的禁忌证。

2.当处方中有孕激素时，注意不同类型孕激素用药时间及使用疗程。涉及溴隐亭者，需严格掌握溴隐亭的用药剂量和服药时间，从小剂量开始服用，通常初始剂量为1/4～1/2片/天，根据服药情况逐渐增加药物至治疗剂量。

3.CYP3A4的诱导剂如巴比妥类药物（苯巴比妥）、抗结核药物（利福平）和CYP3A4的抑制剂如部分抗生素（灰黄霉素）、唑类抗真菌药（氟康唑、伏立康唑）等药物与口服避孕药、雌激素类药物和孕激素类药物合用疗效可能会影响后者浓度，因此药师在审核处方时，应谨慎审核患者正在使用的其他药物，以及这些药物可能对雌激素和孕激素类药物产生的相互作用和影响。

4.若患者有乳腺癌史或疑似乳腺癌病史，或者已知或疑似有雌激素依赖性的恶性肿瘤（如子宫内膜癌），处方中应禁用含有雌二醇等雌激素类药物治疗。在审核含有去氧孕烯-炔雌醇等口服避孕药的处方时，需要结合患者的病历核查以下禁忌疾病：血栓性疾病（静脉或动脉血栓）、栓塞前驱症状（如心绞痛和短暂性脑缺血发作）、伴有血管损害的糖尿病以及严重肝功能异常。对于患有这些禁忌疾病的患者，口服避孕药是禁用的。

二、审方案例

案例 ❶

【处方描述】

患者信息

性别，女；年龄，28岁。闭经1年余，因备孕需求就诊。乙肝两对半：表面抗原（+），e抗体（+），核心抗体（+）。乙肝病毒定量：4.25×10^2IU/L。白蛋白：33.8g/L。性激素六项：卵泡刺激素FSH 4.31mIU/ml，黄体生成素LH 3.31mIU/ml，垂体泌乳素PRL 11.60μg/L，孕酮P 1.30ng/ml，睾酮T ＜0.69ng/ml，雌二醇E_2 ＜20.0pmol/L。腹部立位片：①考虑肠梗阻，建议CT检查；②左下腹多发高密度影，考虑胃肠动力试验标记物；③左侧膈面受压上移。

临床诊断：不全性肠梗阻；乙肝表面抗原携带者；闭经；低蛋白血症。

处方

醋酸甲地孕酮分散片	160mg，1次/日，口服
生长抑素冻干粉针	6.0mg，1次/12小时，微量泵泵入
厚朴排气合剂	10.0mL，3次/日，口服
枸橼酸莫沙比利片	5.0mg，3次/日，口服，餐前
25%人血白蛋白注射液	12.5g，1次/日，VD

【处方问题】

适应证不适宜。

【处方分析】

患者诊断为闭经，可首选用的治疗方案包括孕激素后半期周期疗法，常用药物为黄体酮、醋酸甲羟孕酮、地屈孕酮等。在晚期乳腺癌和子宫内膜癌等激素依赖性肿瘤中，雌激素的作用会促进肿瘤细胞的生长，醋酸甲地孕酮分散片虽同为孕激素，但仅可用于激素依赖性肿瘤的姑息治疗，其竞争性结合于雌激素受体，并阻断雌激素的作用，从而抑制肿瘤的生长和转移，因此主要用于治疗晚期乳腺癌和子宫内膜癌的姑息治疗，即减轻症状和延长生存期，但并不是治愈性的治疗方法，无闭经适应证。

【干预建议】

建议将甲地孕酮更改为黄体酮或地屈孕酮治疗。

案例 ❷

【处方描述】

患者信息

性别，女；年龄，37岁。患者3个月前行人流术，术后至今未来月经，查HCG为阴性。性激素六项：卵泡刺激素FSH 4.2mIU/ml，黄体生成素LH 0.8mIU/ml，孕酮P 0.54ng/ml，雌二醇E_2 16.58pmol/L。

临床诊断：下丘脑性闭经；肝血管瘤。

处方

戊酸雌二醇片	1mg，2次/日，口服，21天
地屈孕酮	10mg，2次/日，口服，10天

【处方问题】

遴选的药品不适宜。

【处方分析】

患者LH、FSH、E_2均低于正常值，低于正常水平的LH和FSH可能表明下丘脑-垂体-卵巢轴功能异常，低E_2水平可能表明卵巢功能不全或雌激素合成受到抑制。考虑患者此次闭经为紧张或人流手术应激导致的下丘脑性闭经，下丘脑-垂体-卵巢轴的调节受到外界因素的影响，如紧张、手术或创伤等，可能导致闭经。这种闭经通常是暂时性的，随着应激因素的消除或缓解，月经周期可能会恢复正常。患者肝血管瘤病史，为肝脏良性肿瘤，对于现有或既往有肝脏肿瘤病史（良性或恶性）患者，由于雌激素在肝脏中代谢，而肝脏肿瘤可能会影响雌激素代谢，可能加重肿瘤病情，因此这类患者不宜使用戊酸雌二醇片。

【干预建议】

建议停用戊酸雌二醇片及地屈孕酮。

案例 ❸

【处方描述】

患者信息

性别，女；年龄，23岁。闭经2个月余，无性生活。患者既往对花生过敏。

临床诊断：闭经；过敏史。

处方

黄体酮胶囊	400g，1次/晚，口服

【处方问题】

遴选的药品不适宜。

【处方分析】

对于闭经，且已除外妊娠的患者，通常先采用孕激素试验评估雌激素水平并确定闭经程度。孕激素撤退后有出血者，说明体内有一定水平的内源性雌激素影响；停药后无撤退性出血者，则可能为内源性雌激素水平低下或子宫病变所致闭经。黄体酮胶囊可用于评估体内雌激素水平，但孕酮胶囊不应该用于已知对其成分过敏的患者。黄体酮胶囊中含有花生油，该患者对花生过敏，不建议使用。

【干预建议】

建议停用黄体酮胶囊，更改为口服地屈孕酮10～20mg qd。

案例 ❹

【处方描述】

患者信息

性别，女；年龄，22岁。闭经3个月余，无性生活史。性激素六项：卵泡刺激素FSH 1.75mIU/ml，黄体生成素LH 0.47mIU/ml，垂体泌乳素PRL 87.40μg/L，睾酮T 1.17ng/ml，雌二醇E_2＜43.6pmol/L。血脂四项：总胆固醇5.36mmol/L，低密度脂蛋白胆固醇3.72mmol/L，非高密度脂蛋白胆固醇4.15mmol/L，甘油三酯3.11mmol/L。

临床诊断： 闭经；血脂异常。

处方

醋酸甲羟孕酮片	100mg，3次/日，口服

【处方问题】

用法用量不适宜。

【处方分析】

醋酸甲羟孕酮片为孕激素类药物，能够影响子宫内膜的生长和脱落过程，从而调节月经周期和减少异常出血，可用于治疗月经不调；亦具有抗雌激素活性，可以通过竞争性地与雌激素受体结合，阻止雌激素的生物效应，从而抑制雌激素依赖性乳腺癌和子宫内膜癌的生长，因此可用于功能性子宫出血及子宫内膜异位症等。还可用于治疗晚期乳腺癌及子宫内膜癌。药品说明书中醋酸甲羟孕酮片用于治疗功能性闭经用法用量为口服，每日 4~8mg，连服 5~10 日。一次 100mg，3 次/日为治疗子宫内膜癌用量。

【干预建议】

建议更改醋酸甲羟孕酮片剂量为 8mg qd，连服 5~10 日。

案例 ⑤

【处方描述】

患者信息

性别，女；年龄，29 岁。患者闭经半年余，查性激素提示血泌乳素 65ng/ml，雌二醇，孕酮，睾酮均正常。皮质醇 20.73μg/dl。健康查体发现脂肪肝。

临床诊断： 闭经；高催乳素血症；脂肪肝。

处方

甲磺酸溴隐亭片	7.5mg，2 次/日，口服	

【处方问题】

用法用量不适宜。

【处方分析】

甲磺酸溴隐亭片为下丘脑和垂体中多巴胺受体激动剂，可以降低泌乳激素的分泌，泌乳素是一种垂体前叶激素，过高的泌乳激素水平可能导致闭经或月经不规律，降低血液中泌乳激素的水平，干扰正常的月经周期，特别是对于因泌乳激素高引起的闭经情况。患者诊断为高催乳素血症，甲磺酸溴隐亭片用于治疗泌乳素高引起的闭经的起始剂量为 1/2 片（以溴隐亭计 1.25mg），每日 2~3 次，必要时剂量可增至一次 1 片，每日 2~3 次。持续治疗至月经周期恢复正常。处方中 7.5mg，2 次/日用于治疗闭经口服剂量过大。

【干预建议】

建议更改甲磺酸溴隐亭片起始治疗剂量为 1.25mg，2 次/日，口服。

案例 ❻

【处方描述】

患者信息

性别，女；年龄，15岁。闭经1年就诊，患者否认性生活史，14岁初潮，来潮后月经稀少，近1年未来潮，予地屈孕酮10mg bid口服治疗10天，自述地屈孕酮停药后无撤退性出血。肝功能：ALT 202U/L，AST 74U/L。血脂四项：总胆固醇5.67mmol/L，低密度脂蛋白胆固醇3.62mmol/L，非高密度脂蛋白胆固醇4.15mmol/L，甘油三酯2.41mmol/L。

临床诊断：闭经；转氨酶升高；高脂血症。

处方：

雌二醇/雌二醇地屈孕酮片（1/10mg）	1片，2次/日，口服
多烯磷脂酰胆碱胶囊	0.456g，3次/日，口服，餐时
注射用谷胱甘肽	1.8g，1次/日，VD
异甘草酸镁注射液	20.0ml，1次/日，VD

【处方问题】

用法用量不适宜；存在用药禁忌。

【处方分析】

患者地屈孕酮10mg bid口服治疗10天，停药14天后无子宫出血，提示患者孕激素试验阴性。患者无性生活史，可排除妊娠，可继续行雌孕激素试验。雌二醇/雌二醇地屈孕酮片（1/10mg）推荐用法用量为每日口服1片，每28天为一个疗程。前14天，每日口服1片白色片（内含雌二醇1mg），后14天，每天口服一片灰色片（内含雌二醇1mg和地屈孕酮10mg），处方中2次/日用法错误。同时，由于雌激素在肝脏中代谢，肝功能不全可能会影响激素代谢，影响药物疗效，加重肝功损伤，因此针对急性肝病或有肝病史，肝功能值未恢复正常者为雌二醇/雌二醇地屈孕酮的使用禁忌。

【干预建议】

积极护肝治疗，待肝功能恢复正常后，排除禁忌证下进行雌二醇/雌二醇地屈孕酮片（1/10mg）疗法，用法为1次/日，口服。

案例 ❼

【处方描述】

患者信息

性别，女；年龄，30岁。患者闭经1年余，性激素六项：卵泡刺激素 FSH 4.74mIU/ml，黄体生成素 LH 3.04mIU/ml，垂体泌乳素 PRL 184μg/L，孕酮 P 0.149ng/ml，睾酮 T 0.11ng/ml，雌二醇 E_2 5.93pmol/L。电解质六项：总钙 2.53mmol/L，无机磷 1.67mmol/L。肾功四项：尿酸 376μmol/L。行孕激素试验阴性、雌孕激素序贯试验阳性，此次因备孕需求就诊。

临床诊断：闭经；高尿酸血症；电解质紊乱。

处方

注射用尿促性素　　　　　75单位，皮下注射，1次/日

【处方问题】

给药途径不适宜。

【处方分析】

患者已查血激素水平，且孕激素试验阴性、雌孕激素序贯试验阳性，考虑为低雌激素性闭经，对于有生育要求患者的低垂体促性腺激素性闭经者，先采用雌激素治疗促进生殖器发育，子宫内膜已获得对雌、孕激素的反应后，可采用尿促性素（HMG）联合绒促性素（HCG），通过模拟自然排卵过程来增加卵子的释放，促进卵泡发育及诱发排卵。

【干预建议】

注射用尿促性素给药途径应为肌内注射，不可采用皮下注射。

案例 ❽

【处方描述】

患者信息

性别，女；年龄，33岁。血泌乳素73ng/ml。既往多囊卵巢综合征，且10天前因隐球菌肺炎住院治疗，目前口服伏立康唑片抗真菌治疗。

临床诊断：闭经；隐球菌肺炎。

处方

甲磺酸溴隐亭片	1.25mg，2次/日，口服
伏立康唑片	100mg，2次/日，口服

【处方问题】

存在配伍禁忌。

【处方分析】

患者血泌乳素高，溴隐亭可用于治疗泌乳素高的闭经患者。伏立康唑为唑类抗真菌药，同时也是强效的CYP3A4酶抑制剂，甲磺酸溴隐亭片为麦角生物碱类，可激动多巴胺受体和泌乳素受体，两者合用，可使溴隐亭的血药浓度升高，药理作用增强，可能发生麦角中毒，引起恶心、呕吐、血管痉挛缺血、严重外周局部缺血，严重可致心律失常、心肌梗死等。因此麦角生物碱类与强效CYP3A4抑制药（酮康唑、伊曲康唑、伏立康唑、泊沙康唑）禁止合用，与中效CYP3A4抑制药（氟康唑、克霉唑）合用应谨慎。

【干预建议】

不建议甲磺酸溴隐亭片与伏立康唑联合使用，如病情需要，建议将伏立康唑更改为氟康唑治疗隐球菌肺炎。

案例 ⑨

【处方描述】

患者信息

性别，女；年龄，16岁。闭经1年就诊，否认性生活史，15岁初潮，仅来潮一次后闭经。性激素六项：卵泡刺激素FSH < 0.03mIU/ml，黄体生成素LH < 0.07mIU/ml，垂体泌乳素PRL 14.72μg/L，孕酮P 0.40ng/ml，雌二醇E_2 < 11.80pmol/L。经阴道彩超：①子宫大小正常，子宫内膜薄；②双侧卵巢大小正常。常规心电图：①窦性心动过缓；②心电轴中度左偏；③T波改变。

临床诊断：闭经；窦性心动过缓。

处方

黄体酮胶囊	200mg，1次/日，口服
地屈孕酮片	10mg，2次/日，口服
益气维血片	4片，2次/日，口服

【处方问题】

联合用药不适宜。

【处方分析】

患者15岁初潮后即出现闭经，考虑为青春期继发性闭经，先采用孕激素试验评估雌激素水平并确定闭经程度，黄体酮是一种孕激素，它在月经周期的后半期起着重要作用，帮助维持子宫内膜的稳定和增厚，为受精卵的着床提供支持，地屈孕酮具有类似黄体酮的作用，主要用于治疗月经不调和闭经等妇科疾病。处方中黄体酮及地屈孕酮同属于孕激素，联合使用可能导致激素水平的过度增加，增加副作用的发生风险，而且治疗效果并未得到进一步增强，口服黄体酮每天200~300mg或口服地屈孕酮10~20mg qd均属孕激素后半期周期疗法，两者一般用于治疗闭经，不建议联用。

【干预建议】

建议单用地屈孕酮片10mg，2次/日口服或黄体酮200mg，1次/日。

参考文献

［1］谢幸.妇产科学［M］.9版.北京：人民卫生出版社，2018.

［2］中华医学会妇产科学分会.闭经的诊断与治疗指南［J］.中华妇产科杂志，2011，46（9）：712-716.

［3］赵霞，张伶俐.临床药物治疗学妇产科疾病［M］.北京：人民卫生出版社，2016.

第四章　多囊卵巢综合征

第一节　疾病简介

（一）概况

多囊卵巢综合征（polycystic ovarian syndrome，PCOS）是育龄期女性最常见的内分泌异常问题，是引起女性排卵和月经不规律、生育力低下和不孕、雄激素过多（androgen excess，AE）及代谢功能障碍的重要原因。

（二）流行病学

PCOS是最常见的女性内分泌疾病之一，患病率部分取决于该病的诊断标准，因为每种标准所包含的PCOS表型数量不同。

1. 一般人群　2016年一篇meta分析纳入了24项人群研究，该分析的结果显示根据诊断标准所得的PCOS患病率如下：①NIH诊断标准–6%（18项试验）；②鹿特丹诊断标准–10%（15项试验）；③AE-PCOS学会的诊断标准–10%（10项试验）。因此，PCOS患病率最保守的估计为6%左右，但实际患病率可能更接近10%。

2. 高危人群　有许多病症可能与PCOS患病率增加有关，如稀发排卵性不孕、肥胖和（或）胰岛素抵抗、1型糖尿病、2型糖尿病，妊娠期糖尿病、肾上腺功能早现史和PCOS患者的一级亲属等。

（三）临床表现和相关检查

PCOS的临床特征有月经稀发或无排卵和雄激素过多。其他特征有盆腔超声检查发现多囊卵巢、稀发排卵导致不孕、肥胖、血脂异常和胰岛素抵抗。

PCOS患者的月经失调表现为月经稀发或闭经，由稀发排卵或无排卵所致。这种月经不规则一般从青春期开始，PCOS患者的月经初潮可正常或稍微延后，随后出现不规律的月经周期。另一些患者可能在最初月经周期看似规律，随后出现月经不规则伴体重增加。尽管机制尚未充分阐明，但是许多肥胖的PCOS患者在相对小幅减重后月经周期的规律性可增加。PCOS患者可随更年期的临近，月经周期变得较为规律。

雄激素过多是PCOS的另一种典型特征，临床表现为多毛症、痤疮及脱发。大多数PCOS患者兼有雄激素过多症的临床表现和生化证据，对有雄激素过多症状的女性可检测血清雄激素，无论其是否伴有月经稀发。多毛症是这些特征中最常见的，其定义为身体终毛（粗大、有颜色）过多，且呈男性化分布，常见于上唇、颏、乳头周围（乳晕周围），以及在下腹沿白线分布。PCOS患者中15%~25%会出现痤疮，但这一发生率与普通人群相似。据报告，脱发症在PCOS患者中发生率为5%~50%不等，主要以头顶脱发为主。在极少数情况下，PCOS患者也可出现肌肉质量增加、声音低沉或阴蒂肥大，但这些表现提示男性化的其他原因，如卵泡膜细胞增生或者卵巢或肾上腺肿瘤。

PCOS患者可通过阴道超声检查证实组织学发现，主要的卵巢表现包括外周存在多个小的窦前卵泡和窦状卵泡以及间质增生。组织学上表现为卵巢皮质增厚且硬化，肉眼检查见光滑的白色囊状外观。

目前尚未确定PCOS患者中肥胖的确切患病率，但研究发现至少一半的PCOS患者存在肥胖。中心性或腹部肥胖是最典型特征，其中中心性肥胖是糖尿病及心脏疾病的高危因素。与正常女性相比，不论是否肥胖，大多数PCOS患者还存在高胰岛素血症和胰岛素抵抗。因此调整生活方式包括适宜的饮食和锻炼，对大部分PCOS患者来说是治疗基础。

（四）诊断标准

1. **稀发排卵和（或）无排卵的诊断**　临床表现为月经稀发、闭经、初潮延迟。月经模式通常是月经稀发（1年少于9次月经），甚至闭经（连续至少3个月无月经）。基础体温或黄体期血清孕酮检测等证实无排卵。如若月经规律者也可无排卵。

2. **雄激素过多症的诊断**　临床表现为多毛、痤疮或男性型脱发。雄激素检验指标包括血清总睾酮、游离睾酮、硫酸脱氢表雄酮（dehydroepiandrosterone sulfate，DHEAS）水平均较高。

3. **卵巢多囊形态（polycystic ovarian morphology，PCOM）的诊断**　鹿特丹标准对确定PCOM有充分的特异性和敏感性，该标准包括一侧卵巢有12个或以上直径2~9mm的卵泡和（或）卵巢体积增加（>10ml；计算公式：0.5×长×宽×厚）。一侧卵巢符合这个标准即足以判定为PCOM。

4. **鹿特丹标准**　该标准为诊断PCOS的首选，需符合以下3条标准中的任意2条者，才可诊断PCOS。

（1）稀发排卵和（或）无排卵。

（2）有雄激素过多症的临床和（或）生化证据。

（3）超声示多囊卵巢。

5. 鉴别诊断 主要许多有月经不规律和雄激素过多症状的女性可仅根据病史和体格检查做出诊断。然而，PCOS的诊断必须排除其他引起稀发排卵和（或）无排卵和雄激素过多症的疾病，包括甲状腺疾病、非经典型先天性肾上腺皮质增生症（nonclassical congenital adrenal hyperplasia，NCCAH）、高催乳素血症和雄激素分泌型肿瘤等。

第二节 药物治疗管理

一、一般原则

由于PCOS患者不同的年龄和治疗需求、临床表现的高度异质性，临床治疗应该对患者采取个体化治疗措施，达到缓解临床症状、解决生育问题、提高生命质量的目的。

PCOS患者的治疗目标包括：①减轻雄激素过多症的表现（多毛、痤疮和男性型脱发）；②治疗基础代谢异常并减少2型糖尿病和心血管疾病的危险因素；③预防长期无排卵导致的子宫内膜增生症和子宫内膜癌；④对无妊娠要求的患者产生避孕作用，因为月经稀发的女性仍可间歇性排卵，可能发生意外妊娠；⑤对有妊娠要求的女性诱导排卵。

（一）生活方式干预

PCOS患者，尤其是对于超重和肥胖的PCOS患者，均应进行生活方式调整，控制饮食，加强锻炼，控制体重并戒烟戒酒。对于减轻体重和改善胰岛素抵抗及雄激素过多症，生活方式干预比最低程度的治疗更有效。

控制饮食包括坚持低热量饮食、调整主要的营养成分、替代饮食等。运动不仅可以有效减轻体质量，还可以预防体质量增加。

（二）内分泌治疗

内分泌治疗分为三个方面：调整月经周期、高雄激素治疗和代谢调整。

1. 调整月经周期 适用于青春期、育龄期无生育要求、因排卵障碍引起月经不规律的患者。对于月经稀发但有规律排卵的患者，如无生育或避孕要求，周期长度短于2个月，可观察随诊，无需用药。药物治疗可根据具体情况选用短效复方口服避孕药（combined oral contraceptive，COC）、周期性使用孕激素或雌孕激素周期序贯治疗。

2. **高雄激素治疗** 采用COC作为PCOS患者的首选治疗，可以改善多毛、痤疮及高雄激素血症。必要时使用螺内酯，育龄期患者服用螺内酯期间需要采取避孕措施。

3. **代谢调整** 适用于有肥胖或胰岛素抵抗的PCOS患者。调整生活方式、减重是肥胖PCOS患者的基础治疗方案。主要治疗药物有二甲双胍、吡格列酮、阿卡波糖等。

（三）促进生育

有生育需求的PCOS患者可进行促进生育治疗。采用枸橼酸氯米芬（clomiphene，CC）、来曲唑或促性腺激素治疗进行诱导排卵，适用于有生育要求但持续性无排卵或稀发排卵的PCOS患者。对于稀发排卵的PCOS患者，若要接受排卵诱导，建议无论患者的BMI如何，都将来曲唑而非枸橼酸氯米芬作为一线治疗。

若使用CC或来曲唑进行诱导排卵无效，可选择腹腔镜卵巢打孔术作为二线治疗。对于难治性的PCOS不孕患者可进一步采用体外受精-胚胎移植治疗。

（四）远期并发症的预防与随访管理

应对于PCOS患者建立长期的健康管理策略，对与并发症密切相关的生理指标进行随访，例如糖尿病、代谢综合征、心血管疾病。

（五）心理治疗

在PCOS患者的临床治疗过程中，医务人员应尊重隐私，良好沟通，评估心理状态并积极引导，消除患者的心理障碍。

二、治疗方案

（一）内分泌治疗

1. 调节月经周期

（1）复方口服避孕药（雌激素和孕激素） 采用COC进行雌激素-孕激素联合治疗，是治疗月经失调并实现避孕和治疗雄激素过多的主要治疗方法。

初始应用含低剂量或极低剂量的雌激素（≤35μg炔雌醇）和有弱雄激素作用或抗雄激素作用的孕激素组成的COC开始治疗。COC不仅可以调整月经周期、预防子宫内膜增生，还可使高雄激素症状减轻，可作为育龄期无生育要求的PCOS患者的首选。雌激素促进肝脏产生性激素结合球蛋白，最终降低游离睾酮水平；孕激素抑制垂体的黄体生成素（luteinzing hormone，LH）分泌，使卵巢雄激素分泌减少，抑制子宫内膜增生，调节月经并预防子宫内膜癌的发生。

用法用量：口服，自然月经或撤退出血的第1～5天，每日1片，连续服用21日。停药3～5天开始撤退性出血，撤退出血第1～5日重新开始用药或停药7天后重复启用，至少3～6个月，可重复使用。用药时需注意COC的禁忌证。

（2）孕激素　周期性使用孕激素可以作为青春期、围绝经期PCOS患者的首选，也可用于育龄期有生育要求的PCOS患者。可使用的孕激素有天然孕激素、地屈孕酮、甲羟孕酮。优点是不抑制卵巢轴的功能或抑制较轻，更适用于青春期PCOS患者；对代谢影响小。缺点是没有降低雄激素、治疗多毛及避孕的作用。

用法用量：疗程一般为每周期10～14日。地屈孕酮片从月经周期的第11至25天，每日口服2次，每次1片（以地屈孕酮计10mg）。醋酸甲羟孕酮片每日口服4～8mg。黄体酮肌内注射20mg/d，每月3～5天。微粒化黄体酮100～200mg/d。推荐首选口服制剂。

（3）雌孕激素周期序贯治疗　该治疗适用于存在严重胰岛素抵抗、较低雌激素水平、子宫内膜薄、单一孕激素治疗后子宫内膜无撤药出血反应的极少数PCOS患者。也适用于雌激素水平偏低、有生育要求或有围绝经期症状的PCOS患者。

用法用量：月经周期第21～28天口服雌二醇，每日1～2mg，月经周期的后10～14天加用孕激素，用法用量与单一孕激素治疗相同。

（4）其他　二甲双胍也可能用于调整月经周期，有研究发现二甲双胍可以使30%～50%的PCOS患者回复排卵性月经。该药对于保护子宫内膜的作用尚未充分确定，可将其作为二线治疗。若患者应用二甲双胍，建议监测其是否建立了排卵性周期月经。

2.高雄激素的治疗

（1）口服避孕药　COC可作为青春期和育龄期PCOS患者高雄激素血症及

多毛、痤疮的首选治疗。可使用的药物有去氧孕烯炔雌醇、环丙孕酮炔雌醇或屈螺酮炔雌醇。其中环丙孕酮有很强的抗雄激素作用，抑制垂体促性腺激素的分泌，使睾酮水平降低，可与炔雌醇结合发挥抗雄激素作用，同时还有与雄激素受体竞争性结合的作用。

用法用量：去氧孕烯炔雌醇片在月经周期的第一天，即月经来潮的第一天开始服用。每天约同一时间服1片（0.15mg去氧孕烯和0.03mg炔雌醇），连续服21天，随后停药7天，在停药的第8天开始服用下一板。炔雌醇环丙孕酮片每日1片（2mg醋酸环丙孕酮和0.035mg炔雌醇），连服21天。停药7天后开始下一盒药，其间通常发生撤退性出血。屈螺酮炔雌醇片从月经周期的第1天开始（第1天指的是月经的第1天），每日服用1片浅粉红色药片（0.02mg炔雌醇和3mg屈螺酮），连续服用24天，随后在第25～28天每日服用1片白色无活性片。

（2）螺内酯 螺内酯作为一种醛固酮受体竞争性抑制剂，可以抑制雄激素的合成、促进雄激素的分解，从而发挥降低血雄激素的作用。同时螺内酯通过竞争性抑制二氢睾酮与雄激素受体结合而发挥作用，导致卵巢产生睾酮的活性降低。螺内酯可将毛发生长减慢40%～88%，但达到改善需要6～9月。如果患者对COC单药治疗6个月后的临床疗效（针对雄激素过多症状）不满意，可以加用螺内酯（一次50～100mg，一日2次）。

用法用量：螺内酯常用有效剂量为50～100mg，每日2次，口服，连用6～12月。在大剂量使用时，需注意高钾血症，建议定期复查血钾。螺内酯可能致畸（男性胎儿女性化），建议PCOS患者停药后应避孕至少4个月。推荐螺内酯和COC联用，可避免螺内酯导致的怀孕致畸和单一疗法出现月经频繁的副作用，还可改善PCOS患者因激素和代谢紊乱的临床症状。

（3）其他 其他可用的抗雄激素药物包括非那雄胺、度他雄胺、醋酸环丙孕酮等。非那雄胺可抑制2型5α还原酶，从而抑制该酶将睾酮转换为二氢睾酮（dihydrotestosterone，DHT）；度他雄胺可同时抑制1型和2型5α还原酶。

3. 代谢调整治疗

（1）双胍类 二甲双胍能抑制肠道葡萄糖的吸收、肝糖原异生和输出，增加组织对葡萄糖的摄取利用，提高胰岛素敏感性。除此以外，双胍类和噻唑烷二酮类降糖药还可减少卵巢雄激素的产生并恢复正常的月经周期。

用法用量：口服，每日3次，每次500mg。应逐步加量至此有效剂量，对个别情况，可达到每日2000～2550mg。腹泻、恶心、呕吐等胃肠道副作用通常短暂且和剂量相关，可通过与食物同服降低副作用。使用二甲双胍的PCOS患者应每年检查1次eGFR水平，因为二甲双胍禁用于肾小球滤过率估算值（estimated glomerular filtration rate，eGFR）$< 30ml/（min \cdot 1.73m^2）$的患者。

（2）噻唑烷二酮类 噻唑烷二酮类降糖药为胰岛素增敏剂，是选择性过氧化物酶增殖激活受体γ激动剂，不仅能提高胰岛素敏感性，还能改善血脂代谢、抗炎、保护血管内皮细胞等。双胍类药物治疗疗效不佳时，可联合吡格列酮进行治疗，常用于无生育要求的PCOS患者。常见药物有罗格列酮、吡格列酮。

用法用量：单药治疗时，每日1次，初始剂量每次15mg或30mg，如对初始剂量反应不佳，可加量至每次45mg，每日1次。如患者对单药治疗反应不佳，应考虑联合用药；与二甲双胍联合治疗时，吡格列酮初始剂量可为15mg或30mg，1次/日。开始吡格列酮治疗时，二甲双胍无须降低剂量也不会引起低血糖。应用该类药物时可能出现体质量增加、水钠潴留等情况。

（3）阿卡波糖 阿卡波糖可在肠道内竞争性抑制α-糖苷酶活性，延缓肠道内多糖及蔗糖降解为葡萄糖，使来自碳水化合物的葡萄糖的降解和吸收速度减缓，降低了餐后血糖的升高。该药一般单用，也可与其他口服降糖药或胰岛素合用。配合饮食控制，用于治疗胰岛素依赖型或非依赖型糖尿病。

用法用量：片剂和咀嚼片在用餐前即刻吞服或与前几口食物一起咀嚼服用。初始剂量为一次50mg，每日3次，以后逐渐增加至一次0.1g，每日3次。个别情况下剂量可增加至一次0.2g，每日3次。若患者服药4～8周后降血糖疗效不明显，可适当增加剂量。阿卡波糖毒副作用较小，主要为胃肠胀气、腹泻等，建议从小剂量开始服用。

（二）促进生育治疗

（1）枸橼酸氯米芬 CC为PCOS患者诱导排卵的传统一线用药，可通过作用于下丘脑产生抗雌激素效应而诱导排卵。此外，二甲双胍已被用于促进排卵（单用或与氯米芬联用），但对于提高活产率，氯米芬或来曲唑单药治疗可能优于二甲双胍单药治疗。

用法用量：从自然月经或撤退性出血（黄体酮20mg，每日1次，肌内注射3～5天）的第5天开始服药，口服每日50mg，共5天。若患者在治疗后无排卵，在每周期剂量可增加50mg，直至每日150mg。如卵泡长或黄体期短说明剂量可能低，可适当增加剂量。如卵巢刺激过大，可减少剂量至25mg/d。单独CC用药建议不超过6个周期。

（2）来曲唑　来曲唑是一种芳香化酶抑制剂，可抑制雌激素的合成，直接影响下丘脑–垂体–卵巢功能，提高妊娠率。对于稀发排卵的PCOS患者，若接受排卵诱导，可将来曲唑作为一线用药。同时来曲唑可用于CC抵抗或失败患者的治疗。

用法用量：从自然月经或撤回性出血的第2～5天开始，每天2.5mg，共5天。如无排卵则每周期增加2.5mg，直至每天5.0～7.5mg。

（3）促性腺激素　常用的促性腺激素包括人绝经促性激素（HMG）、高纯度卵泡刺激素（HP–FSH）和基因重组FSH（rFSH），可作为二线治疗药物，也可作为CC或来曲唑的联合用药。促性腺激素适用于CC抵抗和（或）失败的无排卵不孕患者。该药联合CC或来曲唑使用时，可增加卵巢对促性腺激素的敏感性，降低促性腺激素的用量。

用法用量：可采用低剂量逐渐递增或常规剂量逐渐递减的促性腺激素方案。常用的剂量为每日5.5～11μg（75～150IU），从撤退出血第3～5日开始用药。如有必要每7或14天增加2.75μg（37.5IU）或5.5μg（75IU），以达到充分而非过度的反应。每日的最大剂量通常不超过16.5μg（225IU）。待优势卵泡达到成熟标准时，应在末次注射该药24～48小时后一次性注射人绒毛膜促性腺激素（HCG）5000～10000IU促排卵。

第三节　处方审核案例分析

一、处方审核注意事项

1.口服避孕药中含有炔雌醇环丙孕酮片，可用于治疗妇女雄激素依赖性疾病，如明显类型的痤疮（包括丘疹脓疱性和结节囊肿性）、伴有皮脂溢、炎症或结节形成的情况，以及妇女雄激素引起的脱发、轻型多毛和PCOS患者表现出来的高雄性激素。甲羟孕酮片则适用于月经不调、功能性子宫出血和子宫内膜异位等情况。此外，在审方时需要综合考虑患者个体差异，并关注处方药品是否符合适应证，是否存在禁忌情况（如老年人、儿童、孕妇等特殊人群），尤其是对于肝肾功能不全的人群更需谨慎选择合适的药物使用，例如二甲双胍在严重肾功能衰竭［eGFR＜45ml/（min·1.73m^2）］患者中禁止使用。

2.在审方时，需要注意对处方药品的剂量（包括最大日剂量）、给药途径、给药频次和疗程进行审核。例如，炔雌醇环丙孕酮糖衣片的用法用量为口服，每次1片，每日1次；地屈孕酮片的用法用量为口服，每次1片，每日1次，请避免超过推荐剂量使用。

3.炔雌醇环丙孕酮片不宜与其他雌/孕激素类药物同时使用，应在使用该药之前停止服用这些药品。同时需注意螺内酯与厄贝沙坦合用可能导致毒性累加。螺内酯是一种竞争性抑制剂，作为保钾利尿剂，可抑制远曲小管的钠-钾交换；而厄贝沙坦则是一种血管紧张素Ⅱ受体拮抗剂，能选择性地阻断AT1受体，并降低血管紧张素Ⅱ的加压作用。联合应用这两种药物会增加发生严重高钾血症的风险。

4.关注配伍禁忌，例如将重组人卵泡刺激素作为皮下注射给药，冻干粉在使用前应用灭菌注射用水稀释。为避免大体积注射，每毫升灭菌注射用水最多可溶解3瓶冻干粉。

5.注意重复给药的情况，如处方中同时包含同一成分但不同通用名的药物，可能导致剂量和作用的重复，并引发过量用药和不良反应。此外，在联合使用含有相同主要成分的复方制剂时，请勿与其他雌/孕激素复方制剂、单一雌激素或单一孕激素类药物合并使用；对于具有相同作用机制的同类药物，请在服用炔雌醇环丙孕酮之前停止使用这些药物。

二、审方案例

案例 ❶

【处方描述】

患者信息

性别，女；年龄，30岁。查体：心率86次/分，血压158/125mmHg，BMI 23.5kg/m^2。既往高血压病史2年。18岁后平时月经不规则，月经周期7～20天/30～90天。

临床诊断：多囊卵巢综合征；原发性醛固酮增多症（双侧分泌）；高血压3级；蛋白尿；宫颈囊肿。

处方

利拉鲁肽注射液	1.2mg，1次/日，皮下注射
醋酸甲羟孕酮片	10mg，1次/日，口服
硝苯地平控释片	30mg，1次/日，口服
厄贝沙坦片	0.15g，1次/日，口服

【处方问题】

适应证不适宜。

【处方分析】

有胰岛素抵抗2型糖尿病的PCOS患者，除了进行生活方式调整、减少体脂的治疗以外，双胍类（二甲双胍）和噻唑烷二酮类（吡格列酮、罗格列酮）也被用来治疗。Uptodate《成人多囊卵巢综合征》指出：目前利拉鲁肽尚未被专门批准用PCOS，但已被批准可用于BMI ≥ 30kg/ ㎡ 的个体。关于利拉鲁肽在PCOS女性中的有限数据提示，与安慰剂相比，该药导致的体重减轻更多。因此，该处方应首选双胍类和噻唑烷二酮类药物，能够降低PCOS女性的胰岛素水平。这些药物还可减少卵巢雄激素的产生（和血清游离睾酮浓度）并恢复正常月经周期。二甲双胍的主要作用是减少肝脏葡萄糖的产生，从而减少了机体对胰岛素分泌的需求；还减少肠道对葡萄糖的吸收，二甲双胍还有抗脂解作用，可降低游离脂肪酸浓度，从而减少糖异生作用。

【干预建议】

建议将利拉鲁肽注射液改为二甲双胍片，0.25g，每日2~3次，以后根据疗效逐渐加量，一般每日量1~1.5g，最多每日不超过2g。

案例 ❷

【处方描述】

患者信息

性别，女；年龄，27岁。半年前查出垂体瘤，多囊卵巢综合征，存在泌乳、停经、多毛症，治疗2个月后好转。既往慢性胃炎1年余，间断服用药物对症治疗。

临床诊断：多囊卵巢综合征；多毛症；胃炎；垂体瘤史。

处方

醋酸地塞米松片	0.25mg，1次/日，口服
来曲唑片	2.5mg，1次/日，口服
炔雌醇环丙孕酮片	2.035mg，1次/日，口服
泮托拉唑钠肠溶片	40mg，1次/日，口服
磷酸铝凝胶	16g，3次/日，口服

【处方问题】

适应证不适宜。

【处方分析】

中华妇产科杂志《多囊卵巢综合征中国诊疗指南》2018年版中关于高雄激素的药物治疗主要有短效COC和螺内酯。Uptodate《成人多囊卵巢综合征的治疗》中提出的抗雄激素药物包括短效COC、螺内酯、非那雄胺、促性腺激素释放激素（gonadotropin-releasing hormone，GnRH）激动剂等。

地塞米松属于肾上腺皮质激素类药，主要用于过敏性与自身免疫性疾病。谢幸、苟文丽认为地塞米松有抗雄激素作用，可用于治疗高雄激素来源于肾上腺的PCOS患者。参照GRADE系统对其证据质量进行分级，该证据属于中等质量证据，仍缺少相关指南推荐和大样本、多中心文献等高级质量证据的支持。因此，地塞米松原则上不推荐临床应用于PCOS治疗。

建议将COC作为大多数多毛女性的一线药物治疗。此外，内分泌学会关于PCOS诊疗的临床实践指南和关于PCOS评估与治疗的国际指南也建议将COC作为多毛症的一线治疗。如果6个月后改善痤疮和多毛的疗效欠佳，则应加用抗雄激素药物，通常加用螺内酯（一次50~100mg，一日2次）。有时可以在一开始就同时启用COC和抗雄激素药物，特别是皮肤表现非常困扰患者的情况下，但通常在给予至少1个月的COC后才启用抗雄激素药物。螺内酯作为一种醛固酮受体竞争性抑制剂，可以抑制雄激素的合成、促进雄激素的分解，从而发挥降低血雄激素的作用。同时螺内酯通过竞争性抑制二氢睾酮与雄激素受体结合而发挥作用，导致卵巢产生睾酮的活性降低。

【干预建议】

建议将醋酸地塞米松片改为螺内酯片，50~100mg，每日2次，口服，连用6～12月。或直接停用地塞米松。

案例 ❸

【处方描述】

患者信息

性别，女；年龄，12岁。未有月经初潮，B超检查双卵巢内均可见10多个小无回声，双卵巢稍大，呈多囊结构。平素睡眠质量较差，存在入睡困难、夜间易醒。

临床诊断：多囊卵巢综合征；睡眠障碍。

处方

炔雌醇环丙孕酮片　　　　　　　2.035mg，1次/日，口服

【处方问题】

遴选药品不适宜。

【处方分析】

炔雌醇环丙孕酮片只能在初潮后使用。患者12岁，尚未月经来潮，身体发育尚未完善，并且卵巢功能也未完全成熟，所以不建议长期或过量地吃雌孕激素类药物来调节内分泌系统。若并没有处于性发育期，服用避孕药容易导致体内内分泌出现紊乱，进而导致性早熟或者是月经提前来。这时候儿童可能会出现阴毛过早生长或者是乳房过度发育，这个时候对于儿童后期的性发育或者是身高、身心都会造成一定的影响。

【干预建议】

建议停用该药。

案例 ❹

【处方描述】

患者信息

性别，女；年龄，39岁。

临床诊断：多囊卵巢综合征；双相性情感障碍；2型糖尿病；慢性肾功能不全，CKD 4期。

处方

盐酸二甲双胍片	0.5g，2次/日，口服
炔雌醇环丙孕酮片	2.035mg，1次/日，口服
艾司西酞普兰片	10mg，1次/日，口服
富马酸喹硫平片	0.3g，1次/晚，口服

【处方问题】

遴选药品不适宜。

【处方分析】

有胰岛素抵抗2型糖尿病的PCOS患者，除了进行生活方式调整、减少体脂的治疗以外，双胍类（二甲双胍）和噻唑烷二酮类（吡格列酮、罗格列酮）也被用来治疗。因此，该处方应首选双胍类和噻唑烷二酮类药物。二甲双胍的禁忌证包括严重的肾功能衰竭［$eGFR < 45ml/（min \cdot 1.73m^2）$］，患者患有慢性肾功能不全，CKD4期，肾小球滤过率为$15 \sim 30ml/（min \cdot 1.73m^2）$，不适宜选用二甲双胍进行治疗。

对于肾功能不全的患者，吡格列酮的剂量无需调整。噻唑烷二酮类药物通过作用于脂肪和肌肉增加胰岛素敏感性，从而增加葡萄糖利用。也能较小程度减少肝脏的葡萄糖生成。尚不完全清楚其通过何种机制发挥作用，可结合并激活一种或多种过氧化物酶体增殖物活化受体，从而改变葡萄糖和脂质代谢中多种基因的转录。噻唑烷二酮类一般不作为2型糖尿病的初始治疗药物，但吡格列酮在以下罕见情况中作为初始治疗可能有用：患者禁忌使用其他口服药物（如二甲双胍、磺酰脲类），拒绝注射用药［如胰岛素、胰高血糖素样肽1（GLP-1）受体激动剂］，并且无法负担二肽基肽酶4抑制剂或钠-葡萄糖协同转运蛋白2（SGLT2）抑制剂等药物或者这些药物不太有效。

【干预建议】

建议将盐酸二甲双胍片改为盐酸吡格列酮片单药治疗，15mg或30mg，每日1次，如对初始剂量反应不佳，可加量至每次45mg，每日1次。如患者对单药治疗反应不佳，应考虑联合用药。

案例 ⑤

【处方描述】

患者信息

性别，女；年龄，33岁。多囊卵巢综合征病史4年，规律服用药物治疗。目前存在月经稀发，有生育要求。

临床诊断：多囊卵巢综合征。

处方

来曲唑片（芙瑞）	2.5mg，1次/日，口服
炔雌醇环丙孕酮糖衣片	1片，1次/日，口服

【处方问题】

遴选的药品不适宜。

【处方分析】

来曲唑作为PCOS诱导排卵的一线用药，是一种芳香化酶抑制剂，可抑制雌激素的合成，直接影响下丘脑–垂体–卵巢功能，提高妊娠率。诱导排卵治疗适用于有生育要求但持续性无排卵或稀发排卵的PCOS患者。炔雌醇环丙孕酮糖衣片是一种复方口服避孕药，COC不仅可以调整月经周期、预防子宫内膜增生，还可使高雄激素症状减轻，可作为育龄期无生育要求的PCOS患者的首选。因此，该处方中的炔雌醇环丙孕酮糖衣片遴选不适宜，可调整为孕激素进行治疗。

【干预建议】

周期性使用孕激素可用于育龄期有妊娠计划的PCOS患者，该类药物无避孕的作用，具体药物有地屈孕酮、醋酸甲羟孕酮、黄体酮等。建议将炔雌醇环丙孕酮糖衣片调整为地屈孕酮片10mg，2次/日，口服。

案例 ⑥

【处方描述】

患者信息

性别，女；年龄，23岁。查性激素六项：睾酮0.72ng/ml，催乳素26.10ng/ml，孕酮0.17ng/ml，卵泡刺激素5.19mIU/ml，黄体生成素16.70mIU/ml。

临床诊断：多囊卵巢综合征；月经不规则；2型糖尿病；眩晕。

处方

炔雌醇环丙孕酮糖衣片	1mg，1次/日，口服
盐酸二甲双胍片	0.5g，2次/日，口服
泛影葡胺注射液	100ml，必要时，静脉注射

【处方问题】

遴选药品不适宜。

【处方分析】

二甲双胍能抑制肠道葡萄糖的吸收、肝糖原异生和输出，增加组织对葡萄糖的摄取利用，提高胰岛素敏感性。二甲双胍主要经肾脏排泄，患者做增强CT造影检查需使用含碘造影剂，也通过肾脏排泄，二者相加有导致乳酸性酸中毒或急性肾功能不全的风险，应在造影前停用二甲双胍。

【干预建议】

当eGFR > 60ml/ [min·(1.73 m²)]，检查时暂停二甲双胍的使用；若eGFR在45~60ml/ [min·(1.73 m²)] 之间，检查前停用二甲双胍48小时，检查完成48小时后且再次检查肾功能无恶化的情况下可以恢复使用。

案例 7

【处方描述】

患者信息

性别，女；年龄，30岁。月经不规律10年余，停经7月。既往高脂血症1年余，规律服用阿托伐他汀钙片20mg qd治疗。睡眠质量差，时有头痛，自行服用止痛药后好转。

临床诊断：多囊卵巢综合征；高脂血症；卵圆孔未闭；焦虑状态；偏头痛；维生素D缺乏。

处方

枸橼酸氯米芬胶囊（克罗米芬）	50mg，1次/日，口服
阿托伐他汀钙片	20mg，1次/日，口服
维生素D₂软胶囊	5000iu，1次/日，口服

【处方问题】

遴选药品不适宜。

【处方分析】

来曲唑和CC适用于有生育要求但持续性无排卵或稀发排卵的PCOS患者。Uptodate《成人多囊卵巢综合征的治疗》指出：对于稀发排卵的PCOS患者，若要接受排卵诱导，目前建议无论患者的BMI如何，都将来曲唑而非枸橼酸氯米芬作为一线治疗。在活产率方面，氯米芬和二甲双胍均不如来曲唑有效。来曲唑为新一代芳香化酶抑制剂，通过抑制芳香化酶，导致雌激素在所有组织中的生物合成减少。因此，无禁忌证下，应首选来曲唑作为该PCOS患者促排卵治疗的药物。

【干预建议】

建议将枸橼酸氯米芬胶囊改为来曲唑片，用法用量改为2.5mg，每日一次，持续5日，监测无排卵则每周期递增剂量2.5mg，直至5.0～7.5mg/d，疗程尚无国内外推荐。

案例 ⑧

【处方描述】

患者信息

性别，女；年龄，25岁。患者月经量少2年，面部痤疮反复发作1年余。实验室检查：T 0.770ng/ml，LH 12.51mIU/ml，FSH 5.61mIU/ml，P 0.196ng/ml。

临床诊断：多囊卵巢综合征；肝肾不足证。

处方

地屈孕酮片（达芙通）	10mg，qd，po
螺内酯片	20mg，bid，po
妇科再造胶囊	2.46g，bid，po

【医嘱问题】

用法用量不适宜。

【医嘱分析】

该处方使用地屈孕酮片、妇科再造胶囊、螺内酯片来对该年轻PCOS患者进行调整月经周期、缓解高雄激素症状和养血调经治疗。螺内酯作为一种

醛固酮受体竞争性抑制剂，可以抑制雄激素的合成、促进雄激素的分解，从而发挥降低血雄激素的作用。中华妇产科杂志《多囊卵巢综合征中国诊疗指南》2018年版中关于高雄激素的药物治疗主要有短效COC和螺内酯，其中螺内酯每日剂量50～200mg，推荐剂量为100mg/d。广东省药学会发布的《超药品说明书用药目录》（2022年版）提及：螺内酯片剂和胶囊可用于治疗女性痤疮，用法用量为60～200mg/d，口服疗程3～6个月；用于多囊卵巢综合征所致多毛症，用法用量为50～100mg/d，口服。该处方中的螺内酯片日剂量为40mg，低于指南及超药品说明书规定的日剂量，因此应调节螺内酯使用剂量。

【干预建议】

建议螺内酯用于多囊卵巢综合征进行医院超说明书用药备案，使用时螺内酯片用法用量为50～100mg，每日2次，口服。

案例 ⑨

【处方描述】

患者信息

性别，女；年龄，28岁。2年前因月经不规则口服达英-35治疗2个月，已停药，后月经规则，目前月经量正常、轻微痛经史。面部少量痤疮，颈部可见环形黑棘皮。

临床诊断：月经不规则；多囊卵巢综合征；高催乳素血症；气虚血瘀证；寒凝经络证。

处方

醋酸甲羟孕酮片	6mg，3次/日，口服	
甲磺酸溴隐亭片	1.25mg，2次/日，口服	
云南白药胶囊	0.5g，3次/日，口服	

【处方问题】

用法用量不适宜。

【处方分析】

该PCOS患者的治疗方案为醋酸甲羟孕酮片联合云南白药胶囊，进行调整月经周期、活血化瘀治疗。甲羟孕酮为一种孕激素药物，中华妇产科杂志

《多囊卵巢综合征中国诊疗指南》2018年版指出：周期性使用孕激素可用于育龄期有妊娠计划的PCOS患者，其优点是：不抑制卵巢轴的功能或抑制较轻；对代谢影响小。醋酸甲羟孕酮在PCOS治疗方案中的推荐剂量为10mg/d。其中药品说明书中指出醋酸甲羟孕酮用于功能性闭经时，一日4~8mg（2~4片），连服5~10天。该处方的醋酸甲羟孕酮日剂量为18mg，超出了剂量范围，可能会给患者带来不良反应。对于不能使用或选择不使用COC的PCOS女性，保护子宫内膜的其他治疗方法有间歇性或连续性孕激素治疗，或使用释放孕激素的宫内节育器（IUD）。对于这种情况，我们推荐醋酸甲羟孕酮（5~10mg），每1~2个月使用10~14日。还可使用微粒化天然黄体酮200mg（每1~2个月使用10~14日），但该方法尚未得到充分研究。应告知患者，仅进行孕激素治疗不会减轻痤疮和多毛的症状，也不能避孕。

【干预建议】

建议将醋酸甲羟孕酮片用法用量改为4mg，每日2次，口服。

处方❿

【处方描述】

患者信息

性别，女；年龄，28岁。

临床诊断：多囊卵巢综合征；胰岛素抵抗；气血亏虚证。

处方

定坤丹（水蜜丸）	7g，2次/日，口服
炔雌醇环丙孕酮糖衣片	1片，1次/日，口服
盐酸二甲双胍片	1g，3次/日，口服

【处方问题】

用法用量不适宜。

【处方分析】

二甲双胍为降血糖药，能抑制葡萄糖的肠道吸收、肝糖原生成，并通过增加外周葡萄糖的摄取和利用而提高胰岛素的敏感性。二甲双胍片应从小剂量开始使用，根据患者状况，逐渐增加剂量。通常本品的起始剂量为0.5g，每日二次；或0.85g，每日一次。可每周增加0.5g，或每2周增加0.85g，逐渐加至每日2g，分次服用。成人最大推荐剂量为每日2550mg。对需进一步控制血糖的患者，剂量可以加至每日2550mg，即每次0.85g，每日3次。每日剂量超过2g时，为了更好地耐受，药物最好随三餐分次服用。

【干预建议】

该处方的二甲双胍每日剂量超出了规定范围，应降低剂量，避免产生不良反应。建议将二甲双胍片用法用量改为0.5g，每日2~3次，以后根据疗效逐渐加量，最多每日不超过2g。餐中或餐后即刻服用，可减轻胃肠道反应。同时，二甲双胍用于治疗多囊卵巢综合征属超说明书用药，建议行超说明书用药备案后使用。

处方 ⑪

【处方描述】

患者信息

性别，女；年龄，29岁。月经失调，稀发至闭经2年余，既往超声提示双侧卵巢增大。目前有生育需求。

临床诊断：多囊卵巢综合征；继发闭经；焦虑状态。

处方

氯米芬片	100mg，2次/日，口服
妇科再造胶囊	2.46g，2次/日，口服

【处方问题】

用法用量不适宜。

【处方分析】

氯米芬为抗性激素药，对雌激素有弱的激动与强的拮抗双重作用，拮抗占优势，可通过竞争性作用于下丘脑雌激素受体产生抗雌激素效应，进而诱导排卵。氯米芬的用法用量为：从自然月经或撤退性出血（黄体酮20mg，每日1次，肌内注射3~5天）的第5天开始服药，口服每日50mg，共5天。若患者在治疗后无排卵，在每周期剂量可增加50mg，直至每日150mg。

【干预建议】

该处方的氯米芬片每日剂量超出了规定范围，应降低剂量，避免产生不良反应。氯米芬片较常见的不良反应有：肿胀、胃痛、盆腔或下腹部痛。建议将氯米芬片用法用量改为50mg，每日1次，以后根据疗效逐渐加量，最多每日不超过150mg。

处方 ⑫

【处方描述】

患者信息

性别，女；年龄，35岁。

临床诊断：多囊卵巢综合征；2型糖尿病；气滞血瘀证。

处方

炔雌醇环丙孕酮糖衣片	1片，1次/日，口服
盐酸吡格列酮片	30mg，2次/日，口服
盐酸二甲双胍片	0.25g，3次/日，口服

【处方问题】

用法用量不适宜。

【处方分析】

处方中的盐酸吡格列酮与盐酸二甲双胍适用于有代谢异常的PCOS患者。其中盐酸吡格列酮为噻唑烷二酮类降糖药，是胰岛素增敏剂。其不仅能提高胰岛素敏感性，还能改善血脂代谢、抗炎、保护血管内皮细胞等。双胍类药物治疗疗效不佳时，可联合盐酸吡格列酮进行治疗，常用于无生育要求的PCOS患者。盐酸吡格列酮与盐酸二甲双胍联合治疗时，盐酸吡格列酮初始剂量可为15mg或30mg，1次/日。开始盐酸吡格列酮治疗时，盐酸二甲双胍无须降低剂量也不会引起低血糖。单用盐酸吡格列酮时，剂量不应超过每次45mg，1次/日，超过这一剂量的用药尚未进行安慰剂对照的临床研究。联合用药时，超过30mg的吡格列酮也尚未进行安慰剂对照的临床研究。

【干预建议】

该处方的盐酸吡格列酮每日剂量为60mg，超出了规定范围，应降低剂量，避免产生不良反应。建议将盐酸吡格列酮片用法用量调整为初始剂量30mg，1次/日，口服。

处方 ⑬

【处方描述】

患者信息

性别，女；年龄，33岁。

临床诊断： 多囊卵巢综合征；继发闭经；慢性咽炎。

处方

来曲唑片（芙瑞）	1.25mg，1次/日，口服
咽炎片（慢严舒柠）	5片，3次/日，口服

【处方问题】

用法用量不适宜。

【处方分析】

来曲唑是一种芳香化酶抑制剂，可抑制雌激素的合成，直接影响下丘脑－垂体－卵巢功能，提高妊娠率。广东省药学会2022年发布的《超药品说明书用药目录》中列出：来曲唑片剂可用于PCOS患者诱发排卵。具体用法为：自月经第2~6日开始使用，推荐起始剂量为2.5mg/d口服，连用5天，如卵巢无反应，第二周期逐渐增加剂量（递增剂量2.5mg/d），最大剂量为7.5mg/d。

【干预建议】

该处方来曲唑的用量为1日半片，用量未达到有效剂量。建议将来曲唑片的用法用量改为2.5mg，每日一次，必要时每周期递增剂量2.5mg，直至5.0g~7.5mg/d。

处方 ⑭

【处方描述】

患者信息

性别，女；年龄，29岁。患者月经稀发、停经。实验室检查：LH 9.7mIU/ml，FSH 5.03mIU/ml，E_2 63.56pg/ml，PRL 12.5ng/L，T 105ng/dl。妇科B超：双卵巢多囊样增大。

临床诊断： 多囊卵巢综合征；脂肪肝；高尿酸血症。

处方

炔雌醇环丙孕酮糖衣片	2.035mg，qd，po
戊酸雌二醇片	1mg，qd，po

【医嘱问题】

联合用药不适宜。

【医嘱分析】

炔雌醇环丙孕酮属于COC，《多囊卵巢征中国诊疗指南》2018年版指出：COC可作为育龄期无生育要求的PCOS患者的首选治疗，青春期患者酌情可用。雌激素促进肝脏产生性激素结合球蛋白，降低游离睾酮水平；孕激素抑制垂体的LH分泌，使卵巢雄激素分泌减少，抑制子宫内膜增生，调节月经。炔雌醇环丙孕酮不得合并使用其他雌/孕激素复方制剂、单雌激素或单孕激素类药物，在服用炔雌醇环丙孕酮前应停止服用这类药物。戊酸雌二醇属于天然雌激素，不能与炔雌醇环丙孕酮合用。

【干预建议】

建议停用该患者的雌二醇片药物治疗，继续炔雌醇环丙孕酮糖衣片单药治疗。

处方 ⑮

【处方描述】

患者信息

性别，女；年龄，32岁。痛经、月经周期不规律3年余，停经9个月。3年前患者无明显诱因出现月经紊乱，伴痛经、多毛、痤疮、脱发，外院查"性激素六项异常、彩超示双侧卵巢多囊样变"，长期予"黄体酮、孕激素"等激素治疗后，月经不规律，伴体重逐渐增加。

临床诊断： 多囊卵巢综合征；继发性不孕症；痛经；慢性荨麻疹。

处方

乳杆菌活菌胶囊（阴道用）	0.25g，2次/日，外用
头孢泊肟酯分散片	0.1g，2次/日，口服
依巴斯汀片	10mg，1次/日，口服

【处方问题】

联合用药不适宜。

【处方分析】

阴道用乳杆菌活菌胶囊用于由菌群紊乱而引起的细菌性阴道病的治疗，其对多种抗生素如β-内酰胺类（头孢泊肟酯分散片）、大环内酯类、氨基糖苷类等敏感，如使用请错开用药时间。

【干预建议】

避免乳杆菌活菌胶囊和头孢泊肟酯同时使用，建议错开时间使用上述两药。

参考文献

［1］Bozdag G, Mumusoglu S, Zengin D, et al. The prevalence and phenotypic features of polycystic ovary syndrome: a systematic review and meta-analysis［J］. Hum Reprod, 2016, 31: 2841.

［2］Caroline S Zeind. 实用临床药物治疗学-妇女保健［M］. 北京: 人民卫生出版社, 2020.

［3］Dunaif A, Segal KR, Futterweit W, et al. Profound peripheral insulin resistance, independent of obesity, in polycystic ovary syndrome［J］. Diabetes, 1989, 38: 1165.

［4］De Ugartecm, Bartolucci AA, Azziz R. Prevalence of insulin resistance in the polycystic ovary syndrome using the homeostasis model assessment［J］. Fertil Steril, 2005, 83: 1454.

［5］Rotterdam ESHRE/ASRM-Sponsored PCOS consensus workshop group. Revised 2003 consensus on diagnostic criteria and long-term health risks related to polycystic ovary syndrome（PCOS）［J］. Hum Reprod, 2004, 19: 41.

［6］中华医学会妇产科学分会内分泌学组及指南专家组. 多囊卵巢综合征中国诊疗指南［J］. 中华妇产科杂志, 2018, 53（1）: 2-6.

［7］Moghetti P, Castello R, Negri C, et al. Metformin effects on clinical features, endocrine and metabolic profiles, and insulin sensitivity in polycystic ovary syndrome: a randomized, double-blind, placebo-controlled 6-month trial, followed by open, long-term clinical evaluation［J］. J Clin Endocrinol Metab,

2000, 85: 139.

［8］Unl ü hizarci K, Keleştimur F, Bayram F, et al. The effects of metformin on insulin resistance and ovarian steroidogenesis in women with polycystic ovary syndrome ［J］. Clin Endocrinol (Oxf), 1999, 51: 231.

［9］Legro RS, Zaino RJ, Demers LM, et al. The effects of metformin and rosiglitazone, alone and in combination, on the ovary and endometrium in polycystic ovary syndrome ［J］. Am J Obstet Gynecol, 2007, 196: 402.e1.

［10］Dunaif A, Scott D, Finegood D, et al. The insulin-sensitizing agent troglitazone improves metabolic and reproductive abnormalities in the polycystic ovary syndrome ［J］. J Clin Endocrinol Metab, 1996, 81: 3299.

［11］Ehrmann DA, Schneider DJ, Sobel BE, et al. Troglitazone improves defects in insulin action, insulin secretion, ovarian steroidogenesis, and fibrinolysis in women with polycystic ovary syndrome ［J］. J Clin Endocrinol Metab, 1997, 82: 2108.

［12］Nestler JE, Jakubowicz DJ, Reamer P, et al. Ovulatory and metabolic effects of D-chiro-inositol in the polycystic ovary syndrome ［J］. N Engl J Med, 1999, 340: 1314.

［13］Sepilian V, Nagamani M. Effects of rosiglitazone in obese women with polycystic ovary syndrome and severe insulin resistance ［J］. J Clin Endocrinol Metab, 2005, 90: 60.

［14］Legro RS, Brzyski RG, Diamond MP, et al. Letrozole versus clomiphene for infertility in the polycystic ovary syndrome ［J］. N Engl J Med, 2014, 371: 119.

［15］谢幸, 苟文丽.妇产科学 ［M］.8 版.北京: 人民卫生出版社, 2013.

第五章 痛 经

第一节 原发性痛经

一、疾病简介

(一)概况

痛经(dysmenorrhea)是育龄期女性的常见问题,其为伴随月经的疼痛,在月经期或行经前后出现下腹疼痛、坠胀,其他症状包括头痛、头晕、乏力、腹泻、腰腿痛等。临床上,痛经可分为原发性痛经和继发性痛经。原发性痛经指经期反复出现下腹痉挛性疼痛,不伴有盆腔器质性疾病。

(二)流行病学

调查显示,全球50%～90%的育龄期女性称发生过痛经,多达15%的青少年疼痛严重且影响日常生活。这些患者大多较年轻且是原发性痛经。原发性痛经的患病率随着年龄的增长而降低。由于患者较年轻,痛经是青年女性劳动力降低和在校缺课的最大原因。重度痛经会降低生存质量,干扰日常活动表现,从而影响学习、工作和其他事项的出勤或效率。

(三)临床表现和相关检查

经期反复下腹部痉挛痛可发生于育龄期患者的任何时间。原发性痛经通常发生在年轻女性,且发生在排卵期,多在月经初潮后的第1年或者规律性排卵后出现。引起排卵的下丘脑-垂体-性腺轴成熟速度不同。18%～45%的青少年在月经初潮后2年有排卵性月经周期,45%～70%在初潮后2～4年,而80%在初潮后4～5年。

痛经患者通常有以下疼痛特征。①时间:疼痛通常在月经前1～2日或开始时发生,在12～72小时内逐渐缓解,在大多数月经周期都会疼痛。症状一般为痉挛性疼痛,呈间歇性加强或持续性钝痛。②部位:疼痛通常位于下腹部和耻骨上区。中线部位的疼痛常常最剧烈,某些患者的疼痛可能会辐射到背部和大腿。非中线的疼痛,尤其是单侧疼痛。提示可能有子宫畸形或其他疾病。③其他症状:疼痛常伴有恶心、腹泻、乏力、头痛、头晕和全身不适感。

（四）诊断标准

原发性痛经是排除性临床诊断，无具体诊断标准，通常采用排除法并基于患者对已知有效治疗方案的疗效做出诊断。原发性痛经患者表现为反复痉挛性中线盆腔痛，在月经前1~2日或开始时发生，在12~72小时内逐渐缓解，且无引起疼痛的其他疾病证据。每个月经周期的症状相似。排除所有其他潜在病因后，可诊断为原发性痛经。

1. **病史** 诊断原发性痛经，需要排除盆腔器质性病变。需要采集患者完整的病史，包括月经史、疼痛时间、疼痛的特征和严重程度、伴随症状、性交史、既往病史和既往治疗等。

2. **体格检查** 原发性痛经患者的相关体格检查正常，且妇科检查结果正常。继发性痛经患者的妇科检查结果通常提示有基础病变，但也可能正常。

3. **辅助检查** 必要时可结合辅助检查，如血清糖类抗原125、盆腔超声检查、腹腔镜、宫腔镜等，排除子宫内膜异位症、子宫腺肌病、盆腔炎症等，以区别于继发性痛经。

4. **鉴别诊断** 痛经是经期反复出现下腹部痉挛性疼痛，鉴别诊断包括可导致或促进这种疼痛的任何病变或异常。除了区分原发性痛经和继发性痛经，痛经还需与慢性盆腔疼痛综合征、产科病因、泌尿系统疾病、胃肠道疾病区别。

二、治疗方案

（一）治疗原则

痛经的治疗目标是缓解症状、减轻痛苦，至少让女性能够进行大多数日常活动，减少痛经带来的学习和工作效率损失。原发性痛经的治疗包括一般治疗及药物治疗。

1. **一般治疗** 对于痛经患者，应进行以下内容的教育：原发性痛经的病因、临床特征、采用非药物治疗和药物治疗方案的基本原理。在生活方式干预方面，还应教育以下几点：平时加强体育锻炼，可减少痛经症状，有益身体健康；注意经期卫生，避免剧烈运动及过冷刺激；注意避孕，避免宫腔操作；定期进行妇科普查，早期发现疾病，早期治疗。

痛经时可以卧床休息或下腹部热敷。下腹部热敷能有效缓解痛经，其效果与布洛芬相当，而且比对乙酰氨基酚更有效。

2. 药物治疗 非甾体类抗炎药（nonsteroidal anti-inflammatory drugs，NSAID）、对乙酰氨基酚和激素类避孕药是主要的药物治疗。

（1）非甾体类抗炎药 NSAID是无避孕需求患者的一线治疗。常用药物有水杨酸类如阿司匹林，芳基丙酸类如布洛芬、萘普生，芳基乙酸类如双氯芬酸，芬那酸类如甲芬那酸，环氧化酶-2（COX-2）选择性抑制剂如塞来昔布。

（2）对乙酰氨基酚 与NSAID或激素类避孕药相比，对乙酰氨基酚对痛经疗效有限。若痛经患者不耐受NSAID或存在NSAID禁忌证，且需要使用药物治疗减轻症状，可选用对乙酰氨基酚。

（3）激素类避孕药 激素类避孕药包括雌激素-孕激素复方避孕药（口服片、透皮贴、阴道避孕环）和纯孕激素避孕药（埋植剂、注射剂、宫内避孕器和口服片）。

3. 二线治疗 对于使用上述药物治疗后痛经仍不能缓解的患者，可尝试经皮神经电刺激（transcutaneous electrical nerve stimulation，TENS）和（或）经验性使用促性腺激素释放激素（gonadotropin-releasing hormone，GnRH）类似物，包括激动剂（如醋酸亮丙瑞林、那法瑞林、戈舍瑞林）和拮抗剂（噁拉戈利，也称为elagolix）。这些药物能有效治疗子宫内膜异位症相关的痛经。

4. 其他治疗 痛经患者若接受NSAID和（或）激素类避孕药治疗3~6个月仍未充分缓解，很可能存在盆腔器质性病变，可行诊断性腹腔镜，子宫内膜异位症是其中最常见的诊断。少数患者在接受上述治疗后依然存在痛经，对痛经可能与经期出血量过大且未来无生育计划的患者，可选择子宫内膜去除术治疗。

（二）药物治疗

1. 非甾体类抗炎药（NSAID） 对于排斥激素类避孕药或需要避免激素治疗的痛经患者，可选用NSAID或对乙酰氨基酚。NSAID通常在月经快开始前或到来时就开始使用，并且持续2~3日用药，或者在通常出现痉挛性疼痛时用药。NSAID通过抑制前列腺素合成酶的活性，抑制前列腺素（prostaglandin，PG）的合成，从而缓解痛经症状。对于原发性痛经症状的减轻，NSAID显著优于安慰剂，还能减少月经量。根据相关报道，64%~100%的患者应用此类药物后痛经症状减轻。如果某一类的NSAID对痛经患者无效，可改用其他类别的NSAID。

所有的NSAID都有类似的不良反应，一般很轻且都能耐受，如胃肠道反应（恶心、呕吐、消化不良、腹泻、便秘、腹部不适、黑粪及胀气），严重者可引起消化道溃疡；神经系统副作用包括头晕、头痛、嗜睡、失眠、疲劳等；过敏反应包括皮疹、荨麻疹、哮喘等。对NSAID过敏者或水杨酸过敏者禁用，严重肝肾功能不全者或严重心力衰竭者禁用，活动性或既往有消化性溃疡史、胃肠道出血或穿孔者禁用。消化道溃疡性疾病患者可以使用COX-2选择性抑制剂，然而大多数此类药物已经退出市场或已发出有关严重不良事件风险的黑框警告。

2. 对乙酰氨基酚 对乙酰氨基酚抑制前列腺素的合成，具有解热、镇痛作用。

对乙酰氨基酚的不良反应偶见，如皮疹、荨麻疹、药热及粒细胞减少。长期大量用药会导致肝肾功能异常。用法用量：口服，一次0.5~1g，必要时可每8小时1次，一日不超过3次。

3. 激素类避孕药 口服避孕药（oral contraceptives，OCs）可抑制排卵，减少月经量，从而降低子宫前列腺素水平，减少子宫收缩。OCs适用于有避孕需求或可接受避孕药治疗的痛经患者，其中雌孕激素避孕药为首选药物，包括雌孕激素复方避孕药的口服片、透皮贴和阴道避孕环。与周期性使用口服避孕药相比，连续服用复方口服避孕药（combined oral contraceptive，COC）可使痛经迅速减轻。对于仅使用激素类避孕药或NSAID治疗后仍有症状的痛经女性，两药联合使用可能有效。若服用NSAID 3个月后痛经症状缓解不显著，可以联合雌孕激素避孕药连服3个月。

COC副作用较少，偶有消化道症状和肝功能异常。40岁以上或有高危因素（如高血压、血栓史、糖尿病及吸烟）的患者，要警惕血栓的风险。用法用量：在月经周期的第一天，即月经来潮的第一天开始服用，每天1片，连续服21天，随后停药7天，之后开始下一周期服药。若常规周期给药方案（21天活性药片/7天空白药片）不能充分缓解症状，可以改用缩短无激素间隔的方案（24天活性药片/4天空白药片）或延长周期给药的方案。

第二节　继发性痛经

一、疾病简介

（一）概况

痛经分为原发性痛经和继发性痛经两大类。继发性痛经具有相同疼痛症状，但其有特定的病因，是由盆腔器质性疾病（如子宫内膜异位症、子宫腺肌病或子宫肌瘤）导致的经期腹痛。这些疾病患者的临床特征常和原发性痛经不同，包括子宫增大、性交痛和治疗效果不佳。

（二）流行病学

继发性痛经首次常发生在初潮后数年，常见于生育年龄阶段。继发性痛经由其他疾病导致，因此症状往往更晚出现。继发性痛经因受原发病和个人疼痛阈值不同的影响，疼痛程度的判断存在一定主观性，且临床又缺乏客观评价疼痛的指标。所以，确切了解各种人群的发病率比较困难。

（三）临床表现和相关检查

继发性痛经是由盆腔器质性疾病导致，因此疼痛症状通常较晚出现，且与基础病变有关。继发性痛经可随着基础病因的治疗或缓解而改善。以下临床表现提示继发性痛经：标准治疗无效的持续性疼痛症状、缺勤或缺课或因为痛经多次到急诊科就诊。

1. **子宫内膜异位症**　子宫内膜异位症是继发性痛经最常见的妇科病因之一。其相关性痛经与原发性痛经不同，表现为痛经以及慢性盆腔痛。疼痛是盆腔钝痛或痉挛性疼痛，通常在月经前 1~2 日开始，持续整个月经期，并可在月经后持续数日。盆腔痛通常呈慢性，并表现为钝痛、跳痛、锐痛和（或）烧灼痛。盆腔痛或压迫感也是附件肿块最常见的症状。

2. **子宫腺肌病**　子宫腺肌病患者通常在35岁后出现痛经，其典型症状为月经量较多和痛经，发生率分别约为60%和25%。也可能发生慢性盆腔痛。

3. **子宫肌瘤**　子宫肌瘤较常见于35岁及以上的女性，而在青少年中罕见。其肿块相关症状包括非周期性盆腔痛、性交痛和压迫感等，较少表现为痛经。最常见的症状是经期痉挛痛，在患者中的发生率为26%~29%。疼痛通常是子宫肌瘤中未受到足够重视的症状，可能表现为腰痛、盆腔痛和（或）

痛经。很多患者逐渐加重的痛经通常伴有月经过多和（或）排出血块。还可能出现盆腔压迫感、腹部隆起和腹胀。

4．盆腔炎性疾病和（或）输卵管卵巢囊肿 盆腔炎性疾病（pelvic inflammatory disease，PID）常见于15～25岁女性。临床表现通常为轻度到重度不等的双侧下腹痛。与痛经出现的反复经期疼痛不同，这种疼痛常发生在经期或经期结束后不久。输卵管卵巢囊肿为PID的并发症，通常具有相似表现。

5．生殖道畸形 子宫、阴道和处女膜结构异常可能在一定程度上阻塞月经外流，可在月经初潮后不久出现剧烈痛经，患者通常在30岁前发病。痛经也可能发生于经期前和经期后。

（四）诊断标准

若发现痛经的基础病因，则诊断为继发性痛经。

1．病史 以下病史提示存在符合继发性痛经的盆腔病变。

（1）痛经始于25岁之后。子宫内膜异位症可能发生于青少年，先天性子宫出口梗阻可在月经初潮后不久引发痛经。

（2）异常子宫出血，如月经出血量过大、月经间期出血、不规律月经等。

（3）非中线盆腔疼痛。

（4）经期无恶心、呕吐、腹泻、背痛、头晕或头痛等症状。

（5）出现性交痛或大便困难。

（6）痛经症状进行性加重。

2．体格检查 继发性痛经患者的妇科检查结果通常提示有基础病变，但也可能正常。

（1）子宫内膜异位症 由该病导致的继发性痛经患者中，约40%的妇科检查结果提示有盆腔疾病，主要包括：宫骶韧带异常，如有结节、增厚或局部压痛；子宫内膜异位使一侧宫骶韧带受累缩短，导致两侧韧带不对称，进而引起宫颈侧向位移；宫颈狭窄；子宫内膜异位导致附件增大。

（2）子宫腺肌病 子宫腺肌病患者的双合诊检查可显示子宫可活动，弥漫性扩大呈球形，质软并有轻度压痛。

（3）子宫肌瘤 子宫肌瘤患者通过腹部触诊可扪及肌瘤增大的子宫，形状不规则但无压痛。

（4）盆腔炎性疾病 盆腔炎性疾病的表现包括宫颈内脓性分泌物、严重宫颈举痛和附件区压痛、口温＞38℃。

（5）生殖道畸形　生殖道畸形患者的体格检查可能发现子宫上有压痛性包块。

3. 辅助检查

（1）实验室检查　患者如果属于性活跃人群或怀疑存在宫颈炎或PID，应检查淋病和衣原体感染；怀疑存在泌尿道感染情况，可进行尿液检查。

（2）影像学检查　若根据病史或体格检查怀疑有解剖学异常，但通过其他临床途径不能确诊，则可选择经阴道超声（transvaginal ultrasound，TVUS）来进行初始影像学检查。TVUS是子宫增大、盆腔痛和（或）异常出血患者的一线影像学评估方式。对于附件包块（如子宫内膜异位囊肿、卵巢囊肿、脓肿、卵巢肿瘤等）、子宫肌瘤（即纤维瘤）和子宫畸形，TVUS具有高度敏感性。若年龄较小的青少年不能接受经阴道超声检查，可行经腹影像学检查。

二、治疗方案

（一）治疗原则

对于NSAID和激素类避孕药单用或联用3~6个月后未能充分缓解疼痛症状的患者可能存在继发性痛经，即与基础疾病相关的痛经。

1. 子宫内膜异位症相关疼痛

（1）药物治疗　主要的药物治疗包括：NSAID、激素类避孕药、GnRH类似物、芳香酶抑制剂（aromatase inhibitor，AI）及中药等。尚无数据支持哪种治疗方案更优，需考虑症状严重程度、患者个人意愿及避孕需求、药物疗效等方面进行选择。子宫内膜异位症无法治愈，药物治疗对患者需有效并且安全，持续使用到绝经或计划妊娠时。若患者完成生育后，应尽快恢复药物长期管理。

①非甾体类抗炎药（NSAID）：NSAID被认为是盆腔痛（包括子宫内膜异位症相关疼痛）的一线治疗。治疗药物包括：芳基丙酸类（布洛芬、萘普生等）、芳基乙酸类（双氯芬酸等）、芬那酸类（甲芬那酸等）、昔康类（美洛昔康、吡罗昔康等）。

有生育要求的女性可使用NSAID，但尽量避免使用选择性COX-2抑制剂（塞来昔布、罗非昔布等），一些研究表明这些药物可抑制或延迟排卵。

②雌激素–孕激素避孕药：雌激素–孕激素联合治疗包括：COC、透皮贴和阴道避孕环。对于大多数有子宫内膜异位症相关疼痛的女性，雌–孕激素复方避孕药是一线治疗。该治疗的优点有：长期使用、耐受良好、相对廉价，避孕、降低卵巢癌及子宫内膜癌风险。

③孕激素类：对于子宫内膜异位症相关疼痛的患者，若无法使用雌激素–孕激素避孕药，可进行单纯孕激素治疗。该治疗中常用的孕激素包括甲羟孕酮、注射用长效甲羟孕酮、地诺孕素、地屈孕酮、左炔诺孕酮宫内缓释系统（LNG–IUS）、孕三烯酮等。该药可作为长期管理的首选药物，优点有日剂量低、耐受性好、对肝肾功能及代谢影响小以及1年以上的有效性和安全性证据充足。

④GnRH类似物

1）GnRH激动剂类似物　改善子宫内膜异位症相关症状的GnRH激动剂包括：亮丙瑞林、那法瑞林、曲普瑞林、戈舍瑞林等。一篇meta分析发现GnRH类似物的镇痛作用比安慰剂更好，且与其他药物（达那唑、左炔诺孕酮和COC）相当。

2）GnRH拮抗剂　当子宫内膜异位症相关疼痛的患者对NSADIs、雌激素–孕激素避孕药的治疗无效时，可选择GnRH拮抗剂，其给药比GnRH类似物更方便。可选择的药物包括：恶拉戈利、瑞卢戈利。

⑤芳香酶抑制剂：有研究指出者仅将AI用于治疗重度难治性子宫内膜异位症相关疼痛。AI常与孕激素类联用。治疗药物包括：阿那曲唑、来曲唑。

（2）手术治疗　若患者药物治疗无效或疼痛症状复发，可采用手术切除子宫内膜异位病灶或行神经切断术。手术切除可破坏子宫内膜植入物，减轻疼痛并且提供病理诊断。神经切断术包括腹腔镜下子宫骶神经消融术（laparoscopic uterosacral nerveablation，LUNA）和骶前神经切除术（presacral neurectomy，PSN），已用于治疗子宫内膜异位症导致的盆腔痛。

2.子宫腺肌病相关疼痛

（1）手术治疗与介入治疗　手术治疗分为子宫全切除术、保留子宫的手术和宫腔镜治疗。介入治疗包括子宫动脉栓塞术（uterine artery embolization，UAE）、高强度聚焦超声（high intensity focused ultrasound，HIFU）消融治疗等。子宫全切除术是子宫腺肌病的根治性治疗，可通过开腹、经阴道、腹腔镜或机器人辅助实施。对于无法耐受长期药物治疗或药物治疗失败的育龄期患者，可选择保留子宫的手术。UAE对于已完成生育的子宫腺肌病患者可有效减轻症状,也可以用于拒绝子宫切除术、有切除术禁忌证、激素治疗失败的患者。

(2)药物治疗 缓解子宫腺肌病相关疼痛的治疗药物主要有NSAID、口服避孕药、口服孕激素类药物、促性腺激素释放激素激动剂(GnRH-a)、LNG-IUS以及中医中药等。其中NSAID、口服避孕药、口服孕激素类药物(地诺孕素等)可缓解子宫腺肌病的疼痛以及减少月经量。GnRH-a可治疗月经过多、缩小子宫体积以及快速缓解疼痛。

对未完成生育的子宫腺肌病患者,激素治疗可有效减轻痛经和月经量大。临床首选LNG-IUS作为月经过多的子宫腺肌病患者的治疗。有研究表明LNG-IUS可改善子宫腺肌病痛经、慢性盆腔痛和月经过多,其效果优于复方口服避孕药。

3. 子宫肌瘤相关疼痛 当子宫肌瘤患者存在伴或不伴出血的占位或疼痛症状时,可以采用的治疗包括UAE、NSAID和GnRH类似物。

UAE不仅可改善或消除子宫肌瘤导致的经血过多的症状,还可治疗疼痛、压迫和占位症状,前提是患者不需要优化妊娠或未来的生育能力。NSAID可作为治疗月经过多的一线药物,同时能缓解痛经,不同类型NSAID的疗效无差异。GnRH类似物包括激动剂(醋酸亮丙瑞林、戈舍瑞林埋置剂等)和拮抗剂(瑞卢戈利)。GnRH激动剂在治疗子宫肌瘤的药物中缩小肌瘤体积及子宫体积最为显著,治疗后患者的痛经、非经期下腹痛和压迫症状等缓解迅速。

(二)药物治疗

1. NSAID NSAID抑制环氧合酶,在子宫内膜水平减少前列腺素的合成,缓解疼痛,减少月经量;抑制淋巴细胞活性和活化的T淋巴细胞的分化,减少对传入神经末梢的刺激;直接作用于伤害性感受器,阻止致痛物质的形成和释放。治疗与原发性痛经相似。

2. COC COC可以抑制排卵,减少月经量以及前列腺素含量,抑制子宫内膜组织的生长,起到缓解痛经的作用。治疗与原发性痛经相似。

3. 孕激素类 孕激素可引起子宫内膜脱膜样改变,最终导致子宫内膜萎缩;可负反馈抑制下丘脑-垂体-卵巢(HPO)轴,缓解疼痛以及减少月经量。其中地诺孕素是新型合成孕激素,有中枢和外周双重作用机制。该药对于子宫内膜异位症可以缓解痛经并且缩小异位囊肿。对于子宫腺肌病可中度抑制促性腺激素的分泌，造成低雌激素的内分泌环境；抑制子宫内膜增生，抑制内膜血管生成和抑制子宫内膜中的炎症反应。

LNG-IUS的优点为放置方便、直接作用于子宫、甾体类激素的全身水平较低、长效且不依赖使用者给药。该药可持续缓释左炔诺孕酮5年。副作用包括：月经模式的改变，包括淋漓出血及闭经；使用后的脱落和下移可能发生。其放置时机为：①在月经出血的7日内放置，避开月经量多时放置；②对于子宫过大、重度痛经或严重贫血的患者，可在GnRH-a预处理后再放置；③术中放置。

孕激素副作用主要是异常子宫出血、突破性出血，少见的有乳房胀痛、消化道症状及体重增加等。孕激素类药物用法用量见表5-1。

表5-1 孕激素类药物用法用量

代表药物	用法用量	备注
地诺孕素片	口服，2mg，每日1次，可于月经周期的任意一天开始该药治疗	最好每天同一时间服用，餐后或空腹时均可服用
地屈孕酮片	口服，从月经周期第5~25天，每日2~3次，每次1片（以地屈孕酮计10mg）	
孕三烯酮胶囊	口服，2~3次/周，每次1片（以孕三烯酮计2.5mg），共6个月	第一次服药应在月经周期的第一天开始，以确保患者处在非妊娠期
醋酸甲羟孕酮注射液	肌肉注射，每周50mg或每2周100mg注射一次，疗程至少6个月。绝经期血管舒缩症状可每3个月150mg深部肌肉注射一次	

4. GnRH激动剂 GnRH激动剂可抑制脑垂体促性腺激素的分泌，从而引起血清雌二醇下降，使异位的子宫内膜组织处于休息状态。该药副作用主要是低雌激素状态引起的绝经相关症状，如潮热、性欲降低、睡眠障碍、情绪异常和阴道干涩等。长期使用有骨质丢失的可能。

针对子宫内膜异位症和子宫腺肌病，其用法用量为：依不同的制剂有皮下注射或肌肉注射，在月经周期的1~5天开始治疗，每4周注射一次，每次1支，一个疗程至少4个月，最多6个月。针对子宫肌瘤的术前治疗，其用法用量为：每4周注射一次，每次一支，在月经周期的前5天开始治疗，疗程3~6个月，超过6个月需行反向添加。

为了避免绝经期症状、骨质丢失等副作用的同时将雌激素水平维持在不刺激异位内膜生长，通常应用GnRH激动剂+反向添加治疗方案。反向添加方案如下。①雌-孕激素方案：雌激素可选择戊酸雌二醇 0.5～1.0mg/d，或雌二醇贴片每日释放 25～50μg，或雌二醇凝胶 1.25g/d 涂抹皮肤；孕激素可选择地屈孕酮 5mg/d 或醋酸甲羟孕酮 2～4mg/d。也可选择 COC 如雌二醇屈螺酮片，每日一片。②连续使用替勃龙，常用剂量 1.25～2.5mg/d。治疗的具体方案应个体化，有条件者可监测雌激素水平。除了反向添加方案，GnRH 激动剂还可与一些植物药如黑升麻异丙醇萃取物进行联合调节，或与其他药物序贯使用。

第三节　处方审核案例分析

一、处方审核注意事项

1.应首先明确患者诊断，确保处方药品符合适应证用药。如必须超适应证用药，一定要有合理的医学证据支持，并经医院相关部门批准备案，患者签署知情同意书后使用。

2.审核处方时，应注意选用的药物相对于某些患者是否存在潜在的不良反应或安全隐患，以及对于特殊人群（如妊娠期妇女、儿童、老年患者）是否存在禁忌。例如，不应在下列情况下使用地诺孕素片：当前或既往动脉及心血管疾病、出现血管病变的糖尿病、当前或既往肝肿瘤（良性或恶性）、原因不明的阴道出血等。

3.关注给药途径的适宜性，如醋酸甲羟孕酮注射液给药途径为深部肌肉注射；如注射用醋酸亮丙瑞林微球给药前用附加的 1ml 溶媒将瓶内药物充分混悬，再进行皮下注射。

4.应审核处方药品的剂量（包括最大日剂量）、给药途径、给药频次、疗程。如止痛药双氯芬酸的日剂量根据病情可以提高至一日 200mg；布洛芬的给药 24 小时内不超过 4 次，一日最多不超过 3.2g；口服避孕药需注意每日 1 片，连续服 21 天，随后停药 7 天，之后开始下一周期服药；注射用醋酸亮丙瑞林对于子宫内膜异位症的用法用量为：成人每 4 周一次，每次 3.75mg，皮下注射，初次给药应从月经周期的第 1～5 日开始。

5.服用某一类 NSAID 药时，不得同时服其他解热、镇痛、抗炎药。如布洛芬与对乙酰氨基酚合用时可增加肾脏的毒副作用，与阿司匹林或其他水杨酸类药物合用时，药效不增强，而胃肠道不良反应及出血倾向发生率增高。

注意痛经的止痛药物布洛芬与肝素、双香豆素类（如华法林）等抗凝药合用时可导致凝血酶原时间延长，增加出血倾向；与地高辛、甲氨蝶呤、口服降糖药合用时，能使这些药物的血药浓度增高，不宜合用。双氯芬酸与利尿剂和抗高血压药物（如β受体阻断剂、血管紧张素转化酶抑制剂）联合使用时，抗高血压效果可能会降低。这一作用与其他非甾体类抗炎药相似。

二、审方案例

案例 ①

【处方描述】

患者信息

性别，女；年龄，41岁。患者9年前出现痛经，6年前痛经加重，口服布洛芬可以缓解。在末次月经的第三天再次出现痛经，诉打止痛针未能明显缓解。

临床诊断： 痛经；子宫内膜息肉；乙肝病毒携带者。

处方

去氧孕烯炔雌醇片	0.18mg，1次/日，口服	
塞来昔布胶囊	0.2g，2次/日，口服	

【处方问题】

遴选的药品不适宜。

【处方分析】

塞来昔布属于COX-2选择性抑制剂，Uptodate《成年女性痛经的治疗》中指出：COX-2选择性抑制剂中具体研究并适用于治疗（原发性）痛经的只有塞来昔布，这些药物比非特异性NSAID更贵，但是对于发生NSAID相关胃十二指肠毒性风险较高的女性可能有用。然而，大多数此类药物已退出市场或已发出有关严重不良事件风险的黑框警告。考虑到这些风险和已有安全有效的其他药物，不使用COX-2抑制剂治疗原发性痛经。

【干预建议】

建议将塞来昔布改为布洛芬缓释胶囊，用法用量为0.3g，一日2次（早晚各一次）。

案例 ②

【处方描述】

患者信息

性别，女；年龄，15岁。痛经半年，加重1月余。

临床诊断： 痛经；慢性过敏性鼻炎。

处方

醋氯芬酸缓释片	0.2g，1次/日，口服
地氯雷他定片	5mg，1次/日，口服

【处方问题】

遴选的药品不适宜。

【处方分析】

醋氯芬酸缓释片为非甾体抗炎药，具有抗炎、镇痛作用。其作用机制主要是通过抑制环加氧酶活性，从而使前列腺素合成减少，儿童用醋氯芬酸缓释片的安全性和有效性尚未确定，故不推荐儿童使用。

【干预建议】

建议停用该药，改为布洛芬缓释胶囊，布洛芬可用于缓解儿童轻至中度疼痛，如头痛、偏头痛、牙痛、痛经等。用法用量为0.3g，一日2次（早晚各一次）。

案例 ③

【处方描述】

患者信息

性别，女；年龄，17岁。间断痛经2年余，伴月经量大。

临床诊断： 痛经；高考前要求月经提前来潮LMP9/4。

处方

萘普生钠片（安理）	700mg，2次/日，口服

【处方问题】

用法用量不适宜。

【处方分析】

2018美国妇产科医师学会（ACOG）委员会意见-青少年痛经和子宫内膜异位症（No.760）指出：NSAID可阻断前列腺素产生，是痛经的一线治疗方法。布洛芬、萘普生等，可以通过抑制环氧化酶而减少PG的生物合成，缓解子宫痉挛性收缩，从而减轻大多数妇女的痛经症状。ACOG列出了常用的NASAIDs药物的用法用量，其中萘普生钠剂量为首剂440～550mg，必要时后续220～550mg/q12h治疗。Uptodate《成年女性痛经的治疗》中，对于萘普生钠的剂量描述为首剂550mg，后续275mg/q6～8h，短期使用每日最大剂量（≤3天）为1375mg。该处方对于萘普生钠的使用剂量为700mg，2次/日，日剂量为1400mg，首剂量以及日最大剂量超出了适用范围。

【干预建议】

建议将萘普生钠片的用法用量改为首剂量500mg，必要时后续250mg/q6～8h，直到急性发作停止。

案例 ❹

【处方描述】

患者信息

性别，女；年龄，28岁。痛经3年余，加重半年余，为下腹隐痛，疼痛放射至下肢。近3个月月经不规则，曾外院予孕酮治疗，诉痛经症状有缓解。

临床诊断：痛经；月经不规则；头痛；气血亏虚证。

处方

甲羟孕酮片	40mg，3次/日，口服
戊酸雌二醇片（补佳乐）	2mg，2次/日，口服
屈他维林片（诺仕帕）	40mg，3次/日，口服
定坤丹（水蜜丸）	7g，1次/日，口服

【处方问题】

用法用量不适宜。

【处方分析】

该处方使用雌、孕激素进行治疗。对于成年女性，雌激素的主要作用是维持子宫发育，在月经后期开始发挥促进子宫肌层变厚、增加子宫血运、促使子宫内膜增生和调节宫颈口的松弛作用。雌二醇的剂量根据个体调整，一般每日1~2mg/d（每月21~28天），周期的后10~14天加用孕激素。Uptodate《成年女性痛经的治疗》中指出：孕激素能抑制排卵并使子宫内膜逐渐变薄。变薄的子宫内膜含有相对少量的花生四烯酸，这是合成大多数前列腺素的底物。由于这些改变，雌孕激素避孕药能减少经期血量和子宫痉挛，从而减轻痛经。使用纯孕激素避孕药时，一些副作用比雌孕激素避孕药更常见，特别是不规则出血。纯孕激素避孕药的优点在于，若患者存在避孕剂量雌激素的禁忌证，也可安全使用。缺点是，炔诺酮纯孕激素避孕方法抑制排卵的效果不如雌孕激素避孕药，而这一点在治疗痛经时可能很重要。

【干预建议】

雌二醇在此处方中为超剂量使用，大大增加不良反应风险，应降低给药剂量。建议将戊酸雌二醇片的剂量调整为1mg，1次/日，根据临床情况调整个体所需的剂量。若出现乳房发胀、易激惹，表明剂量太高，注意监测。

案例 ⑤

【处方描述】

患者信息

性别，女；年龄，38岁。痛经、月经量增多5年。MRI下腹部（盆腔）增强扫描（3T）：①子宫体积增大，并弥漫性异常信号改变，考虑子宫腺肌病；②宫颈囊肿，双侧附件区多发囊性信号影，考虑优势卵泡可能性大，建议随访；③盆腔少许积液。

临床诊断：痛经；子宫腺肌病；盆腔炎。

处方

双氯芬酸钠肠溶片（扶他林）	150mg，2次/日，口服	
蛋白琥珀酸铁口服溶液	15ml，2次/日，口服	
注射用头孢呋辛钠	1.5g，2次/日，静脉注射	

【处方问题】

用法用量不适宜。

【处方分析】

双氯芬酸钠系非甾体类化合物，通过抑制前列腺素的合成而产生镇痛、抗炎、解热作用。该药可用于妇科中出现的疼痛或炎症，例如：原发性痛经或附件炎。对于原发性痛经，双氯芬酸钠肠溶片的用法用量为日剂量0.05～0.15g，分次服用。最初剂量每日0.05～0.1g，必要时最大剂量可达到每日0.2g。该处方日剂量为0.3g，已超最大日剂量，应视情况从小剂量开始使用，必要时增加剂量。

【干预建议】

建议将双氯芬酸钠肠溶片用法用量改为日剂量50～100mg，分次服用，必要时，可在若干个月经周期之内提高剂量达到最大剂量200mg（8片）每日。

案例 ❻

【处方描述】

患者信息

性别，女；年龄，23岁。

临床诊断：痛经；甲状腺结节；气管受压。

处方

炔诺酮片	5mg，3次/日，口服
炔雌醇环丙孕酮片	2.035mg，1次/日，口服

【处方问题】

联合用药不适宜。

【处方分析】

口服避孕药可抑制排卵，减少月经量，从而降低子宫前列腺素水平，减少子宫收缩。口服避孕药适用于有避孕需求或可接受避孕药治疗的痛经患者，其中雌孕激素避孕药为首选药物，包括雌孕激素复方避孕药的口服片、透皮贴和阴道避孕环。雌孕激素避孕药含有合成孕激素，能抑制排卵并使子宫内膜逐渐变薄。变薄的子宫内膜含有相对少量的花生四烯酸，这是合成大多数前列腺素的底物。由于这些改变，雌孕激素避孕药能减少经期血量和子宫痉挛，从而减轻痛经。2018ACOG委员会意见–青少年痛经和子宫内膜异位症（No. 760）指出：如果NSAID未明显减轻青少年痛经症状，可使用激素类药物，也是作为一线治疗，包括复方口服避孕药、避孕药贴剂或阴道环、孕激素避孕药、甲羟孕酮、左炔诺孕酮宫内缓释系统（levono-rgestrel-releasing intrauterine system，LNG–IUS）。炔诺酮片是一种纯孕激素药物，而炔雌醇环丙孕酮片是由雌激素炔雌醇和孕激素醋酸环丙孕酮组成的复方制剂，不能与其他激素类避孕药（炔诺酮片）共同使用，在开始使用炔雌醇环丙孕酮片之前必须停止使用这些药物。

【干预建议】

建议停用该痛经患者的炔诺酮片药物治疗，改为炔雌醇环丙孕酮片单药治疗。

案例 ❼

【处方描述】

患者信息

性别，女；年龄，35 岁。

临床诊断：痛经；机械版换瓣术后。

处方

布洛芬缓释胶囊（芬必得）	0.3g，2 次 / 日，口服
华法林钠片	2.5mg，1 次 / 日，口服

【处方问题】

联合用药不适宜。

【处方分析】

布洛芬属于一种非甾体类抗炎药，对环氧合酶–1 和环氧合酶–2 均有抑制作用。非甾体类抗炎药通常与血浆蛋白结合，可与其他蛋白结合药物发生作用。华法林属于一种口服抗凝剂，能够抑制维生素 K 依赖的凝血因子合成，是维生素 K 拮抗剂。非甾体类抗炎药与口服抗凝剂合用会增加胃肠道出血的风险，非甾体类抗炎药也可增强抗凝剂的作用。

【干预建议】

回顾性研究显示，合用这两类药物的患者胃肠道出血的风险明显增加。这两类药物合用时，建议增加出 / 凝血参数的监测频率，注意胃肠道出血的迹象和症状，必要时加用 PPI。

案例 **8**

【处方描述】

患者信息

性别，女；年龄，28岁。痛经2年余，肩关节疼痛4月余，关节活动受限，疼痛于晚上明显加重。

临床诊断：痛经；肩周炎。

处方

尼美舒利片	0.1g，2次/日，口服
洛索洛芬钠片	60mg，3次/日，口服

【处方问题】

重复给药。

【处方分析】

Uptodate《成年女性痛经的治疗》中指出：对于基线干预效果欠佳或要求立即开始药物治疗的女性，一线治疗选择包括NSAID、对乙酰氨基酚和（或）激素类。尼美舒利和洛索洛芬钠均为非甾体类抗炎药，应避免同时应用，以防增加心血管及胃肠道不良事件的风险。

【干预建议】

建议将尼美舒利片改为盐酸乙哌立松片，用法用量为50mg，一日3次。乙哌立松为中枢性肌肉松弛药，可用于缓解肩周炎带来的肌紧张状态并改善血流。

参考文献

[1] Campbell MA，McGrath PJ. Use of medication by adolescents for the management of menstrual discomfort［J］. Arch Pediatr Adolesc Med, 1997, 151：905.

[2] Wilson CA，Keye WR Jr. A survey of adolescent dysmenorrhea and premenstrual symptom frequency. A model program for prevention, detection, and treatment ［J］. J Adolesc Health Care 1989, 10：317.

[3] Klein JR，Litt IF. Epidemiology of adolescent dysmenorrhea［J］. Pediatrics,

1981, 68: 661.

[4] Johnson J. Level of knowledge among adolescent girls regarding effective treatment for dysmenorrhea [J]. J Adolesc Health Care, 1988, 9: 398.

[5] Burnett MA, Antao V, Black A, et al. Prevalence of primary dysmenorrhea in Canada [J]. J Obstet Gynaecol Can, 2005, 27: 765.

[6] Andersch B, Milsom I. An epidemiologic study of young women with dysmenorrhea [J]. Am J Obstet Gynecol, 1982, 144: 655.

[7] Ortiz MI. Primary dysmenorrhea among Mexican university students: prevalence, impact and treatment [J]. Eur J Obstet Gynecol Reprod Biol, 2010, 152: 73.

[8] Ortiz MI, Rangel-Flores E, Carrillo-Alarcón LC, et al. Prevalence and impact of primary dysmenorrhea among Mexican high school students [J]. Int J Gynaecol Obstet, 2009, 107: 240.

[9] Polat A, Celik H, Gurates B, et al. Prevalence of primary dysmenorrhea in young adult female university students [J]. Arch Gynecol Obstet, 2009, 279: 527.

[10] Hillen TI, Grbavac SL, Johnston PJ, et al. Primary dysmenorrhea in young Western Australian women: prevalence, impact, and knowledge of treatment [J]. J Adolesc Health, 1999, 25: 40.

[11] Ju H, Jones M, Mishra G. The prevalence and risk factors of dysmenorrhea [J]. Epidemiol Rev, 2014, 36: 104.

[12] Schoep ME, Nieboer TE, van der Zanden M, et al. The impact of menstrual symptoms on everyday life: a survey among 42, 879 women [J]. Am J Obstet Gynecol, 2019, 220: 569.e1.

[13] Caroline S. Zeind, 等. 实用临床药物治疗学-妇女保健 [M]. 北京: 人民卫生出版社, 2020.

[14] Sundell G, Milsom I, Andersch B. Factors influencing the prevalence and severity of dysmenorrhoea in young women [J]. Br J Obstet Gynaecol, 1990, 97: 588.

[15] Hertweck SP. Dysfunctional uterine bleeding [J]. Obstet Gynecol Clin North Am, 1992, 19: 129.

［16］Borah T, Das A, Panda S, et al. A case of unilateral dysmenorrhea［J］. J Hum Reprod Sci, 2010, 3：158.

［17］Prouty M. Headache and stomach ache：significant symptoms of ulcer in childhood. Review of 216 cases of peptic ulcer［J］. Wis Med J, 1966, 65：197.

［18］Akin MD, Weingand KW, Hengehold DA, et al. Continuous low-level topical heat in the treatment of dysmenorrhea［J］. Obstet Gynecol, 2001, 97：343.

［19］Akin M, Price W, Rodriguez G Jr, et al. Continuous, low-level, topical heat wrap therapy as compared to acetaminophen for primary dysmenorrhea［J］. J Reprod Med, 2004, 49：739.

［20］Navvabi Rigi S, Kermansaravi F, Navidian A, et al. Comparing the analgesic effect of heat patch containing iron chip and ibuprofen for primary dysmenorrhea：a randomized controlled trial［J］. BMC Womens Health, 2012, 12：25.

［21］Lee B, Hong SH, Kim K, et al. Efficacy of the device combining high-frequency transcutaneous electrical nerve stimulation and thermotherapy for relieving primary dysmenorrhea：a randomized, single-blind, placebo-controlled trial［J］. EurJ Obstet Gynecol Reprod Biol, 2015, 194：58.

［22］No authors listed. ACOG Committee Opinion No. 760 Summary：Dysmenorrhea and Endometriosis in the Adolescent［J］. Obstetrics and Gynecology, 2018, 132(6)：1517-1518.

［23］Zhang WY, Li Wan Po A. Efficacy of minor analgesics in primary dysmenorrhoea：a systematic review［J］. Br J Obstet Gynaecol, 1998, 105：780.

［24］French L. Dysmenorrhea［J］. Am Fam Physician, 2005, 71：285.

［25］张巧利, 马骁, 邓燕, 等.2018美国妇产科医师学会委员会意见：青少年痛经和子宫内膜异位症（No. 760）的解读［J］.中华生殖与避孕杂志, 2020, （02）：170-175.

［26］Brawn J, Morotti M, Zondervan KT, et al. Central changes associated with chronic pelvic pain and endometriosis［J］. Human Reproduction Update, 2014, 20（5）：737-747.

［27］Bajaj P, Bajaj P, Madsen H, et al. Endometriosis is associated with central sensitization：a psychophysical controlled study［J］. J Pain，2003，4：372.

［28］Givens V，Mitchell GE，Harraway-Smith C，et al. Diagnosis and management of adnexal masses［J］. Am Fam Physician，2009，80：815.

［29］McElin TW，Bird CC. Adenomyosis of the uterus［J］. Obstet Gynecol Annu，1974，3：425.

［30］Soliman AM，Margolis MK，Castelli-Haley J，et al. Impact of uterine fibroid symptoms on health-related quality of life of US women：evidence from a cross-sectional survey［J］. Curr Med Res Opin，2017，33：1971.

［31］Dogan E，Gode F，Saatli B，et al. Juvenile cystic adenomyosis mimicking uterine malformation：a case report［J］. Archives of Gynecology and Obstetrics，2008，278(6)：593-595.

［32］Hom L，Ratts V，Merritt D. Adenomyotic cyst in an adolescent girl［J］. J Pediatr Adolesc Gynecol，2009，22：e33.

［33］Tamura M，Fukaya T，Takaya R，et al. Juvenile adenomyotic cyst of the corpus uteri with dysmenorrhea［J］. Tohoku J Exp Med，1996，178：339.

［34］Acién P，Bataller A，Fernández F，et al. New cases of accessory and cavitated uterine masses（ACUM）：a significant cause of severe dysmenorrhea and recurrent pelvic pain in young women［J］. Hum Reprod，2012，27：683.

［35］Barbieri RL，Propst AM. Physical examination findings in women with endometriosis：uterosacral ligament abnormalities，lateral cervical displacement and cervical stenosis［J］. J Gynecol Tech，1999，5：157.

［36］Propst AM，Storti K，Barbieri RL. Lateral cervical displacement is associated with endometriosis［J］. Fertil Steril，1998，70：568.

［37］Barbieri RL，Callery M，Perez SE. Directionality of menstrual flow：cervical os diameter as a determinant of retrograde menstruation［J］. Fertil Steril，1992，57：727.

［38］中国医师协会妇产科医师分会，中华医学会妇产科学分会子宫内膜异位症协作组. 子宫内膜异位症诊治指南（第三版）［J］. 中华妇产科杂志，2021，56（12）：812-824.

［39］Pall M，Fridén BE，Brännström M. Induction of delayed follicular rupture in the human by the selective COX-2 inhibitor rofecoxib：a randomized double-blind study ［J］. Hum Reprod, 2001, 16: 1323.

［40］ Duffy DM, VandeVoort CA. Maturation and fertilization of nonhuman primate oocytes are compromised by oral administration of a cyclooxygenase−2 inhibitor ［J］. Fertil Steril, 2011, 95: 1256.

［41］ Bata MS, Al−Ramahi M, Salhab AS, et al. Delay of ovulation by meloxicam in healthy cycling volunteers: A placebo−controlled, double−blind, crossover study ［J］. J Clin Pharmacol, 2006, 46: 925.

［42］ Zorbas KA, Economopoulos KP, Vlahos NF. Continuous versus cyclic oral contraceptives for the treatment of endometriosis: a systematic review ［J］. Arch Gynecol Obstet, 2015, 292: 37.

［43］ Bedaiwy MA, Allaire C, Yong P, et al. Medical Management of Endometriosis in Patients with Chronic Pelvic Pain ［J］. Semin Reprod Med, 2017, 35: 38.

［44］ 中国医师协会妇产科医师分会子宫内膜异位症专业委员会. 子宫腺肌病诊治中国专家共识 ［J］. 中华妇产科杂志, 2020, 55 (06): 376-383.

［45］ 子宫肌瘤的诊治中国专家共识专家组. 子宫肌瘤的诊治中国专家共识 ［J］. 中华妇产科杂志, 2017, 52 (12): 793-800.

第六章 经前期综合征

第一节 疾病简介

（一）概况

经前期综合征（premenstrual syndrome，PMS）是一种发生于育龄期女性的临床综合征。大多数育龄妇女在月经前几周都有一些身体不适或烦躁不安，具体表现为在妇女月经周期的后期（黄体期第14～28天）出现躯体症状、精神症状和行为改变，症状通常较轻，但有些也会严重到影响日常活动。美国精神病学会将经前期心境恶劣障碍（premenstrual dysphoric disorder，PMDD）定义为PMS的严重形式，其突出症状为易怒、易激惹和内心紧张。目前国际上两大疾病分类系统对PMS有不同的处理。美国精神病学会（APA）出版的诊断统计手册第四版（DSM）认为，PMS可能是一种心境障碍；国际疾病分类系统（ICD）则将PMS视为妇科疾病。中国精神疾病分类方案与诊断标准第二版修订（CCMD-2-R，1995），将PMS列入"内分泌障碍所致精神障碍"类目中，认为PMS"能明确内分泌疾病性质"，命名为经前期精神障碍（经前期紧张综合征）。精神病学的教材，将PMS列于"内分泌疾病和代谢性疾病所致精神障碍"之"性腺功能异常所致精神障碍"中。

PMS以周期性反复出现为临床特点，在月经来潮后，症状自然消失。PMS在全球的广泛流行，因此了解该病的基本情况，对于指导临床用药、提高患者生活质量有重要意义。目前该病病因尚无定论，可能与精神社会因素、卵巢激素失调和神经递质异常等有关。

1. 卵巢激素学说 研究表明PMS患者不存在下丘脑-垂体-卵巢轴功能异常的证据。长期以来一直怀疑黄体期孕酮分泌不足、雌激素相对过多为经前心境恶劣障碍的病因。近年研究已表明经前心境恶劣障碍患者孕酮基础水平与无经前心境恶劣障碍的对照组无明显差别。孕酮的 5α 和 β 裂解产物——别孕烷醇酮和孕烯醇酮对神经递质 γ 氨基丁酸（GABA）的活性有调节作用，但研究也未发现经前心境恶劣障碍患者上述孕酮的代谢产物浓度与无经前心境恶劣障碍者有差别。尽管一些开放性报道孕酮疗法有效，但设有安慰剂对照的临床试验并未证明孕酮疗法的有效性。许多研究亦未发现经前心境恶劣障碍月经周期中其他激素，包括促性腺激素、雌二醇、睾酮或雄烯二酮基础水平的异常。

临床研究采用抑制经前心境恶劣障碍患者卵巢功能的不同方法，如促性腺激素释放激素增效剂（GnRH-a）、达那唑或切除卵巢，均证实治疗PMS的有效性。采用口服避孕药（OC）抑制排卵治疗经前心境恶劣障碍并未取得明显效果，还可加重经前心境恶劣障碍的症状。抑制卵巢功能治疗经前心境恶劣障碍的机制不是抑制排卵。另外，采用GnRH-a抑制卵巢使经前心境恶劣障碍得到控制后，加用外源性雌、孕激素反相添加的临床观察发现：经前心境恶劣障碍症状有不同程度的重现。Rubinow等报道在PMDD患者11例和对照组5例分别在单独接受GnRH-a治疗2～3个月以后，以双盲交叉形式加用生理剂量的雌二醇（0.1mg皮肤贴片）或孕酮栓剂（200mg，2次/天）共3个月，结果发现不论是采用雌二醇或孕酮替代，均在某些患者引起PMDD典型症状的重现；即使那些未出现PMDD症状者与对照组相比，在雌孕激素添加期间也有症状的加重。Mortola等在GnRH-a治疗经前心境恶劣障碍时，采用结合雌激素（0.625mg/d）及醋甲孕酮（10mg/d）序贯治疗，同样观察到PMDD症状的重现；只有在雌、孕激素联合替代时未见GnRH-a疗效明显的降低。因此说明雌、孕激素对促进经前心境恶劣障碍的精神和行为症状均有作用。

许多研究表明经前心境恶劣障碍的病理生理主要是由于孕酮的周期性变化，然后影响中枢神经递质和周围组织。Tuiten A发现经前心境恶劣障碍患者采用含孕激素的单相避孕药，停药时发生精神症状；而自然月经周期孕酮的撤退变化发生在晚黄体期，与经前心境恶劣障碍症状发生的时间一致，提示孕激素撤退可能是经前心境恶劣障碍的激发因素。

Schmidt等在PMS患者LH峰后第7天采用孕酮拮抗剂米非司酮（Ru486）催经和溶黄体，雌、孕激素迅速下降到卵泡期水平，48～72小时内月经提前来潮，并不能消除经前心境恶劣障碍症状的预期发展。这试验也支持孕酮撤退激发经前心境恶劣障碍的学说，还表明月经仅是雌孕激素下降后的经前心境恶劣障碍症状的伴随现象。

2．脑神经递质学说　近年研究发展了性激素与脑神经递质相互作用的PMS病因学说。已发现一些与应激反应及控制情感有关的神经递质或神经调节物，如5-羟色胺、阿片肽、单胺类、GABA等在月经周期中对性激素的波动和变化敏感。许多研究已证明雌孕激素通过对神经递质影响，在易感人群中引起经前心境恶劣障碍。

中缝核5-羟色胺神经末梢止于下丘脑，参与调节食欲、体温、心境等。中枢5-羟色胺活性的降低常与抑郁型精神症状（行为障碍、易激惹等）和摄食增加有关。严重经前心境恶劣障碍患者具有抑郁型精神症状伴食欲增加，采用选择性增进5-羟色胺介导的神经传递类药物可抑制经前心境恶劣障碍的精神症状和碳水化合物摄入增加表现，这些结果提示经前心境恶劣障碍存在中枢5-羟色胺活性改变的可能性。5-羟色胺能神经末梢的5-羟色胺再摄入、储存、释放及代谢与外周血小板相似，因此可采用外周血小板作为研究神经元5-羟色胺摄入和含量的模型。研究表明，正常非经前心境恶劣障碍患者在黄体中期5-羟色胺水平开始升高，经前心境恶劣障碍患者黄体期全血5-羟色胺下降，经前一周血小板5-羟色胺再摄入下降。因此与非经前心境恶劣障碍正常妇女有明显差别。色氨酸（5-羟色胺前体物）的负荷试验（50mg/kg）还表明，非经前心境恶劣障碍的正常妇女月经周期各阶段均表现全血5-羟色胺增加；相反，在经前心境恶劣障碍患者的黄体晚期和经前全血5-羟色胺下降。这些研究均支持经前心境恶劣障碍患者的月经前存在5-羟色胺缺陷。

研究表明，中枢5-羟色胺活性是应对应激的重要神经递质之一，如果神经递质不能满足应激需要量，则机体对环境应激的处理能力降低。脑5-羟色胺活性降低时，机体对应激刺激的敏感性增加，而易受伤害以致引起精神症状。

经前症状和5-羟色胺系统缺陷的密切关系提示卵巢性激素可能具有调节5-羟色胺系统的作用，雌激素引起5-羟色胺的昼夜节律、受体密度和运载体变化。孕酮促进5-羟色胺的更新。研究表明，中枢5-羟色胺活性与性别有关，女性脑5-羟色胺系统活性和对应激的承受能力低于男性；敏感的患者中雌、孕激素对5-羟色胺系统的调节在控制情感和行为方面起重要作用。

Tuiten A等采用含孕激素的单相口服避孕药的研究提示，在高应激反应的神经过敏型患者中，经前中枢5-羟色胺合成和活性的降低与孕激素撤退有关，并认为这种现象与孕酮和神经过敏患者循环中较高水平皮质醇共同作用，引起的胰岛素拮抗现象有关。尽管孕酮和孕激素可增加胰岛对葡萄糖负荷的胰岛素释放反应，在低应激反应型的正常人并未发现循环孕激素水平的变化引起胰岛素水平明显的变化；而在高应激反应型，孕激素水平的升高可引起胰岛素水平的升高，孕激素撤退则引起胰岛素明显的下降，Tuiten认为这与高应激反应型患者循环中皮质醇基础水平升高维持了较高的葡萄糖供给有关。另外，Tuiten等的研究还发现高应激型患者孕激素撤退时的胰岛素下降，伴循环中色氨酸与其他大分子神经氨基酸（LNAAs）比例下降；这是因为胰岛素具有刺激骨骼肌摄入LNAAs的作用，因此当胰岛素下降时，循环中LNAAs升高，而色氨酸与LNAAs的比例下降。研究认为循环中色氨酸与LNAAs的比例决定了脑利用色氨酸合成5-羟色胺的量和活性。综上所述，Tuiten等的研究不仅提示孕激素撤退在高应激反应型引起的脑5-羟色胺含量降低在PMS发病中的可能作用，而且揭示了PMS的病因基础可能与循环中基础皮质醇水平升高或胰岛素拮抗有关。据上述理论，可推测应激反应时皮质醇升高可加重病情。上述研究也为采用减少环境刺激和调整患者心理状态的方法减轻PMS症状的严重性提供了理论依据。

研究表明，雌激素和孕激素均具有促进内源性阿片肽活性的作用。有报道认为黄体中期内源性内啡肽升高可引起抑郁症、疲劳、食欲增加等症状，围排卵期或黄体晚期阿片肽的暂时性下降可引起紧张、忧虑、易激动和攻击行为。阿片肽的拮抗剂纳洛酮及纳曲酮能分别引起类经前心境恶劣障碍症状及降低经前心境恶劣障碍症状。另外高水平的内源性阿片肽能降低中枢神经系统多巴胺和去甲肾素含量，后两种神经递质也与抑郁症状有关。

3. 精神社会因素

（1）经前期综合征患者对安慰剂治疗的反应率高达30%～50%，部分患者精神症状突出，且情绪紧张时常使原有症状加重，提示社会环境与患者精神心理因素间的相互作用，参与经前期综合征的发生。并不是所有的育龄妇女都表现有经前期综合征的症状，究其原因，还与妇女的情绪有关。有研究认为，经前期综合征的严重程度与情绪因素有关，当患者情绪紧张时，会使症状加重。妇女在月经前与经期经常会烦躁、抑郁或易激动，这些情绪变化会影响内分泌功能。而紧张则直接使醛固酮分泌增加，产生水、钠潴留出现水肿，于是经前期综合征就产生了。妇女对月经出血的异常反应，如恐惧、担心、害怕等情绪，可能会增加她们对经前症状的敏感性，以及形成不适应的逃避行为。这些情绪和行为可能会逐渐发展成周期性的焦虑、抑郁、身体不适和行为功能障碍。不良情绪会加重和诱发妇女经前期综合征，而妇女经前期综合征又会通过更加不良的情绪反应表现出来。

（2）妇女的个性特征也是导致经前期综合征的重要因素。经前期综合征发生时以心理症状为主的比率相当高，甚至高于躯体症状的比率。越保守、安静、孤僻、说谎、缺乏同情心、仇视、情绪过分、易激动的人，其经前期综合征临床症状越严重。而情绪不稳定和神经质的人格特征与经前期综合征的发生有密切联系，这与个性与脑活动的固定模式有关，进而影响下丘脑的活动，使下丘脑-垂体-卵巢轴活动受到影响，雌激素分泌发生变化，所以形成不良的个性特征会影响经前期综合征的严重程度。

（3）经前期综合征的发生与心理压力大小紧密相关，压力大的妇女，最易患经前期综合征。心理压力过多、焦虑值过高的妇女是经前期综合征的易发人群，心理压力导致经前期综合征的原因是心理压力造成的内分泌失调而引发出了病症。

4. 前列腺素作用 前列腺素可影响钠潴留、精神、行为、体温调节及许多经前心境恶劣障碍的有关症状，前列腺素合成抑制剂能改善经前心境恶劣障碍的躯体症状，而对精神症状影响的报道则不一致。认为这类非类固醇药物能降低引起经前心境恶劣障碍症状的中介物质的组织浓度而起治疗作用，并不能说明经前心境恶劣障碍患者存在前列腺素的代谢异常。

5. 维生素B$_6$缺陷 维生素B$_6$是合成多巴胺和5-羟色胺的辅酶，一些维生素B$_6$缺乏的妇女用避孕药证明了维生素B$_6$对减轻抑郁症状有效。许多研究已经表明维生素B$_6$在加用或不加用色氨酸的情况下对减轻经前心境恶劣障碍的某些症状有效。因此认为经前心境恶劣障碍患者可能存在维生素B$_6$缺乏。

PMDD的病因和发病机制尚未明确，雌性激素的波动、神经类固醇激素作用减弱、免疫激活和炎症反应、有关脑区（杏仁核、前额叶等）功能活动异常、心理社会因素等多种因素均与PMDD的发病有关。

（二）流行病学

20%～30%的女性经前期存在中至重度PMS症状，生活受到干扰。2%～10%的女性PMS症状严重而影响正常生活被确诊为PMS。PMS发病率与年龄、地域、认知程度、社会心理因素等多种因素相关。

1. 年龄 PMS在育龄女性中发病率较高，青春期少女由于月经初潮，也是PMS高发患者。不同的流行病学研究得到的PMS在育龄女性中的发病率不一致。这可能与所采用的诊断标准、个体反应性、评定方法（回顾性或前瞻性）、症状严重水平、调查者的社会背景不一等因素有关。国外报道PMS在育龄女性中发病率为30%～40%，国内学者赵更力等以问卷调查形式得出PMS在育龄女性中发病率为30%左右。

2.地域　研究表明，城市与乡镇之间PMS发病率不同，不同民族之间由于传统观念不同也会有不同的发病率。程子英等的研究结果显示，蒙古族、汉族两民族女性在对待、适应和处理有关月经问题时态度、方法有所不同，从而呈现出蒙古族、汉族女性月经异常和PMS患病率的差异。

3.认知程度　PMS的发病率与青春期少女对月经初潮的认知程度、文化程度高低、问题应对方式的认知程度、对疾病治疗疗效的认知程度等因素有关。王忆军等的研究结果表明，对月经初潮有准备者、对月经初潮感到紧张忧虑者、对月经初潮毫无准备者，三组PMS的发病率各不相同。其中，对月经初潮感到紧张、忧虑组发病率较高。这一结果提示，适当的月经准备有一定的实际意义，可降低PMS的发生率。PMS在文化程度高的人群中发病率相对较高。

4.社会心理因素

（1）精神因素与PMS的严重程度有动态关系，部分患者精神症状突出且情绪紧张时常使原有症状加重。女性在月经前与经期经常出现的烦躁、易激动或抑郁的情绪变化，会影响内分泌功能，致醛固酮分泌增加，产生水、钠潴留而出现水肿等PMS症状。

（2）个性、心理特征与PMS发病呈正相关性。张德利等对467名女学生进行PMS问卷和艾森克个性问卷（EPQ）调查发现，PMS发生以心理症状为主的患者比率相当高，甚至高于躯体症状为主的比率。即具有保守、安静、孤僻、说谎、缺乏同情心、仇视、情绪过分、易激动等人格特征者，其PMS症状越严重。

（3）生活中的消极经历是PMS发病不可忽视的诱发因素。

5.其他　经期长短、孕产史、口服避孕药与PMS发病并无明显关系。

（三）临床表现和相关检查

PMS女性会经历多种周期性反复出现的躯体、情绪、行为和认知症状，症状开始于月经周期的黄体期（后半部分），在月经开始（卵泡期）后不久症状消退。多见于25～45岁妇女，症状出现于月经前1～2周，月经来潮后迅速减轻直至消失。

1. 精神症状

（1）焦虑　为精神紧张，情绪波动，易怒，急躁失去耐心，微细琐事就可引起感情冲动乃至争吵、哭闹，不能自制。

（2）抑郁　没精打采，抑郁不乐，情绪淡漠，爱孤居独处，不愿与人交往和参加社会活动，失眠，注意力不集中，健忘，判断力减弱，害怕失控，有时精神错乱、偏执妄想，产生自杀念头。

2. 躯体症状　包括水钠潴留、疼痛和低血糖症状。

（1）水钠潴留　常见症状是手足与眼睑水肿，有的感乳房胀痛及腹部胀满，少数患者有体重增加。

（2）疼痛　可有头痛、乳房胀痛、盆腔痛、肠痉挛等全身各处疼痛症状。

①经前头痛：为较常见的主诉，多为双侧性，但亦可单侧头痛；疼痛部位不固定，一般位于颞部或枕部。头痛症状于经前数天即可出现，伴有恶心甚至呕吐，呈持续性或时发时愈，可能与间歇性颅内水肿有关；易与月经期偏头痛混淆，后者往往为单侧，在发作前几分钟或几小时出现头晕、恶心等前驱症状，发作时多伴有眼花（视野内出现闪光暗点）等视力障碍和恶心、呕吐。可根据头痛部位及伴随症状鉴别。

②乳房胀痛：经前感乳房饱满、肿胀及疼痛。以乳房外侧边缘及乳头部位为重；严重者疼痛可放射到腋窝及肩部，可影响睡眠。扪诊时乳头敏感、触痛，有弥漫的坚实增厚感，但无局部性肿块感觉，经后症状完全消失。

③盆腔痛：经前发生盆腔坠胀和腰骶部疼痛，持续至月经来潮后缓解，与前列腺素作用及盆腔组织水肿充血有关。但应与盆腔子宫内膜异位症等器质性病变引起的痛经鉴别。

④肠痉挛痛：偶有肠痉挛性疼痛，可有恶心呕吐；邻近经期可出现腹泻。

（3）低血糖症状　疲乏，食欲增加，喜甜食。头痛也可能与低血糖有关。

最常见的情感或行为症状是情绪不稳定。其他常见的非躯体性行为症状包括：易激惹、焦虑或紧张、悲伤或抑郁心境、食欲增加、拒绝敏感事物和对活动的兴趣减弱。最常见的躯体表现为腹胀感和极度疲劳感。其他常见症状包括：乳房压痛、头痛、潮热和头晕。周期性反复出现为其临床特点。具体的症状分组可见表6-1。

表6-1　PMS症状分组

精神症状		躯体症状		
焦虑	抑郁	水潴留	低血糖	疼痛
精神紧张	哭泣	体重增加	头痛	肠痉挛
情绪波动	精神紊乱	肿胀	喜甜食	盆腔痛
易激惹	社交退缩	乳房胀痛	食欲增加	背痛
不安	失眠	腹胀感	疲乏	乳房痛
无耐心				

PMDD患者的行为和躯体症状可表现为对日常活动兴趣减退、缺乏活力、食欲与睡眠改变以及月经前特有的症状如乳房胀痛、小腹痛、身体肿胀感等，根据以上周期性症状表现及病史比较容易作出诊断。对月经周期进行必要的日常记录有助于清晰地将 PMDD与其他精神疾患（如焦虑症、抑郁症等）区分开来，一般至少需要记录2个月经周期，常用的记录量表有每日严重情况记录（daily record of severity of problems，DRSP）、每日症状等级（daily symptom rating，DSR）、经前期每日体验记录（the calendar of premenstrual experiences，COPE）、视觉模拟评分法（visual analogue scale/score，VAS）等。

DRSP量表项目主要包括：①感觉抑郁、悲伤、忧郁、沮丧或感觉没有希望，或感觉没有价值，或有罪恶感；②感觉焦虑、紧张、急切；③情绪波动（如突然感觉悲伤或欲哭），或敏感，或易受伤害；④感觉生气或烦躁；⑤对日常活动（工作、学习、朋友、爱好）兴趣减低；⑥注意力难以集中；⑦感觉嗜睡、劳累，或疲乏，或精力不够；⑧食欲增强或过量，或偏食；⑨睡眠增加，常困倦，想起床时很难起来，或入睡困难，或睡后易醒；⑩感觉受打击或不能应付，或感觉失控；⑪乳房触痛，乳房肿胀，性欲增强，体重增加，头痛，关节或肌肉痛，或其他躯体症状；⑫在工作中或在学校、家里或在日常事务中，至少1项上面提到的问题引起工作量或效率下降；⑬以上提到的至少1项引起对爱好或社会活动的逃避，或积极性降低；⑭以上提到的至少1项干扰了与他人的关系。每晚填写，连续填写2个月经周期。月经来潮为第1天。每个项目分6个等级：①无；②微量的；③轻微的；④中度；⑤重度；⑥剧烈。满足下述条件时即可诊断：①在卵泡中级期（月经周期第6～10天），所有项目得分≤3级（轻微的），月经来潮前1周出现。②项目得分≥4级（中度），至少有两天出现抑郁、沮丧、精神焦虑、情绪不稳定、愤怒、易怒项目的1个或多个。③项目得分至少有两天出现DSM-Ⅳ所列1~11项中的5个或5个以上症状，症状得分≥4级（中度）。④受试者出现日常事务、业余爱好、人际关系机能障碍类表现，评分≥4级（中度），持续至少2天。

DSR量表列举了17项常见的经前期紧张忧郁症状，包括：绝望，沮丧，缺乏主动性，退缩，紧张，易怒，好辩，热情高涨，外向的，有活力的，乳房肿胀或压痛，腹胀，面部、手、脚踝肿胀，腹痛，背痛，头痛，疲劳。受试者每天晚上对自身症状进行评估，采用5级分类法：0级：无；1级：轻微（表面现象不明显）；2级：中度（了解自己患病但不影响日常生活）；3级：明显〔不断被症状烦扰和（或）进行正常日常活动〕；4级：严重〔症状无法抵抗和（或）症状影响到日常活动〕。根据需要填写至整个完整的月经周期。DSR可用不同的组合方法对受试者评分。①粗略估计法：月经前期DSR平均分≥20，月经后期平均分≤10，则可明确诊断。②精确估计法：对各项目得分进行方差分析、多元回归，求出效应差异度量，月经前期≥2.5，月经后期≤1.0。

COPE量表由22项组成：①行为因素，突然发怒、焦虑和紧张、烦躁、食欲增强、情绪波动、过于敏感、喜欢独处；②躯体因素，粉刺、体格发胖、乳房压痛、头昏、疲乏、头痛、潮热、反酸、便秘、腹泻、心悸、乳房发胀、手足发胀、易怒、抑郁。某些症状可能同时具有躯体和行为表现的特征，例如"情绪波动"和"易怒"可能与心理状态和身体感受都有关联。如果要鉴别双相型障碍与PMDD则需联合应用双相型情绪日记（the bipolar mood diary）。COPE量表由1个月经周期组成，但仅需将黄体晚期（月经周期的最后7天）和卵泡期中期（月经周期的第3~9天）得分求和。当满足以下条件时，可诊断为PMS：COPE黄体期评分≥41分，>2个连续周期每个周期卵泡期得分的2倍；另外，卵泡期得分≤40分，卵泡-黄体期得分的差值需是COPE总得分的30%以上，同时至少有5个月经前期症状。

视觉模拟评分法（VAS）又称目视模拟标尺，是受试者针对某种主观感觉的程度作自我判断的方法。项目整个量表确立以下内容：5个消极情绪症状（抑郁、焦虑、紧张、疲乏、烦躁易怒）和3个躯体症状（乳房压痛、腹胀、头痛），月经量多少。每个项目受试者均需自我评定1个月经周期的自身症状，分为11级（0~10级）。0级为无症状，10级为最严重症状。受试者还需记述每天可能影响情绪的事件及所采用的医疗手段。对所有得分求和评定。实际操作有两种方法，一是事先将某种主观感觉分出等级（如0~3级，共

4级），由受试者自己选择；二是由受试者在事先给带有刻度的标尺上划一记号来表达某种感觉的程度。受试者用100mm表自我测评自身感受，从无到极度剧烈，涉及四部分。常用的标准化量表见表6-2。

表6-2 常用的标准化量表

名称	工具	来源	项目	PMS	PMDD	评估症状
每日严重情况记录	DRSP	Endicott，et al.1996	24	√	√	√
每日症状等级	DSR	Freeman，et al.1996	17	√	√	√
经前期症状日记	PMSD	Thys-Jacobs，et al.1995	17	√		√
经前期每日体验记录	COPE	Mortila，et al.1990	22	√		√
视觉模拟评分法	VAS	Steiner，et al.1999	4			√
	VAS	Rubinow，et al.1984	开放	√		√
经前期紧张程度观测	PMTS	Steiner，et al.1980	10			√
月经期紧张忧郁问卷	MDQ	Moos.1968	48	√	√	√

PMS女性的体格检查结果无特异性异常。没有与该病相关的特异性生化异常。必要时做阴道分泌物、CA125检查、腹腔镜检、乳房红外线透视、钼靶摄片等检查。

（四）诊断标准

美国妇产科医师协会（American College of Obstetricians and Gynecologists，ACOG）将PMS定义为：在月经周期的黄体期出现至少一种造成功能损害的症状。国际经前障碍协会（International Society for Premenstrual Disorders，ISPMD）认为有临床意义的PMS的"核心"标准包括至少一种心理或行为症状。这些症状必须以某种方式损害功能，并且在月经时或月经后不久症状就减轻，形成一段无症状间期。如果女性存在以下情况，我们诊断为PMS。

1. 有1~4种（性质可能为躯体、行为或情感心理）症状。

2. 有5种或以上的躯体或行为症状：①悲伤、绝望或毫无价值的感觉；②紧张、焦虑或急躁；③情绪多变，经常流泪；④与家人、同事或朋友的持续易怒、愤怒和冲突；⑤对日常活动的兴趣降低；⑥注意力难以集中；⑦疲劳、嗜睡或缺乏能量；⑧食欲的变化，可能包括暴饮暴食或渴望某些食物；⑨睡眠过度或睡眠困难；⑩不知所措或失控的感觉；⑪乳房压痛或肿胀、头痛、关节或肌肉疼痛、体重增加。

美国《精神障碍诊断和统计手册》第5版（*Diagnostic and Statistical*

Manual of Mental Disorders，5th edition，DSM-5）将PMDD列为一种严重的心境（抑郁）障碍类型，并基于临床表现、病理生理和治疗方面的研究给出了较为全面的PMDD诊断方案（表6-3）。其核心诊断要点是月经前1周患者出现至少5种躯体、情感和（或）行为症状，且至少要呈现1种关键性的不良情绪症状，如情绪波动、易哭泣、对于负性刺激的敏感性增强，易怒、人际冲突增多，显著的情绪低落、无望、自我否定感，或焦虑、紧张、易激动等。

表6-3　PMDD的诊断标准

对患者2~3个月经周期所记录的症状作前瞻性评估。在黄体期的最后一个星期存在5个（或更多个）下述症状，并且在经后消失，其中至少有一种症状必须是1、2、3或4。

1. 明显的抑郁情绪，自我否定意识，感到失望

2. 明显焦虑、紧张，感到"激动"或"不安"

3. 情感不稳定，比如突然伤感、哭泣或对拒绝敏感性增加

4. 持续和明显易怒或发怒，或与他人的争吵增加

5. 对平时活动（如工作、学习、朋友、爱好）的兴趣降低

6. 主观感觉注意力集中困难

7. 嗜睡、易疲劳或能量明显缺乏

8. 食欲明显改变，有过度摄食或产生特殊的嗜食渴望

9. 失眠

10. 主观感觉不安或失控

11. 其他躯体症状，如乳房触痛或肿胀，头痛、关节或肌肉痛、肿胀感，体重增加，这些失调务必是明显干扰学习或日常的社会活动及与他人的关系（如逃避社会活动、生产力和工作学习效率降低）这些失调确实不是另一种疾病加重的表现（如重型抑郁症、恐慌症、恶劣心境或人格障碍）

诊断方法：根据病史，建立症状日记表，每天记录症状，至少连续记录3个周期。对经前心境恶劣障碍的主要症状（不到20种）进行评分，对常见症状详细列表；表格的纵坐标列症状，横坐标为日期，患者每天对症状的严重性按0~3级评分，这是一种患者对自身症状的前瞻性（非回顾性）的主观报告，医师则根据"黄体期评分"和"卵泡期评分"作出诊断。体格检查有助于鉴别一些有类似症状的器质性病变，黄体期体格检查能发现乳房触痛。

（五）鉴别诊断

应将PMS与以下情况区分：基础重性精神障碍的经前发作、绝经过渡期、甲状腺疾病（甲状腺功能亢进或减退）及心境障碍（如重性抑郁障碍、轻性抑郁障碍或恶劣心境障碍）。需要识别一些引起类似症状的器质性或精神疾病，

见表6-4。不在经前发生的症状不属于经前期综合征，但有些经前加重的疾病，如偏头痛、盆腔子宫内膜异位症也都不属于经前期综合征。经前期综合征与精神病的鉴别十分重要，特别是对那种兼有两种疾病者，国外报道经前期综合征患者约有30%伴有精神病，50%以上常伴有抑郁症，这类患者抑郁相关症状在经前加重。如果病史提示患者有精神病史或卵泡期的精神症状评分高，应指导患者到精神病科就诊。但也有患者不伴有精神病，可通过心理测试量表及皮质醇分泌节律检查与抑郁症相鉴别。

表6-4 PMS的鉴别诊断

常见疾病	少见疾病
适应性障碍伴抑郁情绪	精神病
情感性障碍	进食障碍
焦虑症	乳房痛
物质滥用症	躁郁症
人格障碍	
痛经	
产后抑郁症精神病	

1. **心境和焦虑障碍** 在某些情况下，经前期障碍女性可能过去有过心境或焦虑障碍发作，但目前已经缓解。对这类人群，诊断PMS并不困难，通常需要患者每日记录能证实症状始于黄体期而缓解于卵泡期。

2. **绝经过渡期** 如果四五十岁的女性出现新的心境和（或）焦虑症状，则更有可能是由于绝经过渡期，而非新发PMS。如上所述，PMS症状一般开始于较年轻的时候，大多在20岁出头时。据估计，多达20%的女性在绝经过渡期会出现心境和（或）焦虑障碍。但与发生在排卵周期的PMS症状不同，绝经期心境症状通常在月经周期变得不规律/不排卵时开始。

3. **甲状腺疾病** 甲状腺功能亢进和减退均常见于女性。尤其是甲状腺功能亢进，可能表现出心境症状。基于病史和体格检查显示甲状腺疾病的其他典型特征，以及通过血清TSH高于或低于正常范围（分别为甲状腺功能减退和甲状腺功能亢进），可区分这两种疾病与PMS。

4. **酗酒** PMS女性比对照者饮用更多酒精，与月经周期无关；有酗酒家族史的女性会有更多的经前焦虑。然而，酗酒和PMS之间从未建立有效关联。

5. **其他** 即将月经来潮或月经期间，多种躯体疾病会加重，如偏头痛、慢性疲劳综合征、肠易激综合征。然而，这些疾病所表现出的症状不是典型的PMS症状，出现的时机通常也不局限于黄体期内。

第二节　药物治疗管理

经前期综合征治疗目标主要是缓解或消除躯体、心理症状，减少对个人日常生活、人际交往、生活质量的影响，并使治疗的副反应尽可能最小。

一、一般原则

考虑治疗前，必须明确诊断为PMS或PMDD。尤其要注意，此类女性在卵泡期必须没有症状。让患者记录她每天的情绪和躯体症状持续至少1个月经周期（最好是2个），可以更好地确定这一点。经前期障碍患者的治疗目标，是缓解症状和改善功能损害。生活方式干预措施（运动和放松技术）、认知行为治疗和药物治疗如选择性5-羟色胺再摄取抑制剂（selective serotonin reuptake inhibitor，SSRI）和（或）复方雌-孕激素口服避孕药（combined estrogen-progestin oral contraceptive，COC）等方法能有效改善PMS和PMDD女性的情况。

二、治疗方案

（一）轻微症状

对于经前期症状轻微，未引起痛苦和社会经济功能障碍的女性，我们建议采取生活方式干预措施，例如规律运动和减压手段。

（二）运动和放松技术

总体而言，运动和减压对于经前期综合征的缓解有所帮助。虽未经过严格的研究，但运动和放松可能有助于缓解PMS症状，尤其对躯体症状。

（三）中-重度症状

若符合PMS或PMDD诊断标准，包括社会经济功能障碍，最好给予药物或者行为干预，如认知行为治疗。然而，在治疗开始之前，应排除其他可能与PMS/PMDD有症状重叠的情况，包括抑郁或焦虑障碍、物质滥用和甲状腺功能减退症。

1. PMDD治疗方法　中至重度PMDD的两种主要的初始药物治疗方法如下。

（1）通过增加中枢5-羟色胺能传递，针对5-羟色胺系统给予选择性5-羟色胺重摄取抑制剂（SSRI）靶向治疗。SSRI是PMDD和出现较重情绪问题的PMS患者的金标准治疗药物，每天口服20mg氟西汀，症状缓解率达65%～75%。

（2）抑制下丘脑-垂体-卵巢轴以消除性腺类固醇的周期性变化，包括COC和促性腺激素释放激素（gonadotropin-releasing hormone，GnRH）激动剂。

对于无避孕需求的女性，推荐首选SSRI。由于SSRI的有效性和安全性已得到证实，若已证明有包括社会经济功能障碍在内的经前期症状，且不愿意使用激素避孕，则我们推荐使用SSRI。SSRI用于治疗PMS和PMDD的临床试验和系统评价认为这些药物有效。常用舍曲林或氟西汀开始治疗，因为这些药物的研究广泛。一般不使用帕罗西汀。预计治疗后第1个月经周期即可有改善。如果疗效欠佳，可在下1个月经周期增加剂量。SSRI治疗对情绪症状比对躯体症状更有效。

2. SSRI治疗方法　SSRI治疗中至重度症状有3种方案：持续每日给药、黄体期给药及症状发作时给药。根据症状的类型、持续时间以及患者意愿选择具体方案。

（1）持续每日给药治疗　无论是持续给药还是间断给药，SSRI都能有效治疗经前期症状。对于非经前阶段有轻度症状的女性，建议持续给药。此外，因为比间断给药更方便和简单，一些女性更倾向于选择持续给药的方式。对于躯体症状严重的女性，持续给药的效果也优于间断给药。第1个周期SSRI初始剂量为10mg/d，根据需要可增至20mg/d。随后的月经周期中，有可能需要进一步增加剂量（如每个周期提高10mg），最大剂量可达到40mg/d。

（2）黄体期给药治疗　黄体期给药的方案，即从月经周期第14日开始用药。通常在月经来潮时暂停治疗，但对于有月经期持续症状病史的女性，可能要再继续多治疗几日。这种方案的优点在于花费较少且副作用较少。个体试验和1项meta分析报道，SSRI持续使用和只用于黄体期，缓解症状的效果相同。对选择该方案的女性而言，确保其在这个月经周期的卵泡期无症状非常重要，否则治疗效果大打折扣。一些接受黄体期治疗的女性，需要更高的SSRI剂量才足以治疗躯体症状。第1个周期SSRI的初始剂量为10mg/d，从月经周期第14天开始服用至月经来潮。如有必要，第1月内剂量可增至常用有效剂量20mg/d。随后的月经周期中，为了达到最佳疗效，有时可能需要在黄体期进一步增至最大剂量30mg/d。应注意，持续给药的最大剂量为40mg/d，而间断给药最大剂量为30mg/d。

（3）症状发作时给药治疗　间断性给药是指症状发作时开始给药、直至月经来潮后几日停药，这能有效改善症状。一项随机试验表明症状发作时治疗的效果优于安慰剂。第1个周期SSRI的初始剂量为10mg/d，从出现症状开始服用至月经来潮后几日，在最初的1个月，根据需要可将剂量调整至常用有效剂量20mg/d。在随后的月经周期中，为了控制症状，有时需进一步增至最大间断给药剂量30mg/d。

SSRI具有剂量依赖性，发生率约为15%，也是中止治疗最常见的原因，其中包括恶心、头痛、失眠和性欲减退。恶心是最常见的副作用，如果是间断性治疗（只用于黄体期），则通常在4~5日内缓解且不会复发。为尽量控制此类不良反应，建议从低剂量开始治疗，根据需要逐渐增量。另外一类不良反应是性功能障碍，包括性欲减退、高潮延迟和性快感缺失。减少剂量可能也无法减轻这一副作用，但在停药后可恢复正常。持续每日（而非间断性）使用舍曲林、帕罗西汀和文拉法辛数月后突然停药可导致停药症状，如头晕、耳鸣和轻度身体震颤。其中文拉法辛停药症状最严重，因此不建议将其作为一线用药，因此需要逐渐减量至停药。

部分患者使用一种SSRI无效或者不能耐受，但使用另一种SSRI也许有效或可以耐受，因此对某一种SSRI无效者可尝试换药。如果第二种SSRI也无效，再尝试另一种SSRI后，再改用二线治疗。此外，若患者接受黄体期治疗无效，每日治疗则可能有效；而一些患者接受持续治疗的疗效欠佳而黄体期治疗更有效。

对于需要避孕的女性，推荐首选COC。初始剂量通常为：3mg屈螺酮（drospirenone，DRSP）或20μg炔雌醇（ethinylestradiol，EE）。美国一项多中心、双盲、随机临床试验选取了450名有经前焦虑障碍症状的女性，给予屈螺酮炔雌醇治疗经前紧张焦虑症状，如果PMDD症状持续存在且治疗3个月后仍有突破性出血，可增加COC剂量至3mg DRSP或30μg EE。假如采用雌激素剂量较高、以屈螺酮为基础的COC不能缓解PMDD症状，建议连续给予激素类COC。如果COC单药治疗未能充分缓解症状，可加用SSRI。此外，应对使用COC的PMDD女性进行监测，因为其情绪症状可能加重，而且屈螺酮的静脉血栓栓塞症（venous thromboembolism，VTE）风险可能高于其他一些孕激素。

（4）其他　当SSRI和（或）COC仅部分有效、无效或不耐受时，可使用其他药物。如果患者有重度PMDD但不伴其他疾病，且任何SSRI都无效，我们建议采用其他方法治疗。

①GnRH激动剂：如果SSRI、COC或COC联合SSRI均无效，或者患者症状非常严重，可采用GnRH激动剂联合低剂量雌-孕激素替代治疗。前提是已尝试多种SSRI无效或使用一种SSRI停药间隔缩短，之后才应考虑使用GnRH激动剂。GnRH激动剂治疗必须是唯一起效的药物疗法，且必须持续有效至少6个月；已经在GnRH激动剂治疗期间测试过雌激素（或雌激素-孕激素）替代疗法的耐受性；已生育；根据患者年龄预计还需治疗数年。

②利尿剂：普遍认为PMS的许多症状是体液潴留的结果，因此利尿剂被广泛使用，但是患PMS的大多妇女中，仍未找到有体液潴留的确凿证据。

③达那唑：达那唑能缓解经前期症状效果似乎非常明显，许多坚持治疗的妇女有一些症状被达那唑治愈。

④手术：用药物治疗PMDD通常有效。情况危急时才考虑进行手术比如双侧卵巢切除术/双附件切除术（手术绝经），例如用于有重度致失能性症状的非常罕见且难治的病例。在采取外科手术治疗前，应该考虑以下情况：必须确诊为PMDD。

⑤心理治疗：目前关于经前期综合征心理治疗的学术研究甚少，有研究认为通过心理疏导、情绪调适以及寻求家庭支持帮助，有助于妇女经前期综合征的改善。根据妇女经前期综合征患者的不良适应性应对方式，在治疗中可进行心理干预，以帮助克服经前期综合征。可以通过培养良好个性和心理治疗为主要治疗方式来达到治疗目的。增加解决问题的有效应对方法，如应对技巧训练、生物反馈训练、放松训练及合理化情绪疗法等，对经前期综合征患者很有帮助。

⑥中药治疗：古代中医学中无经前期综合征病名，但有如"经前发热""经前烦躁"等的论述。现代中医妇科常将此类症状统称为"月经前后诸证"。其临床表现症状众多、复杂，如经行头痛、发热、吐衄、口糜、浮肿、咳喘、情志异常等。另如经后泻水、抽搐、呃逆、唇青、肿胀、痒症等虽较少发生，但在古籍及现代临床都有所见。根据古人认识结合现代临床实际，目前认为月经前后诸证之所以随月经周期发作，与经期气血盈虚变化及体质有密切关系。我国传统医学多以调畅气机兼补益、调节诸脏气血的药物治疗PMDD，如柴胡、逍遥散等。随着对PMS和PMDD认识的提高，中医药治疗PMS和PMDD的临床研究也在不断增加，并取得了良好的效果。除中药外，

针灸和推拿也可改善PMS患者的生理和心理症状。

⑦饮食：目前没有证据表明营养缺乏会引起经前期综合征，但是不良的饮食习惯可以加重病状，近年研究发现合理的饮食结构对缓解症状有帮助。a.高碳水化合物低蛋白饮食：目前认为经前期综合征的低血糖样症状，如食欲增加、易怒、神经过敏和疲劳与雌、孕激素的周期性变化与糖代谢的影响有关。据报道经前有症状时，摄入富含碳水化合物和低蛋白饮食，或多饮含碳水化合物的饮料，可以改善经前期综合征的精神症状，包括抑郁、紧张、易怒、疲劳等。b.限制盐：虽然尚无证据支持摄入盐过多是经前期综合征的病因，但由于增加盐摄入会使体重明显增加，因此限制盐摄入以减轻水潴留应是合理的。c.限制咖啡：已证明咖啡因与PMS症状严重性有关。咖啡因能增加焦虑、紧张、抑郁及易怒症，因此，PMS患者应避免或减少咖啡因的摄入。d.维生素和微量元素：一项研究显示高剂量（400mg/d）维生素E可减轻PMS的精神症状，低剂量（150~300mg/d）无效。但其确切有效性目前缺少更多证据。近年报道饮食中每天添加50mg的维生素B_6可以减轻经前期综合征经前抑郁及疲劳的症状，但必须注意长期或大剂量服用维生素B_6对感觉神经有毒性作用。也有报道口服镁能有效地减轻经前精神症状，但机制不明。

第三节　处方审核案例分析

一、处方审核注意事项

1.药物的选择应确保安全、有效且适用。在某些情况下，可能存在药物不适用的情况，因此必须避免不合理用药带来的潜在风险。合理的药物选择是保障治疗效果和患者安全的重要环节，在医疗实践中具有至关重要作用。在考虑治疗之前，必须明确诊断为经前综合征（PMS）或经前期失调症（PMDD）。对于中至重度经前期症状且无需避孕措施的女性，可以考虑使用选择性5-羟色胺再摄取抑制剂（SSRI）作为首选药物；对于需要避孕措施的女性，则可以选择含有屈螺酮成分并停药4天间隔周期口服避孕药（COC）作为首选药物。同时还需审核是否存在任何禁忌证或过敏反应等相关情况。

2.确认药物剂量是否合适，避免过量或不足。患者出现了经前期综合征的典型症状，包括情绪波动、焦虑和乳房胀痛。医生开具舍曲林用于缓解情绪症状，舍曲林的常规起始剂量为50mg/d，并根据患者的症状和病史逐渐调整剂量。如果过早将舍曲林的剂量提高到100mg/d或以上，可能增加患者不良反应风险。此外，在某些患者中，较高剂量抗抑郁药物可能会加重而非缓解其症状。因此，在治疗期间需要谨慎确定药物起始剂量，并密切监测患者反应。

3.核实用药途径是否正确，避免给药方式错误。治疗经前期综合征时，患者常感到疼痛和不适，镇痛药物可缓解这些症状。但由于某些患者对口服药物耐受性差，可以选择皮肤贴剂如布洛芬贴剂进行给药。考虑到经前期综合征与子宫内膜增生、子宫肌瘤等相关的病理生理过程有关，在局部治疗方面可能更有效。因此，在这类患者中也可使用布洛芬凝胶或局部阴道给药直接作用于引起经前期综合征所致的疼痛部位。

4.审核时需检查处方中药物间是否存在相互作用风险，如SSRI与MAOIs类药物合用可能引起5-HT综合征，表现为心动过速、高血压和高热等生命体征异常。口服避孕药和舍曲林的组合可能增加血栓形成风险。口服避孕药本身已与血栓形成有关，与SSRI类抗抑郁药物一同使用可能进一步增加风险，尤其是对于某些患有血栓倾向的患者。

5.溶媒选择不当可能导致注射剂稳定性问题，进而影响药物释放速度和治疗效果。例如，曲普瑞林注射剂通常需使用生理盐水作为溶媒，若错误选择其他溶剂（如乙醇），可能导致药物在注射剂中沉淀或凝聚，进而使药物分布不均匀，在注射时造成不可预测的治疗效果，并增加局部注射部位的不适感。因此，在这种情况下，仔细选择适宜的溶媒至关重要，以确保注射剂稳定性和药物有效释放，并最小化对患者产生不良反应的风险。

二、审方案例

案例 ❶

【处方描述】

患者信息

性别，女；年龄，28岁。已婚三年未孕，近两年来，每于经前数天开始头痛，逐日加重，月经来潮第一天头痛如劈，常需服止痛药方能缓解，经行第二天开始痛势递减，经净自止，经量少。

临床诊断：经前期综合征；睡眠障碍。

处方

布洛芬分散片	0.2g，3次/日，口服	随餐服用
酒石酸唑吡坦片	20mg，1次/日，口服	睡前服用

【处方问题】

用法用量不适宜。

【处方分析】

在2016 RCOG指南：经前期综合征的管理（No.48）中没有提及非甾体抗炎药用于经前期综合征。对于经前期出现头痛，大部分学者认为与体内激素水平波动相关，月经前雌激素分泌减少，内分泌失调，因此部分女性在月经前常伴有头痛症状，由于布洛芬可减轻炎症和舒张血管，因此能减轻经前期综合征引起的头痛。吡唑坦作用于中枢神经系统，结合在GABA-A受体复合物上，增强GABA的神经抑制作用，具有镇静、催眠和抗焦虑的作用，因此常用于治疗失眠症，特别是入睡困难和睡眠维持困难的情况。但是大剂量使用吡唑坦可能会增加药物的镇静和催眠效应，也会增加副作用的风险，如昏睡、肌肉松弛、协调障碍等，甚至会导致依赖性和戒断症状的出现。突然停药或减量可能导致戒断症状，包括焦虑、失眠、激越、震颤等。

该患者用药后，经前头痛症状明显缓解，同时患者近两月来睡眠障碍，酒石酸唑吡坦片限用于偶发性失眠症和暂时性失眠症的治疗，成人常用剂量为10mg/d，该患者使用20mg，1次/日，用药量较大，建议减量。

【干预建议】

酒石酸唑吡坦片使用剂量改为10mg，1次/日，睡前口服。

案例 ❷

【处方描述】

患者信息

性别，女；年龄，32岁。患者情绪变化表现为易怒，忧伤，焦虑，过于敏感，不明原因地想哭，易疲劳，工作效率低下，伴乳房胀痛，腹胀，头痛。症状通常在月经来潮1~2天后减轻，2~3周后恢复正常。性激素：雌二醇（E_2），403pmol/L；孕酮（P），50.6nmol/L；促卵泡刺激素（FSH），3.56IU/L；

促黄体生成素（LH），2U/L。神经检查及子宫及双侧附件彩超结果无异常。

临床诊断： 经前期综合征；轻度贫血。

处方

盐酸帕罗西汀片（乐友）	20mg，1次/日，口服	急性期服用
生血片	一次4～5片，一日2～3次，口服	建议饭前服用

【**处方问题**】

给药时间不适宜。

【**处方分析**】

在治疗患有PMS的女性时，可以推荐SSRIs黄体期给药或连续给药，当使用SSRIs治疗PMS时，通过使用较新的SSRIs黄体期给药方案可以提高疗效并将不良反应降至最低。一项双盲、安慰剂对照试验涉及118名患有严重PMS或PMDD的女性，比较了连续或黄体期给予舍曲林与安慰剂的三个周期，表明连续给药和黄体期给药之间没有差异，两种方案均优于安慰剂。另一项随机、双盲、安慰剂对照研究涉及314名中度至重度PMS女性，随机接受25或50mg舍曲林或安慰剂。参与者在黄体期服药两个周期，然后是一个周期的连续给药，最后一个周期以症状发作结束给药，结果表明与安慰剂相比，舍曲林（25mg和50mg）的黄体剂量有显著差异。根据指南，黄体期服用盐酸帕罗西汀可缓解PMS症状，嘱患者不可私自停药。

【**干预建议**】

将服药时间改为黄体期服用，同时建议超说明书用药备案。

案例 ❸

【**处方描述**】

患者信息

性别，女；年龄，38岁。患者因"经前3天烦躁不安"就诊，表现为时而脾气暴躁，时而低落想哭，且出现严重嗜睡症状，程度严重至影响正常生活。患者2周前因胃肠不适，于外院就诊，服用"呋喃唑酮片，0.1g，3次/日"。

临床诊断： 经前期综合征；肠易激综合征伴腹泻。

处方

盐酸氟西汀胶囊	10mg，1次/日，口服	服药时间为月经的第22天至月经来潮后2天
维生素B_6片	20mg，3次/日，口服	
呋喃唑酮片	0.1g，3次/日，口服	
双歧杆菌四联活菌片	3片，3次/日，口服	与抗生素使用需要间隔2~3小时

【处方问题】

联合用药不适宜。

【处方分析】

根据2016 RCOG指南：经前期综合征的管理（No.48），对1067名经前期患者进行双盲试验，维生素B_6片10mg/d口服给药，患者的躯体或心理症状均有明显改善。对于心理症状影响患者生活的，可考虑持续或黄体期（月经周期第15~28天）使用低剂量SSRIs，例如西酞普兰10mg/d口服给药。

呋喃唑酮属于单胺氧化酶抑制剂（MAOI），氟西汀是一种选择性5-羟色胺再摄取抑制剂（SSRI），其会干扰呋喃唑酮的代谢，导致呋喃唑酮的血清浓度增加，从而可能增加呋喃唑酮的药效和不良反应的风险。另外呋喃唑酮和氟西汀都具有中枢镇静作用，因此两者联用可能会增强嗜睡和镇静的效果，可能导致疲劳、注意力不集中和反应能力下降等不良影响。在联用时应谨慎驾驶车辆或从事需要高度警觉性的活动。另外两药都可引起心律失常，如心房颤动。联用这两种药物可能增加心律失常的风险。这种相互作用尤其对那些已经存在心律失常或其他心血管疾病的患者更具有潜在风险。

【干预建议】

建议患者停用呋喃唑酮片，在盐酸氟西汀停药至少5周后再开始使用呋喃唑酮治疗。或者更换为其他抗菌药物。

案例 ❹

【处方描述】

患者信息

性别，女；年龄，35岁。患者半年前易激动，情绪不稳定，乏力、失眠、肌肉酸痛、乳房胀痛和下肢浮肿，月经来潮前10天左右出现上述症状，月经前3天症状最明显，月经来潮后上述症状自然消失。患者有避孕需求。

临床诊断：经前期综合征；扁桃体炎。

处方

屈螺酮炔雌醇片	1片，1次/日，口服	在月经周期的第1天（即出血第1天）开始第1片，连服21天，停药7天后开始下一周期服药
克拉霉素胶囊	250mg，2次/日，口服	

【**处方问题**】

联合用药不适宜。

【**处方分析**】

根据2016 RCOG指南：经前期综合征的管理（No.48），对于有避孕需求的经前期综合征女性，屈螺酮3mg炔雌醇30μg对PMS/PMDD有明显疗效，能明显减轻经前不适的躯体或精神症状。根据优思明药品说明书，优思明与抗菌药克拉霉素合用会降低前者在体内的清除率，导致药物蓄积。另外Uptodate两药相互作用等级为C级，即尽量避免联用，若必须联用需要密切监测，克拉霉素属于强CYP3A4抑制剂，可能会增加激素避孕药的血清浓度，导致屈螺酮炔雌醇片毒性增加如胰岛素抵抗、血脂异常、痤疮和静脉血栓形成。

【**干预建议**】

停用克拉霉素胶囊，可改用阿莫西林克拉维酸钾分散片2片，3次/日，口服。

案例 ⑤

【**处方描述**】

患者信息

性别，女；年龄，38岁。

临床诊断：经前期综合征；慢性阴道念珠菌病。

处方

盐酸舍曲林片	10mg，1次/日，口服	后续根据具体情况增量
酮康唑片	0.4g，1次/日，口服	

【处方问题】

联合用药不适宜。

【处方分析】

酮康唑属于单胺氧化酶抑制剂，是一种CYP3A4酶抑制剂，而舍曲林则是通过CYP2D6酶代谢，当这两种药物一同使用时，酮康唑抑制了舍曲林的代谢，导致舍曲林在体内的浓度增加，可能会引起舍曲林的药效增强和不良反应的风险增加。而且舍曲林和酮康唑都具有中枢神经系统抑制作用，当联用时，这种抑制效应可能会相互增强，导致副作用如嗜睡、晕眩和注意力不集中等。严重时出现高热、肌强直、肌肉痉挛、自主神经紊乱伴生命体征快速波动，甚至导致死亡。

【干预建议】

停用酮康唑片，可改为制霉菌素阴道栓片，1次/日，阴道给药。

案例 ⑥

【处方描述】

患者信息

性别，女；年龄，18岁。患者因"经前严重失眠、心情烦躁3个月"就诊，具体表现为睡前心情低落、想哭、烦躁、抑郁，因此整晚睡不着，严重影响白天日常活动，月经3天后症状缓解，遂前来就诊。患者无避孕需求。

临床诊断：经前期综合征；焦虑状态；胃溃疡。

处方

草酸艾司西酞普兰片	10mg，1次/日，口服	早晨或晚上服用，后续根据具体情况增量
维生素B$_6$片	20mg，3次/日，口服	
西咪替丁胶囊	1粒，2次/日，口服	

【处方问题】

联合用药不适宜。

【处方分析】

对于没有避孕需求的PMS患者，首选SSRIs，且在黄体期使用可以减少患者不良反应。草酸艾司西酞普兰属于选择性5-羟色胺再摄取抑制剂（SSRI），主要通过阻断5-羟色胺在神经元之间的再摄取来增加其在突触间隙的浓度。草酸艾司西酞普兰与西咪替丁的联合使用可能会导致艾司西酞普兰血浆浓度的中度增加，约为70%。这是由于西咪替丁会影响草酸艾司西酞普兰的代谢和清除，导致其在体内浓度升高。虽然一般情况下这种联合用药并不会造成严重的药物相互作用，但由于其增加了艾司西酞普兰的血药浓度，可能会增加不良反应的发生风险，因此不建议将这两种药物一起使用。

【干预建议】

停用西咪替丁胶囊，建议改为法莫替丁20mg，2次/日，口服。

案例 ❼

【处方描述】

患者信息

性别，女；年龄，38岁。

临床诊断： 经前期综合征；慢性肺结核。

处方

炔雌醇环丙孕酮（达英-35）	1片，1次/日，口服	在月经周期的第1天（即出血第1天）开始第1片，连服21天，停药7天后开始下一周期服药
利福平胶囊	1粒，3次/日，口服	饭前2小时口服
异烟肼片	0.4g，1次/日，口服	饭前2小时口服
葡醛内酯片	0.2g，3次/日，口服	

【处方问题】

联合用药不适宜。

【处方分析】

对于有避孕需求的经前期综合征女性，首选COCs。炔雌醇环丙孕酮在体内主要通过肝脏CYP3A4酶代谢，其中环丙孕酮主要由CYP3A4代谢，而炔雌醇则是由CYP3A4和CYP2C9代谢，与其他药物一样，炔雌醇环丙孕酮的代谢和清除速率可能会受到其他经肝脏代谢的药物影响，从而改变其在体内的浓度和效果。利福平是一种异烟肼衍生物，通过抑制细菌的脂肪酸合成来杀灭结核分枝杆菌，其主要由肝脏通过乙酰化代谢，转化为其主要活性代谢物乙酰利福平，利福平可能会诱导肝脏中的CYP450酶，特别是CYP3A4和CYP2C9，因此利福平可能会增加这些酶的活性，导致其他药物（如炔雌醇环丙孕酮）的代谢加速，降低其血浆浓度，从而降低其避孕和治疗效果。同时，根据达英-35药品说明书，达英-35与利福平合用增加炔雌醇环丙孕酮片的清除率，即通过诱导作用降低炔雌醇环丙孕酮片的有效性。

【干预建议】

建议停用利福平胶囊，改为异烟肼片300mg，1次/日，口服。

案例 ⑧

【处方描述】

患者信息

性别，女；年龄，18岁。

临床诊断： 经前期综合征；中度焦虑。

处方

盐酸氟西汀胶囊（百忧解）	1片，1次/日，口服
地西泮片	2.5mg，3次/日，口服

【处方问题】

联合用药不适宜。

【处方分析】

氟西汀是一种选择性5-羟色胺再摄取抑制剂（SSRI），主要通过肝脏CYP2D6酶代谢。黄体期是月经周期中的一段时间，此时体内黄体激素水平较高，在这个时期使用SSRI药物可以减少患者的不良反应，因为这个时期的患者对于激素波动更为敏感。地西泮主要通过肝脏CYP3A4酶代谢。由于地西泮和氟西汀都是CYP450系统的底物，它们的合用可能会影响它们的代谢和药物浓度，增加药物相互作用的风险。而艾司唑仑是一种非苯二氮䓬类药物，其通过与GABA-A受体结合，增强GABA的作用，从而产生镇静和催眠作用。与苯二氮䓬类药物相比，艾司唑仑更具选择性，不会产生类似的耐受性，艾司唑仑与氟西汀的相互作用风险较低。同时，根据百忧解药品说明书，同时合用地西泮可能会延长地西泮的半衰期，导致药物蓄积。

【干预建议】

建议停用地西泮片，改为艾司唑仑片1mg，3次/日，口服。

案例 ⑨

【处方描述】

患者信息

性别，女；年龄，38岁。

临床诊断：经前期综合征；颈椎病。

处方

注射用曲普瑞林	3.75mg，1次/28天，肌注	乙醇作溶媒

【处方问题】

溶媒选择不适宜。

【处方分析】

患者在经前期综合征治疗中需要使用受体调节剂的注射剂，比如促性腺激素释放激素（GnRH）类药物，如曲普瑞林（triptorelin）。这类药物通常需要通过注射给药，以调节女性的生理周期。若选择的溶媒不适当，可能会导致注射剂的稳定性问题，影响药物的释放速度，从而影响治疗效果。曲普瑞林注射剂通常需要使用生理盐水作为溶媒，若错误地选择了其他溶剂，比如乙醇，可能导致药物在注射剂中发生沉淀或凝聚，从而影响其均匀分布进一步导致注射时药物释放不均匀，使治疗效果不可预测，同时增加了局部注射部位的不适感。

【干预建议】

建议将溶媒乙醇改为0.9%氯化钠溶液。

参考文献

［1］Rubinow D R, Schmidt P J. The treatment of premenstrual syndrome-forward into the past［J］. N Engl J Med, 1995, 332（23）: 1574-1575.

［2］Mortola J F, Girton L, Fischer U. Successful treatment of severe premenstrual syndrome by combined use of gonadotropin-releasing hormone agonist and estrogen/progestin［J］. J Clin Endocrinol Metab, 1991, 72（2）: 252A.

［3］Tuiten A, Panhuysen G, Koppeschaar H, et al. Stress, serotonergic function, and mood in users of oral contraceptives［J］. Psychoneuroendocrinology, 1995, 20（3）: 323-334.

［4］Schmidt P J, Nieman L K, Grover G N, et al. Lack of effect of induced menses on symptoms in women with premenstrual syndrome［J］. N Engl J Med, 1991, 324（17）: 1174-1179.

［5］王忆军, 张慧, 康震宙, 等. 内蒙古西部地区城乡蒙汉族女生经前准备情况［J］. 中国学校卫生, 2004（03）: 289-290.

［6］张德利, 刘志超, 梁玉涛, 等. 467名女学生个性心理特征与经前期综合征调查［J］. 泰山医学院学报, 1999（04）: 321-323.

［7］O'Brien P, B Ckstr M T, Brown C, et al. Towards a consensus on diagnostic criteria, measurement and trial design of the premenstrual disorders: the ISPMD Montreal consensus［J］. Archives of Women's Mental Health, 2011, 14（1）: 13-21.

［8］Yonkers K A, Kornstein S G, Ralitza G, et al. Symptom-Onset Dosing of Sertraline for the Treatment of Premenstrual Dysphoric Disorder: A Randomized Clinical Trial［J］. Jama Psychiatry, 2015, 72（10）: 1-8.

［9］Marjoribanks J, Brown J, O'Brien P M, et al. Selective serotonin reuptake inhibitors for premenstrual syndrome［J］. Cochrane Database Syst Rev, 2013, 2013（6）: D1396.

［10］Wesselskovlund C, Steinrudmrch L, Vedelkessing L, et al. Association of Hormonal Contraception With Depression［J］. JAMA Psychiatry, 2016, 73（11）: 1154.

［11］Johnson S R. Premenstrual Syndrome, Premenstrual Dysphoric Disorder, and

Beyond: A Clinical Primer for Practitioners [J]. Obstetrics and Gynecology, 2004, 104 (4): 845-859.

[12] Fathizadeh N, Ebrahimi E, Valiani M, et al. Evaluating the effect of magnesium and magnesium plus vitamin B6 supplement on the severity of premenstrual syndrome [J]. Iran J Nurs Midwifery Res, 2010, 15 (Suppl 1): 401-405.

[13] Management of Premenstrual Syndrome: Green-top Guideline No. 48 [J]. BJOG, 2017, 124 (3): e73-e105.

[14] Freeman E W, Rickels K, Sondheimer S J, et al. Continuous or intermittent dosing with sertraline for patients with severe premenstrual syndrome or premenstrual dysphoric disorder [J]. Am J Psychiatry, 2004, 161 (2): 343-351.

[15] Kornstein S G, Pearlstein T B, Fayyad R, et al. Low-dose sertraline in the treatment of moderate-to-severe premenstrual syndrome: efficacy of 3 dosing strategies [J]. J Clin Psychiatry, 2006, 67 (10): 1624-1632.

第七章　绝经综合征

第一节　疾病简介

(一)概况

绝经综合征(menopause syndrome),指妇女绝经前后出现性激素波动或减少所致的一系列躯体及精神心理症状。

绝经(menopause)是指卵巢功能衰退,月经停止。绝经可分为自然绝经和人工绝经。自然绝经指卵巢内卵泡生理性耗竭所致的绝经,年龄一般在45~55岁之间;人工绝经指两侧卵巢经手术切除或放射线照射等所致的绝经。人工绝经更易发生绝经综合征。单纯子宫切除的女性,虽然不再有月经来潮,如卵巢功能正常,则不属于绝经的范畴。绝经前期是指青春发育至绝经,也就是绝经前的整个生育期,绝经后期是指最后一次月经之后一直到生命终止,绝经过渡期是指从卵巢功能开始出现衰退的征兆到最后一次月经。

绝经前后最明显变化是卵巢功能衰退,随后表现为下丘脑-垂体功能退化。绝经期相关症状可能与下列激素变化相关。

1. **雌激素**　卵巢功能衰退的最早征象是卵泡对卵泡刺激素(follicle-stimulating hormone, FSH)敏感性降低,FSH水平升高。绝经过渡早期雌激素水平波动很大,由于FSH升高对卵泡过度刺激引起雌二醇分泌过多,甚至可高于正常卵泡期水平,因此整个绝经过渡期雌激素水平并非逐渐下降,只是在卵泡完全停止生长发育后,雌激素水平才迅速下降。绝经后卵巢极少分泌雌激素,但妇女血液循环中仍有低水平雌激素,主要来自肾上腺皮质和卵巢的雄烯二酮经周围组织中芳香化酶转化的雄酮。绝经后妇女血液循环中雌酮(E_1)高于雌二醇(E_2)。

2. **孕酮**　绝经过渡期卵巢尚有排卵功能,仍有孕酮分泌。但因卵泡发育质量下降,黄体功能不良,导致孕酮分泌减少。绝经后无孕酮分泌。

3. **雄激素**　绝经后雄激素来源于卵巢间质细胞及肾上腺,总体雄激素水平下降。其中雄烯二酮主要来源于肾上腺,量约为绝经前的一半。卵巢主要产生睾酮,由于升高的促黄体生成素(luteinizing hormone, LH)对卵巢间质细胞的刺激增加，使睾酮水平较绝经前增高。

4. 促性腺激素 绝经过渡期FSH水平升高，呈波动型，LH仍在正常范围，FSH/LH仍＜1。绝经后雌激素水平降低，诱导下丘脑释放促性腺激素释放激素增加，刺激垂体释放FSH和LH增加，其中FSH升高较LH更显著，FSH/LH＞1。卵泡闭锁导致雌激素和抑制素水平降低以及FSH水平升高，是绝经的主要信号。

5. 促性腺激素释放激素（GnRH） 绝经后GnRH分泌增加，并与LH相平衡。

6. 抑制素（inhibin） 绝经后妇女血抑制素水平下降，较雌二醇下降早且明显，可能成为反映卵巢功能衰退更敏感的指标。

7. 抗米勒管激素（AMH） 绝经后抗米勒管激素水平下降，较FSH升高、雌二醇下降早，能较早反映卵巢功能衰退。

（二）流行病学

现代女性约1/3的生存期处于绝经后状态。根据 2012 年世界卫生组织（WHO）的一项调查，预计2030年围绝经期妇女人数将达到12亿，其中近76% 将在发展中国家。目前，中国围绝经期妇女人数已达1.2亿，居所有发展中国家之首，占中国人口的10%，占围绝经期妇女总数的23%。预计到 2030 年，中国 50 岁以上女性人数将增至2.8亿。因此，WHO将围绝经期妇女的护理和提高21世纪妇女的生活质量列为重点。根据流行病学的统计估算，目前中国更年期妇女约1.3亿，其中临床表现绝经综合征的可达1亿。一项横断面研究指出中国维吾尔族、汉族和哈萨克族妇女的绝经期危险因素不同，与汉族和维吾尔族参与者相比，教育、更年期模式（自然或人工）、生殖因素和吸烟是哈萨克妇女绝经期综合征的危险因素。一项研究调查了 6000 余名年龄在 45 ~ 54 岁妇女的绝经期状况，结果显示84%的妇女至少经历一种典型的绝经期综合征症状，约有20%的妇女甚至因此需要就诊。Kowaleek 等在对巴布亚新几内亚和德国的回顾性调查中发现德国妇女（年龄在52 ~ 62岁）的绝经期症状出现率在87.7%，在巴布亚新几内亚（年龄在48 ~ 70岁）出现率为76.9%，证明在两地绝经综合征的发病率较前显著提高。据估计，美国约有4000万绝经后妇女面临与绝经相关健康问题的风险。

从发病率上看，西方白人妇女更年期症状普遍且严重，其发生率可高达

80%以上，与国内对不同地区流行病学研究结果有一定差异。新加坡对495名40~60岁的绝经期妇女进行研究（其中中国人群占8.3%）发现，潮热发生率为17.6%，阴道干涩感发生率为20.7%。相较西方妇女，华人妇女在更年期的症状更主要表现为骨与关节疼痛、记忆力衰退和易疲劳（这3种症状的表现率均高于50%）等，西方妇女则一般表现为潮热、盗汗等绝经综合征典型症状。此外，华人妇女在情绪抑郁、烦躁、失眠、易怒等神经、精神症状的发病率也较西方妇女高。

绝经年龄通常由基因决定，但可能因体重低和健康状况差而提前。吸烟可将绝经年龄提前1~2年。较高社会经济地位和使用口服避孕药可能延迟更年期年龄。

（三）临床表现和相关检查

1.临床表现

（1）近期症状

①月经紊乱：月经紊乱是绝经过渡期的常见症状，由于稀发排卵或无排卵，表现为月经周期不规则、经期持续时间长及经量增多或减少。此期症状的出现取决于卵巢功能状态的波动性变化。

②血管舒缩症状：主要表现为潮热，为血管舒缩功能不稳定所致，是雌激素降低的特征性症状。中国妇女潮热的发生率为21%，80%的病例此症状可持续1年以上。其特点是反复出现短暂的面部和颈部及胸部皮肤阵阵发红，伴有轰热，继以出汗，一般持续1~3分钟。症状轻者每日发作数次，严重者十余次或更多，夜间或应激状态易促发。潮热严重时可影响妇女的工作、生活和睡眠，是绝经后期妇女需要性激素治疗的主要原因。潮热机制有如下几点。A.血管舒缩功能变化：绝经期由于雌激素等内分泌的变化，可引起体表及末梢血管舒缩功能改变，末梢血管扩张，血流增加，引起潮热发生。其可能机制为绝经后雌激素缺乏，反馈性地引起去甲肾上腺素能神经元活性增强从而激发下丘脑视前区GnRH神经元的释放活性，引起与之相毗邻体温调节神经元散热功能的激活，人体出现活跃的潮红发作。B.体温调节中枢异常：下丘脑体温调节中枢是体温调节的关键，温敏神经元与冷敏神经元起着调定点的作用。当机体温度偏离调定点，体温调节中枢会及时发出指令，调控效应器的产热和散热状况，直至达到与调定点相适应的水平。体温偏离调定点

需要达到阈值才能激活体温调节中枢，但在围绝经期，这个阈值范围缩小，导致女性体温调节过度敏感，出现血管扩张、潮热、发汗症状。C.其他神经递质的作用：雌激素的部分作用是通过神经递质来调节实现的，主要是β-内啡肽、去甲肾上腺素以及5-羟色胺。随着卵巢功能的下降，雌激素减少，下丘脑β-内啡肽活性也下降，对去甲肾上腺素抑制作用减弱。研究发现血浆去甲肾上腺素代谢产物在潮热发作前期以及发作时升高，认为其可诱发潮热。

单因素logistic回归分析显示潮热与饮食习惯有关，提示年龄大、文化程度低、收入低、月经不规律或绝经、身体锻炼频繁、性生活不满意、体质量指数低、收缩压高的妇女易发生潮热。多因素logistic回归分析发现月经不规律或绝经、身体锻炼频繁和收缩压较高为潮热危险因素，而文化程度较高、经常食用豆制品和性生活较满意为其保护因素。

③自主神经失调症状：常出现如心悸、眩晕、头痛、失眠、耳鸣等自主神经失调症状。

④精神神经症状：围绝经期（perimenopausal period）妇女常表现为注意力不易集中，并且情绪波动大，如激动易怒、焦虑不安或情绪低落、抑郁、不能自我控制等情绪症状。记忆力减退也较常见。这些症状可持续到绝经后2～3年，少数可持续5年以上。流行病学资料显示：围绝经期和绝经期妇女睡眠障碍显著增加；Kuh等研究发现绝经后和围绝经期妇女与同年龄绝经前妇女的睡眠障碍各自占63%、50%及40%。Owens调查了522名42～50岁妇女，随访4年，发现从月经规律到围绝经期以至绝经期，睡眠障碍从绝经前的36%显著增加到绝经后的51%。绝经期情绪障碍的机制与激素相关，经研究女性患者抑郁的首次发作常与其卵巢激素水平在每个月的波动期一致。且在大脑中与情绪相关的脑区，激素与神经递质享有共同的神经通路与受体靶点，如下丘脑-垂体-性腺轴。另一女性抑郁高发的潜在病因可能源于女性人群的大脑神经元必须应对每个月经周期中快速上升和下降的雌激素水平产生的影响，从而调整其大脑的相应功能。谷氨酸、多巴胺（DA）、5-羟色胺（5-HT）等神经递质会发生相互作用，其中雌激素对5-HT的影响最大，如通过单胺氧化酶（MAO）的表达来增加5-HT的水平，通过增加转换酶的活性来增加5-HT，并调节5-HT转运体来影响它的重吸收。动物研究数据表明雌

激素水平下降时伴随着5-HT递质水平的下降，临床中相比于男性，女性人群的5-HT能系统比较脆弱，因此当5-HT能合成减少时，女性更容易发生抑郁症。

⑤心血管症状：出现假性心绞痛，有时伴心悸、胸闷等，特点是症状多、体征少、心肌功能良好、心电图及运动试验大多正常。

（2）远期症状

①绝经期泌尿生殖系综合征（genitourinary syndrome of menopause，GSM）：＞50%的绝经期女性会出现该综合征，主要表现为泌尿生殖道萎缩症状，出现阴道干燥、性交困难及反复阴道感染，排尿困难、尿痛、尿急等反复发生的尿路感染。

②骨质疏松：绝经后妇女雌激素缺乏使骨质吸收增加，导致骨量快速丢失，而出现骨质疏松。50岁以上女性半数以上会发生绝经后骨质疏松（postmenopausal osteoporosis），一般发生在绝经后5~10年内，最常发生在椎体。有研究表明，50岁以前男性骨关节炎的患病率高于女性，但50岁以后女性的手、髋、膝关节骨关节炎患病率则明显升高，因此有人认为绝经前后的性激素水平的改变在骨骼关节症状的发生中起到了一定的作用。

③阿尔茨海默病（Alzheimer's disease）：脑动脉、颈动脉粥样硬化使老年痴呆症的发病率上升，主要表现为记忆力减退、失语、失认，定向、理解、计算和判断障碍，以及性格、情绪反复无常。绝经后期妇女比老年男性患病风险高，可能与绝经后内源性雌激素水平降低相关。

④心血管病变：绝经后妇女糖脂代谢异常增加，动脉硬化、冠心病的发病风险较绝经前明显增加，可能与雌激素低下有关。

临床上经常采用改良Kupperman绝经指数（Kupperman menopausal index，KMI）量表评估有无绝经症状及其严重程度和Greene量表进行临床绝经期情绪障碍评估。改良KMI量表（表7-1）由13个项目组成，包括潮热出汗、感觉异常、失眠、情绪波动（易激怒）、抑郁、头晕、骨关节痛/肌肉痛、头痛、疲乏、心悸、皮肤蚁走感、性生活问题和泌尿系感染。每个项目基本得分为0~3分。每项的加权分之和为KMI总分，其得分范围为0~63分。KMI总分为0~6分、7~15分、16~30分和＞30分，分别代表无、轻度、中度和重度症状。改良KMI量表的评分标准较为客观，尤其是采用定量指标的评分体系，在中国和国际上得到了广泛的应用，它们在临床实践中的作用已经确立，可协助医生评估绝经症状的严重程度。标准 Greene 更年期量表（standard greene climacteric scale，GCS）是由21个条目5个维度组成的用于早期评估女性更年期情绪障碍症状的自评量表，其包括抑郁症状、焦虑症状、血管舒缩症状、躯体症状以及性兴趣（表7-2）。

表7-1 改良Kupperman绝经指数量表

姓名					日期		

以下哪种症状适用于您目前的情况？请根据每个症状的严重程度进行打分。对于不适用的症状，请填写"0"

症状	权重	严重程度等级				分数	
		0	1	2	3	原始分数	加权分数
出汗潮热	×4	无	<3次/天	3~9次/天	≥10次/天		
感觉异常	×2	无	与气候相关	经常感到刺痛、灼热、刺痛或麻木	失去温暖和痛苦的感觉		
失眠	×2	无	偶尔	经常失眠，需要服用药物入睡	失眠严重影响日常生活		
紧张	×2	无	偶尔	经常	难以控制		
抑郁	×1	无	偶尔	经常，但能自我控制	对生活失去信心		
眩晕	×1	无	偶尔	经常	影响日常生活		
疲劳	×1	无	偶尔	爬上四楼感到困难	影响日常生活		
关节痛、肌痛	×1	无	偶尔	经常，但不影响功能	影响功能		
头痛	×1	无	偶尔	经常	需要治疗		
心悸	×1	无	偶尔	经常，但不影响日常生活	需要治疗		
蚁走感	×1	无	偶尔	经常	需要治疗		
性不满	×2	正常	性欲减退	性欲有问题	性欲丧失		
尿路感染	×2	无	偶尔	每年3次以上，无需用药	每年3次以上，需要药物治疗		

表7-2 标准 Greene 更年期量表

评分项目	初诊				复诊																			
					第一次				第二次				第三次				第四次				第五次			
	0	1	2	3	0	1	2	3	0	1	2	3	0	1	2	3	0	1	2	3	0	1	2	3
心跳加快																								
容易紧张																								
失眠																								
容易激动																								
焦虑																								
不能集中精神																								
容易疲劳或乏力																								
对生活失去兴趣																								
不开心或抑郁																								
好哭																								
容易烦躁																								
眩晕																								
头脑或身体感受压力																								
身体感觉麻木或刺激																								
头痛																								
肌肉和关节痛																								
手脚感觉障碍																								
憋气																								
潮热																								
夜间出汗																								
性欲减低																								
总分																								

注：0=无症状；1=有时有；2=经常有；3=经常有，程度严重，影响工作和生活。

女性围绝经期的先兆或早期症状比较明显，可通过下述指标预测更年期。患者自身可以通过以下预测方法和自己身心的具体感受，知道自己是否已进入了绝经期。

（3）预测方法

①通过家族遗传进行预测：由于进入绝经期的年龄与遗传因素有一定关系，因此祖母、母亲、同胞姐姐出现更年期的年龄可以作为孙女、女儿、妹

妹进入更年期年龄的预测指标。但此指标并不是绝对的，易受后天生活条件、环境、气候、社会因素、药物、疾病等因素的影响，导致绝经期提前或推迟。

②从初潮年龄预测绝经期年龄：经过多数研究观察，月经初潮年龄与绝经期年龄呈负相关，即初潮年龄愈早，绝经年龄愈晚；相反，初潮年龄愈晚，绝经年龄则愈早。

③月经紊乱现象：月经紊乱为最终绝经前的月经表现形式。月经改变的表现大致分为三种类型：一是月经间隔时间长，行经时间短，经量减少，随后逐渐停经；二是月经不规则，部分妇女行经时间长，经量多，甚至表现为阴道大出血；也有部分妇女表现为淋漓不断，逐渐减少直至停经；三是突然停经。

④绝经期的先兆：妇女绝经期期间一般都伴有某些症状。如患者感到胸部、颈部及脸部突然有一阵热浪向上扩展的感觉，同时上述部位的皮肤发红，并往往伴有出汗。又如平时月经较准，经前也无特殊不适，而突然在某次月经前发生乳房胀痛、情绪不稳定、失眠多梦、头痛、腹胀、肢体浮肿等经前期紧张症候群；另外，出现烦躁、焦虑、多疑等情绪精神方面的改变，也是绝经期的先兆。

2. 相关检查

（1）血激素测定　雌激素：绝经后妇女血雌二醇（E_2）低于150pmol/L，但绝经过渡期妇女血E_2可呈现波动水平。促性腺激素：绝经后妇女血卵泡刺激素（FSH）大于40U/L。抗米勒管激素（AMH）≤ 0.5 ~ 1.0ng/ml预示卵巢储备功能下降。促黄体生成或激素（LH）绝经期可无变化，绝经后可升高。

（2）阴道细胞学涂片　显示以底、中层细胞为主。

（3）盆腔超声检查　可展示子宫和卵巢全貌，卵巢体积缩小、窦卵泡数减少、子宫变小、内膜变薄，内膜一般不超过5mm。超声也可协助排除妇科的器质性疾病。

（4）测定骨密度等。

（四）诊断标准

结合患者病史及临床表现进行诊断。但需注意排除相关症状的器质性病变及精神疾病，卵巢功能评价等实验室检查有助于诊断。

1. 辅助检查

（1）血清FSH值及E_2值测定　检查血清FSH值及E_2值可了解卵巢功能。

绝经过渡期血清FSH＞10U/L，提示卵巢储备功能下降。闭经、FSH＞40U/L
且F$_2$＜10～20pg/ml，提示卵巢功能衰竭。

（2）抗米勒管激素（AMH）测定　AMH低至1.1ng/ml提示卵巢功能储备下
降；若低于0.2ng/ml提示即将绝经；绝经后AMH一般测不出。

（3）氯米芬兴奋试验　月经第5日起口服氯米芬，50mg/d，共5天，停药
第1天测FSH大于12U/L，提示卵巢储备功能降低。

（4）骨密度测定骨量　可以通过一系列放射影像学方法来检测，双能X线
吸收测量法扫描为检测的标准方法。

2.鉴别诊断　妇女在围绝经期容易发生高血压、冠心病、肿瘤等，必
须排除心血管疾病、泌尿生殖器官的器质性病变，还应与神经衰弱、甲亢等
鉴别。

第二节　药物治疗管理

一、一般原则

较多的绝经期妇女可出现综合征，但由于精神状态、生活环境各不相同，
其轻重差异很大。有些妇女不需任何治疗，有些只需一般性治疗就能使症状
消失，有些妇女则需要激素替代疗法才能控制症状。治疗目标为缓解近期症
状，并能早期发现、有效预防骨质疏松症、动脉硬化等老年性疾病。

治疗原则如下。

（1）一般治疗为加强宣教、心理治疗、体格锻炼、摄入丰富的蛋白质和
含钙丰富的食物。

（2）绝经过渡期的处理重点是预防和排除子宫内膜恶性病变以及采用药
物控制月经紊乱的症状。

（3）绝经及绝经后期的关键是激素替代治疗，以补充雌激素。

二、治疗方案

（一）精神心理治疗

心理治疗是围绝经期综合征治疗的重要组成部分，可辅助使用自主神经

功能调节药物，如谷维素、地西泮（安定）有助于调节自主神经功能。还可以服用维生素 B_6、复合维生素 B、维生素 E 及维生素 A 等。给患者精神鼓励，解除疑虑，建立信心，促使健康的恢复，建议患者采取以下措施延缓心理衰老。

1. 科学地安排生活　保持生活规律化，坚持力所能及的体育锻炼，少食动物脂肪，多吃蔬菜水果，避免饮食无节，忌烟酒。为预防骨质疏松，围绝经期和绝经后妇女应坚持体育锻炼，增加日晒时间，摄入足量蛋白质和含钙食物。

2. 坚持力所能及的体力劳动和脑力劳动　坚持劳动可以防止肌肉、组织、关节发生"废用性萎缩"现象。不间断地学习和思考，学习科学文化新知识，使心胸开阔，防止大脑发生"废用性萎缩"。

3. 充实生活内容　如旅游、烹饪、种花、编织、跳舞等，以获得集体生活的友爱，精神上有所寄托。

4. 注意性格的陶冶　更年期易出现急躁、焦虑、抑郁、好激动等情绪，要善于克制，并培养开朗、乐观的性格，善用宽容和忍耐对待不称心的人和事，以保持心情舒畅及心理、精神上的平静状态，有利于顺利渡过围绝经期。

（二）激素替代疗法

20 世纪 60 年代，西方医学界认为绝经是由于人体内源性雌激素不足性导致的疾病，因此当时绝经期综合征治疗的普遍方案是补充雌激素。自 1963 年确立激素替代疗法（HRT）的观念后，在欧洲第一个 HRT 药物问世，由美国首先在临床上开始应用。20 世纪 70 年代美国 50 岁以上妇女普遍使用雌激素，发现可能引起子宫内膜癌，进一步的研究发现同时加用孕激素可降低患子宫内膜癌风险。1990 年，世界绝经大会明确了 HRT 的应用范围，正确地使用 HRT 能有效缓解绝经期症状，预防泌尿生殖器官萎缩，预防绝经后骨量加速丢失，保护心血管功能，促进心理健康，且无阴道流血。但半个多世纪以来，虽然绝经后妇女使用 HRT 在全世界的许多国家和地区得到越来越多的运用，但临床上对于 HRT 的利弊研究仍在一直进行。

目前，HRT 比较明确的治疗效果主要体现在以下 3 个方面。首先，HRT 可有效减少与绝经相关的血管舒缩引起的潮热盗汗等早期症状。目前 FDA 已经批准 HRT 用于治疗女性绝经期血管舒缩和泌尿生殖系统症状，以及手术绝经、性腺功能减退或卵巢功能不全情况下的雌激素替代治疗。外阴阴道萎缩伴有阴道干燥、瘙痒、性交困难和刺激等症状，与雌激素缺乏症密切相关，且其在绝经期和围绝经期妇女中非常普遍。HRT能够有效治疗绝经后女性的外阴阴道萎缩。局部小剂量雌激素治疗应作为阴道干燥、性生活不适或复发性尿路感染的首选治疗方法。最后，HRT可用于预防和治疗绝经后骨质疏松症。雌激素缺乏引起的绝经后骨质疏松症是原发性骨质疏松症最常见的类型，一般发生在绝经后5~10年。外源性补充雌激素可减少骨吸收、抑制骨重建速率，并有助于维持骨形成和骨吸收的局部平衡。我国绝经期女性接受HRT的治疗率仅为3%~4%，远远低于发达国家的平均水平（40%）。妇女健康倡议（WHI）临床试验发现，在50~79岁的绝经期女性进行慢性疾病预防时，高激素的益处和风险存在不利平衡，特别是雌激素加黄体酮治疗后，以静脉血栓形成、心血管疾病和乳腺癌为主的不良风险明显增加。随着新证据的不断积累，WHI研究结果再分析的陆续出台，越来越多的人意识到WHI研究存在诸多缺陷，可严重影响该试验的结果，如纳入人群年龄偏大、参加者肥胖比例过高、研究对象丢失率过高等问题，人们对HRT的态度逐渐趋于理性。在心血管系统疾病方面，许多研究表明，如果绝经后立即开始进行HRT，对心血管健康更有益，并降低死亡率。相比之下，如果在绝经10年后或60岁以后开始HRT，心脏病导致的死亡率会增加。因此，HRT不推荐用于心血管疾病的一级或二级预防，或针对已知心血管事件高风险的女性。中、日、英、美等多国科学家组成的乳腺癌激素因素合作小组对58项相关研究中57万人的数据分析发现，除了阴道用雌激素外，各种HRT均与乳腺癌发生风险不同程度的上升有关。乳腺癌风险的升高，甚至在停药后还能持续10年。HRT会增加乳腺癌风险几乎形成共识，特别是使用HRT的年龄刚好是乳腺癌的高发期。目前比较认同的观点为对正常女性而言，MHT所致乳腺癌的绝对风险很小（每年0.1%~0.5%）。乳腺癌患病风险主要与雌激素应用时配伍的孕激素种类、用药时间等因素有关。

2016年，国际绝经协会、欧洲绝经学会、亚太绝经联盟、国际骨质疏松基金会等国际知名学术组织联合发布了2016版《绝经激素治疗的全球共识声明》。该共识强调了治疗"机会窗"的概念，即在＜60岁或绝经10年内启用HRT的人群，受益将远大于风险。国际绝经学会全球共识指出：是否采用激素替代治疗以及进一步选用绝经期激素治疗方案，是基于生活质量、健康优先原则和个人危险因素等考虑后做出的个体化决策。与此同时，针对我国绝经期女性的特殊情况，中华医学会妇产科学分会绝经学组于2018年发布了

《中国绝经管理与绝经激素治疗指南》，指南中将"机会窗"的治疗时机列为A级证据。围绝经期综合征主要是卵巢功能衰退，雌激素减少引起，HRT是为解决这一问题而采取的临床医疗措施，科学、合理、规范的用药并定期监测，HRT的有益作用将超过其潜在的害处。

1. HRT临床应用指南 根据2003年中华医学会妇产科分会绝经学组对围绝经期和绝经后妇女治疗原则执行。

2. 药物种类和制剂 ①雌激素：天然甾体类雌激素制剂，如雌二醇、戊酸雌二醇、结合雌激素、雌三醇、雌酮；部分合成雌激素，如炔雌醇、炔雌醇三甲醚；合成雌激素，如尼尔雌醇。②孕激素：对抗雌激素促进子宫内膜生长的作用。有3类，19–去甲基睾酮衍生物（如炔诺酮）、17–羟孕酮衍生物（如甲羟孕酮）、天然孕酮（如微粉化黄体酮）。③雌、孕、雄激素复方药物：替勃龙进入体内的分解产物具有孕激素、雄激素和弱的雌激素活性，不刺激子宫内膜增生。

3. 用药途径 有口服给药、阴道给药、皮肤给药，可依据病情及患者意愿选用。①口服给药的主要优点是血药浓度稳定，但对肝脏有一定损害，还可刺激产生肾素底物及凝血因子。单用雌激素适用于已切除子宫的妇女，雌、孕激素联合适用于有完整子宫的妇女。包括序贯用药和联合用药，前者模拟生理周期，在用雌激素的基础上，每后半月加用孕激素10～14日。两种用药又分周期性和连续性，前者每周停用激素5～7日，有周期性出血，也称为预期计划性出血，适用于年龄较轻、绝经早期或愿意有月经样定期出血的妇女；后者连续性用药，避免周期性出血，适用于年龄较长或不愿意有月经样出血的绝经后期妇女。②经阴道给药常用的药物有雌三醇栓和雌二醇阴道环及结合雌激素霜。主要用于治疗下泌尿生殖道局部低雌激素症状。③经皮肤给药包括皮肤贴膜及涂胶，主要药物为17β–雌二醇，每周使用1～2次。可使雌激素水平恒定，方法简便。胃肠道外途径给药的优点是能缓解潮热，防止骨质疏松，能避免肝脏首过效应，对血脂影响较小。

4. 常用方案 ①连续序贯法：以28天为一个疗程周期，雌激素不间断应用，孕激素于周期第15～28天应用。周期之间不间断。本方案适用于绝经3～5年内的妇女。②周期序贯法：以28天为一个治疗周期，第1～21天每天给予雌激素，第11～21天内给予孕激素，第22～28天停药。孕激素用药结束后，可发生撤药性出血。本方案适用于围绝经期及卵巢早衰的妇女。③连续联合治疗：雌激素和孕激素均每天给予，发生撤药性出血的概率低。适用于绝经多年的妇女。④单一雌激素治疗：适用于子宫切除术后或先天性无子宫的卵巢功能低下妇女。⑤单一孕激素治疗：适用于绝经过渡期或绝经后围绝经期症状严重且有雌激素禁忌证的妇女。⑥加用雄激素治疗：HRT中加入少量雄激素，可以起到改善情绪和性欲的作用。

5. HRT的最佳剂量 为临床效应的最低有效量，能达到治疗目的，阻止子宫内膜增生，血中E_2含量为绝经前卵泡早期水平。

6. 用药时间 ①短期用药：持续HRT 5年以内，称为短期用药。主要目的是缓解围绝经期症状，通常1个月内起效，4个月达到稳定缓解。②长期用药：用于防治骨质疏松，至少持续3~5年以上。

7. 副作用及危险性 ①子宫出血：性激素补充治疗时的子宫异常出血，多为突破性出血，必须高度重视，查明原因，必要时行诊断性刮宫，排除子宫内膜病变。②性激素副作用：雌激素剂量过大可引起乳房胀、白带多、头痛、水肿、色素沉着等，应酌情减量，或改用雌三醇。孕激素副作用包括抑郁、易怒、乳房痛和水肿，患者常不易耐受。雄激素有发生高血脂、动脉粥样硬化、血栓栓塞性疾病危险，大量应用出现体重增加、多毛及痤疮，口服时影响肝功能。③子宫内膜癌：长期单用雌激素，可使子宫内膜异常增生和子宫内膜癌危险性增加，所以对有子宫者，已不再单用雌激素。联合应用雌孕激素，不增加子宫内膜癌发病危险。④卵巢癌：长期应用HRT，卵巢癌的发病风险可能轻度增加。⑤乳腺癌：应用天然或接近天然的雌孕激素可使增加乳腺癌的发病风险减小，但乳腺癌患者仍是HRT的禁忌证。⑥心血管疾病及血栓性疾病：绝经对心血管疾病的发生有负面影响，HRT对降低心血管病发生有益，但一般不主张HRT作为心血管疾病的二级预防。没有证据证明天然雌孕激素会增加血栓风险，但对于有血栓疾病者尽量选择经皮给药。⑦糖尿病：HRT能通过改善胰岛素抵抗而明显降低糖尿病风险。

（三）防治骨质疏松可选用以下非激素类药物

1. 钙剂 作为各种药物治疗的辅助或基础用药。绝经后妇女的适当钙摄入量为1000~1500mg/d，65岁以后应为1500mg/d。补钙方法首先是饮食补充，不能补足的部分以钙剂补充，临床应用的钙剂有碳酸钙、磷酸钙、氯酸钙、枸橼酸钙等制剂。

2. 维生素D 适用于围绝经期妇女缺少户外活动者，每天口服400~

500IU，与钙剂合用有利于钙的完全吸收。

3.**降钙素**　是作用很强的骨吸收抑制剂，用于骨质疏松症。有效制剂为鲑降钙素。

4.**双膦酸盐类**　可抑制破骨细胞，有较强的抗骨吸收作用，用于骨质疏松症。常用氨基双膦酸盐。

（四）中药

中药用于缓解绝经已逐渐引起人们的重视。中成药坤泰胶囊的药物有黄连、黄芪、熟地、白芍、阿胶、茯苓。已有研究证实，坤泰胶囊可有效改善潮热出汗等绝经证候群，安全可靠。升麻提取物是从升麻中提取的，以三萜皂苷为主要成分，治疗绝经相关症状安全、有效。对于对激素替代疗法有顾虑的患者，可考虑采用安全、有效的坤泰胶囊或升麻提取物作为症状改善的主要治疗选择，但植物药与中药在心血管危险因素的预防方面有待进一步大样本的研究证实。

第三节　处方审核案例分析

一、处方审核注意事项

1.在考虑激素补充治疗之前，必须确诊为绝经综合征，并全面评估患者的个人健康状况和潜在并发症风险，以确保所选药物和治疗方案最适宜且能平衡缓解症状与健康风险。对于出现典型绝经期综合征如潮红、情感波动及睡眠问题等的绝经期患者，建议使用雌性激素替代治疗（HRT），但需结合个人及家族史进行判断。若存在心血管、乳腺癌或血栓形成等并发症风险，则长期使用HRT可能增加这些风险。非激素类选择性5-羟色胺再摄取抑制剂（SSRI）或选择性去甲肾上腺素再摄取抑制剂（SNRI）是更适宜的选择，可缓解绝经期综合征而不增加心血管或乳腺癌复发风险。

2.在进行激素补充治疗时，需要谨慎考虑禁忌和慎用情况。当出现严重骨质疏松症状（如增加骨折风险和降低骨密度）时，可以选择使用一种选择性雌激素受体调节剂（SERM）进行治疗。然而，在乳腺癌患者中通常不推荐使用雷洛昔芬等SERM类药物，因为它可能增加乳腺癌复发的风险。因此，在这种情况下，更合适的选择可能是其他对乳腺癌没有明确禁忌、能够保护骨密度的药物，比如双磷酸盐类药物或钙和维生素D补充剂。因此，在治疗绝经期骨质疏松时应仔细评估患者的历史记录和禁忌情况，并选择最合适的药物进行治疗。

3.核实用药途径是否正确，以避免错误的给药方式。例如，连续序贯治疗指每天均进行给药，并且是每天一次，持续28天。对于绝经期患者出现潮热和情绪波动等综合征症状的情况，医生可能会选择口服抗抑郁药物如舍曲林。然而，如果患者有慢性肝病史且肝功能受损的情况下，口服给药途径可能不是最佳选择。更为适宜的给药途径可能是使用选择性5-羟色胺再摄取抑制剂（SSRI）类药物的口服溶解片或口腔喷雾剂。这些剂型能够通过口腔黏膜迅速吸收，避免经过肝脏首过效应，并减轻对患者肝功能额外负担。通过选择合适的给药途径，可以更好地考虑到患者整体健康状态，并最大限度地减少与肝功能相关不良反应有关的代谢和排泄问题。这样可以提高治疗安全性和有效性，并确保在接受绝经期综合征治疗时不会因肝功能问题而增加额外风险。

4.雌激素可能会减弱抗凝药、抗癫痫药和抑酸剂的作用。与抗菌药同时使用时，可能增强药物效果，导致患者出现腹痛、腹泻等不良反应。复合包装中的雌二醇成分可能使患者血压升高。因此，与降压药一起服用可能加重疾病并不利于康复。

5.绝经期患者出现阴道干燥症状时，医生可选择含有雌二醇的阴道霜进行局部雌激素替代治疗。然而，在选择制剂时需注意甘油过敏或对含甘油产品敏感的情况，因为常见的阴道雌激素制剂中可能使用甘油作为溶媒或基质。针对这种情况，应该选择不含甘油或其他可能引起过敏反应的溶媒替代品，例如水或硅胶等成分更适合对甘油过敏或敏感的患者。因此，在考虑治疗绝经期阴道干燥症状时，医生需要了解患者过敏史和特定成分的敏感性，并选择适合其情况的药物制剂以确保治疗安全有效。

二、审方案例

案例 1

【处方描述】

患者信息

性别，女；年龄，52岁。患者7个月前无明显诱因反复出现乏力伴心悸、潮热、盗汗和关节疼痛等症状，月经紊乱，睡眠情况较差。

临床诊断：围绝经期；更年期综合征；子宫肌瘤。

处方

布洛芬片	0.2g，1次/日，口服	
谷维素片	20mg，3次/日，口服	
慈春颗粒剂	5.0g，3次/日，口服	

【**处方问题**】

适应证不适宜。

【**处方分析**】

对于绝经期综合征患者，首要考虑的是缓解潮热、盗汗等与雌激素水平下降相关的症状。因此，应该优先考虑激素替代疗法（HRT）或其他非荷尔蒙替代疗法，以直接调节患者的雌激素水平。戊酸雌二醇通过替代体内缺乏的雌激素，调节神经系统和内分泌系统的功能，从而改善患者的生活质量。在自然月经周期中，黄体酮的分泌对于维持子宫内膜的厚度和稳定性至关重要，在雌激素治疗的最后阶段，通过使用黄体酮，可以模拟自然月经周期，减少出血风险，并帮助维持子宫内膜的健康状态。如果患者有关节疼痛等不适，应该仔细评估其病史，考虑可能的关节炎或骨质疏松等，选择合适的治疗方案如关节炎药物或物理疗法。更年期女性由于雌激素水平下降，易于发生骨质疏松。碳酸钙是一种常用的钙补充剂，有助于维持骨密度和预防骨质疏松。

【**干预建议**】

建议予戊酸雌二醇片1mg，每天一次，连续20～25天后中断所有治疗5～6天，在雌激素治疗的最后12天内予黄体酮和碳酸钙片0.6g，每日一次。必要时停用布洛芬治疗。

案例 ❷

【**处方描述**】

患者信息

性别，女；年龄，51岁。患者诉有双脚麻木、腿部抽筋、视力模糊，偶有心慌。近2月失眠，表现为入睡困难，睡后易醒；近1年余常有身体潮热、发冷，无寒战、发热等不适。该患者既往有高血压和家族史中有血栓病史。

临床诊断：高血压病1级（高危）；围绝经期；更年期综合征；失眠症；骨量减少；维生素D不足。

处方

厄贝沙坦片	150.0mg，1次/日，口服	
屈螺酮炔雌醇片	1片，1次/日，口服	于月经来潮的第1日开始用药；也可于月经来潮的第2~5日开始用药，但建议在第1个用药周期的最初7日内加用屏障避孕法。1日1片，连用21日。停药7日后开始下一个用药周期
碳酸钙D₃片	1.0co，1次/日，口服	
维生素D₂软胶囊	500.0IU，1次/日，口服	

【处方问题】

遴选的药品不适宜。

【处方分析】

屈螺酮作为孕激素受体选择性配体，具有抗雄激素作用，并减少月经期间出血量和痛经，还能减少子宫内膜增生并帮助控制经前期综合征症状。炔雌醇类似于人体内的17β-雌二醇，在模拟自然雌激素作用方面通过与雌激素受体结合来缓解更年期综合征症状，如潮热、盗汗和阴道干燥等，还有助于保持骨密度以预防骨质疏松发生。两者联合使用进行激素替代治疗可以同时干预更年期综合征不同方面，并改善生活质量及减轻相关严重程度。该患者既往有高血压和家族中存在血栓病史。合成雌激素与孕激素的联合使用可能增加患者罹患血栓、心血管事件等风险，尤其是对于已经患有高血压的女性。虽然该患者可以接受HRT治疗绝经期综合征，但考虑到她的既往病史，选择屈螺酮炔雌醇并不适宜。雌激素可能通过盐和水潴留，增加血容量从而升高血压，并且孕激素可能增加静脉壁通透性、影响血管内皮细胞，进而对血压产生影响。此外，合成雌激素和孕激素可能会改变凝血因子水平，增加形成血栓的风险。个体对于激素的反应存在差异，并且某些人本身就具有高血压或者血栓形成的风险因素。在这些个体中，联合使用合成雌激素和孕激素可能会增加已有风险。

【干预建议】

建议选择其他非激素替代的治疗方法，如帕罗西汀20mg，每日一次，口服。

案例 ❸

【处方描述】

患者信息

性别，女；年龄，62岁。患者查体示重度肥胖，阴毛、腋毛脱落，检查示子宫内膜增厚，一周前曾行诊刮术，术后无阴道出血，病理检查提示：增殖期样子宫内膜。

临床诊断：继发闭经；增殖期子宫内膜。

处方

甲地孕酮分散片（艾诺克）	40mg，1次/日，口服	连续用药7日
维生素D_2磷葡钙片	2片，3次/日，嚼服	

【处方问题】

给药疗程不适宜。

【处方分析】

根据《2019 SOGC临床实践指南：子宫内膜增生的分类和管理》（No. 392），有大量的文献支持口服孕激素在治疗绝经前和绝经后不伴非典型子宫内膜增生的有效性，而且为了诱导子宫内膜增生不伴非典型的消退，孕激素治疗至少需要维持6个月。继发闭经常伴随着子宫内膜异常增生，口服孕激素的目的是通过调整激素水平，促使子宫内膜正常增生，改善患者症状和减少相关风险。孕激素对子宫内膜的影响主要表现为诱导增生，对继发闭经患者来说，通过口服孕激素能够促进子宫内膜增生，从而改善其增殖期状态。持续用药的时间应足够长，以确保子宫内膜得到充分的调整和治疗，降低非典型增生的风险。

【干预建议】

建议甲地孕酮分散片（艾诺克）40mg，1次/日，口服，持续6个月。

案例 ❹

【处方描述】

患者信息

性别，女；年龄，46岁。

临床诊断：异常子宫出血；绝经期和围绝经期。

处方

黄体酮软胶囊	0.2g，2次/日，口服	睡前服用，共7日
维生素D₂磷葡钙片	2片，3次/日，嚼服	
益血生胶囊	4粒，3次/日，口服	

黄体酮软胶囊　　　　0.2g，2次/日，口服　　　　睡前服用，共7日

维生素 D_2 磷葡钙片　　2片，3次/日，嚼服

益血生胶囊　　　　　　4粒，3次/日，口服

【处方问题】

给药疗程不适宜。

【处方分析及干预建议】

根据《绝经管理与绝经激素治疗中国指南（2018）》，推荐应用天然雌激素、天然或最接近天然的孕激素；黄体酮推荐200~300mg/d，于月经或撤退性出血的第14日起，使用10~14日。黄体酮是一种天然孕激素，对子宫内膜的影响主要表现为促进子宫内膜的增生和稳定，有助于维持正常的月经周期和减少异常子宫出血的发生。在绝经期，卵巢功能逐渐衰退，雌激素和孕激素水平下降。这种激素变化可能导致子宫内膜增生不稳定，易于出现异常子宫出血等问题，因此黄体酮等激素替代治疗对于调节激素水平、维持子宫内膜稳定至关重要。

【干预建议】

建议延长黄体酮使用时间至14日。

案例 ❺

【处方描述】

患者信息

性别，女；年龄，50岁。

临床诊断：绝经期和围绝经期；便秘。

处方

替勃龙片（利维爱）	2.5mg，2次/日，口服	
复合维生素片	1片，1次/日，口服	餐前服用

【处方问题】

用法用量不适宜。

【处方分析】

替勃龙口服后在体内代谢产生较弱的雌激素、孕激素和雄激素活性，对情绪低落有较好的效果，不增加乳腺密度，推荐剂量为1.25～2.5mg/d，连续应用。替勃龙能够激动雌激素受体，但在其他组织上则呈现雌激素拮抗作用。因此，它可以减轻更年期潮热等症状，同时不会增加乳腺密度或子宫内膜增生。更年期妇女常常出现潮热和失眠等症状，这是由于卵巢功能逐渐减退，导致雌激素水平下降，从而影响了体温调节和睡眠调控的神经递质系统，因此替勃龙能够用于治疗绝经期引起的潮热和情绪低落。根据药品说明书，替勃龙片（利维爱）剂量为每日一片（规格：2.5mg），按此推荐剂量，本品可连续长期服用。患者要求行激素替代治疗，根据以上指南和药品说明书，替勃龙给药频次过高。

【干预建议】

建议改为替勃龙片（利维爱）2.5mg，1次/日，口服。

案例 ❻

【处方描述】

患者信息

性别，女；年龄，53岁。患者2年前因子宫肌瘤行全子宫切除术，术前月经仍规律，术后约半年后出现潮热出汗，每日10次以上，母亲有血栓史。

临床诊断：绝经期和围绝经期；慢性胆囊炎。

处方

半水合雌二醇贴片	1贴/日

【处方问题】

用法用量不适宜。

【处方分析】

根据《绝经管理与绝经激素治疗中国指南（2018）》，雌激素经皮给药避免了口服的肝脏首过效应，减少了对肝脏合成蛋白质及凝血因子生成的影响。相对于口服雌激素，经皮雌激素的静脉血栓、心血管事件、胆囊疾病的风险显著降低，常用的非口服药物包括半水合雌二醇皮贴，每贴每天释放 17β – 雌二醇 50μg，每周更换一次。而且经皮雌激素的血栓风险显著低于口服雌激素，对于患有胆囊疾病的患者，绝经激素治疗可能促进胆囊结石的形成，增加胆囊手术的风险，经皮雌激素可能具有较高的安全性。该患者有血栓家族史，自身患有慢性胆囊炎，因此对于该患者绝经期潮热出汗的治疗，选择经皮雌激素的安全性高于口服激素。

【干预建议】

建议改为半水合雌二醇贴片，1贴/周。

案例 ⑦

【处方描述】

患者信息

性别，女；年龄，50岁。患者反复心悸，均未发现心脏方面明显异常，伴潮热 7~8 次/日，夜间出汗严重，睡眠略差。情绪变化明显，自觉易激动，总觉得委屈。既往体健。盆腔超声示子宫内膜 0.2cm，乳腺超声正常。

临床诊断：绝经期综合征；肺结核。

处方

雌二醇片/雌二醇地屈孕酮片复合包装（芬吗通）	1片，1次/日，口服	连用28天后停3日
利福平片	4片，1次/日，口服	
异烟肼片	3片，1次/日，口服	
盐酸乙胺丁醇片（康青）	10片，2次/周，口服	
吡嗪酰胺片	10片，3次/周，口服	

【处方问题】

联合用药不适宜。

【处方分析】

根据《绝经管理与绝经激素治疗中国指南（2018）》，雌、孕激素序贯方案适用于有完整子宫、围绝经期或绝经后仍希望有月经样出血的妇女。连续序贯是指在治疗过程中每天均给药。可采用连续序贯复方制剂：雌二醇/雌二醇地屈孕酮片（1/10或2/10）1片/日，共28日；也可连续用口服或经皮雌激素28日，后10~14日加用孕激素。患者意愿来月经，故可选择雌激素加孕激素周期序贯治疗（雌二醇片/雌二醇地屈孕酮片复合包装每日1片，连用28日后停3天）。根据雌二醇片/雌二醇地屈孕酮片复合包装（芬吗通）药品说明书，该药与肝药酶诱导剂合用可以使雌激素代谢增加，药效降低，而利福平属于肝药酶CYP2C19的诱导剂，在肝脏中可被自身诱导微粒体氧化酶作用而迅速去乙酰化，成为具有抗菌活性的代谢物。另外Uptodate两药相互作用等级为C级，即尽量避免联用，若必须联用需要密切监测，利福平属于强效CYP3A4诱导剂，两者合用可降低地屈孕酮的血清浓度，从而使地屈孕酮疗效降低，因此该处方与利福平联用不合理。

【干预意见】

建议停用利福平片，继续维持其他药物治疗。

案例 ⑧

【处方描述】

患者信息

性别，女；年龄，55岁。

临床诊断：绝经期综合征；轻度高血压。

处方

雌二醇屈螺酮片	1片，1次/日，口服	
卡托普利片	12.5mg，2次/日，口服	

【处方问题】

联合用药不适宜。

【处方分析】

根据《绝经管理与绝经激素治疗中国指南（2018）》，雌、孕激素连续联合方案适用于有完整子宫、绝经后不希望有月经样出血的妇女。可采用每日雌激素（口服或经皮）加孕激素，连续给药，也可采用复方制剂如雌二醇/屈螺酮片1片/天，连续给药。根据药品说明书，雌二醇屈螺酮片适用于治疗妇女绝经引起的外阴和阴道萎缩等中至重度血管舒缩状态。屈螺酮具有抗醛固醇的活性，会增加水钠排泄，降低排钾，另外Uptodate两药相互作用等级为C级，即尽量避免联用，若必须联用需要密切监测血钾，屈螺酮可增强血管紧张素转换酶抑制剂的高钾血症作用，该药与ACEI、ARB等抗高血压药物治疗有出现低血压的风险。

【干预建议】

嘱患者用药后留意是否出现低血压症状如头晕、恶心、身体疲劳、视物模糊等，若出现则停用卡托普利片，并及时前往就医。亦可评估患者情况，将降压药物更换为CCB类如硝苯地平或氨氯地平。

案例 ⑨

【处方描述】

患者信息

性别，女；年龄，58岁。患者因"潮热、心悸"就诊，自诉同房时阴道干涩，性交时疼痛难忍，偶伴有阴道瘙痒、灼烧感。因发缝反复牵扯样痛9个月前于外院就诊，外院真菌免疫荧光镜检查头皮可见成簇芽生孢子。

临床诊断： 围绝经期；头部真菌感染。

处方

雌三醇软膏	0.5g/d，外用
灰黄霉素片	500mg/d

【处方问题】

联合用药不适宜。

【处方分析】

根据《绝经管理与绝经激素治疗中国指南（2018》，可使用雌三醇乳膏阴道局部使用，1次/天，连续使用2周，症状缓解后改为2次/周。给予患者雌三醇软膏局部使用治疗绝经期潮热症状合理。雌三醇能够调节雌激素水平，对潮热、心悸等症状产生积极的影响。灰黄霉素是一种抗真菌药物，用于治疗头部真菌感染。虽然灰黄霉素用于治疗头部真菌感染在一般情况下是合理的，但与雌三醇软膏的联合使用可能存在相互作用问题。灰黄霉素是一种CYP3A4酶的抑制剂，可能影响雌三醇的代谢，导致雌三醇的血药浓度升高，从而影响疗效和增加不良反应的风险。根据雌三醇软膏特性，雌三醇软膏与灰黄霉素合用可能会降低雌三醇的效果。

【干预建议】

嘱患者用药后留意潮红、失眠等围绝经期症状是否得到控制，若控制不佳则建议停用灰黄霉素片，并及时就医更换药物如5%硫黄软膏。

处方 ❿

【处方描述】

患者信息

性别，女；年龄，52岁。

临床诊断：围绝经期综合征；睡眠障碍；轻度贫血；主动脉硬化。

处方

雌二醇屈螺酮片	1片/日，每28天一个疗程
苯巴比妥片	30mg，1次/日，睡前口服

【处方问题】

联合用药不适宜。

【处方分析】

苯巴比妥片是一种镇静催眠药，常用于治疗睡眠障碍，该药是一种肝酶诱导剂，可能增加肝酶系统的代谢，导致雌二醇的代谢加速，从而减少其血药浓度和疗效。同时，苯巴比妥的镇静效应可能与雌二醇的治疗效果相抵消，甚至增加不良反应的风险。苯巴比妥可能引起耐受性和依赖性，长期使用还可能导致药物滥用和戒断反应。此外，苯巴比妥也会影响认知功能和平衡，增加意外事故的风险。酒石酸唑吡坦是一种选择性5-羟色胺再摄取抑制剂（SSRI），通过增加突触间隙内5-羟色胺的浓度，从而改善情绪和睡眠障碍，常用于治疗抑郁症和焦虑症，也被用于改善睡眠。

【干预建议】

建议停用苯巴比妥片，改为酒石酸唑吡坦片10mg/d，睡前口服。

处方 ⑪

【处方描述】

患者信息

性别，女；年龄，35岁。患者潮热出汗。性激素提示：FSH 113IU/ml，E_2 21.3pg/ml，与一个月前外院性激素水平无明显改变。盆腔超声：①子宫内膜0.5cm；②卵巢早衰。

临床诊断：卵巢早衰；下鼻甲肥大；睡眠呼吸暂停低通气综合征；脂肪肝。

处方

戊酸雌二醇片雌二醇环丙孕酮片复合包装	1片/日，无间断地服用21天（11片白色糖衣片，每片含戊酸雌二醇2mg；10片浅橙红色糖衣片，每片含戊酸雌二醇2mg及醋酸环丙孕酮1mg）
戊酸雌二醇片	2片/日，饭后温水送服，按周期序贯疗法，每经过21天的治疗后，须停药至少一周
度拉糖肽注射液	0.5ml，1次/周，皮下注射

【处方问题】

重复用药。

【处方分析】

戊酸雌二醇片雌二醇环丙孕酮片（每片含戊酸雌二醇2mg及醋酸环丙孕酮1mg）可帮助建立人工月经周期，补充主要与自然或人工绝经相关的雌激素缺乏，如血管舒缩性疾病（潮热）。戊酸雌二醇与孕激素联合使用建立人工月经周期中用于补充主要与自然或人工绝经相关的雌激素缺乏：血管舒缩性疾病（潮热），生殖泌尿道营养性疾病（外阴阴道萎缩、性交困难、尿失禁）以及精神性疾病（睡眠障碍、衰弱）。该患者已使用戊酸雌二醇片雌二醇环丙孕酮片，不需再使用戊酸雌二醇片。

【干预建议】

建议停用戊酸雌二醇片。

处方 ⑫

【 处方描述 】

患者信息

性别，女；年龄，65岁。患者绝经18年，阴道干涩明显，反复老年性阴道炎发作，3年前有过1次腕骨骨折，骨密度检查提示骨质疏松症。骨标志物：骨钙素N端中分子片段11.23g/ml，总Ⅰ型胶原氨基端延长58.57g/ml，β胶原降解产物0.280g/ml；骨密度测定：T值最低值−2.9，符合WHO骨质疏松诊断标准。

临床诊断：阴道炎；骨质疏松症；维生素D缺乏。

处方

普罗雌烯乳膏	0.5g/d，2周后改为每2～3天1次
枸橼酸钙片	2片，3次/日，嚼服
骨化三醇胶丸	0.25μg，1次/日，口服
维生素D滴剂	2.0粒，1次/日，口服

【 处方问题 】

适应证不适宜。

【 处方分析 】

普罗雌烯属于严格局部控制的雌激素，不吸收入血，不刺激子宫内膜增生，主要用于缓解女性阴道干涩等阴道症状。它可以通过补充阴道黏膜的雌激素，促进阴道黏膜细胞增生和分泌，从而改善阴道组织的健康状态。枸橼酸钙片主要用于治疗骨质疏松症，其中的钙是骨骼生长和维持骨密度所必需的。枸橼酸则有助于增加钙在肠道的吸收率。HRT曾经被认为是治疗更年期症状和骨质疏松症的一种有效方法，但是随着研究的进行，发现长期使用HRT可能会增加心血管事件、乳腺癌等风险。因此，对于已经过了更年期的患者，尤其是存在心血管疾病、乳腺癌等高风险因素的患者，HRT的使用应该谨慎，并且仅在严格的医疗指导下使用。

【 干预建议 】

建议停用普罗雌烯乳膏。

参考文献

［1］Parazzini F. Determinants of age at menopause in women attending menopause clinics in Italy［J］. Maturitas, 2007, 56（3）: 280-287.

［2］Liu X, Fu X, Du R, et al. Epidemiology and Risk Factors of Menopause Syndrome Among Uyghur, Han, and Kazak Women in Xinjiang, China［J］. Med Sci Monit, 2018, 24: 8950-8958.

［3］Porter M, Penney G C, Russell D, et al. A population based survey of women's experience of the menopause［J］. Br J Obstet Gynaecol, 1996, 103（10）: 1025-1028.

［4］Kowalcek I, Rotte D, Painn K, et al. Retrospectively experiencing the menopause in Germany and in Papua New Guinea: a comparative report［J］. Zentralbl Gynakol, 2003, 125（11）: 467-471.

［5］成芳平, 杨洪艳, 王小云, 等. 绝经综合征流行病学研究及治疗进展［J］. 广东医学, 2005, 26（1）, 122-124.

［6］Loh F H, Khin L W, Saw S M, et al. The age of menopause and the menopause transition in a multiracial population: a nation-wide Singapore study［J］. Maturitas, 2005, 52（3-4）: 169-180.

［7］Kravitz H M, Zhao X, Bromberger J T, et al. Sleep disturbance during the menopausal transition in a multi-ethnic community sample of women［J］. Sleep, 2008, 31（7）: 979-990.

［8］Kuh D L, Wadsworth M, Hardy R. Women's health in midlife: the influence of the menopause, social factors and health in earlier life［J］. Br J Obstet Gynaecol, 1997, 104（8）: 923-933.

［9］Owens J F, Matthews K A. Sleep disturbance in healthy middle-aged women［J］. Maturitas, 1998, 30（1）: 41-50.

［10］de Villiers T J, Hall J E, Pinkerton J V, et al. Revised global consensus statement on menopausal hormone therapy［J］. Maturitas, 2016, 91: 153-155.

［11］中华医学会妇产科学分会绝经学组. 绝经管理与绝经激素治疗中国指南（2018）［J］. 中华妇产科杂志, 2018, 53（11）: 729-739.

［12］张庆云, 王继伟, 余金明. 坤泰胶囊与雌激素治疗绝经综合征有效性与安全性的荟萃分析［J］. 中华医学杂志, 2013, 93（43）: 3445-3449.

［13］Auclair M H, Yong P J, Salvador S, et al. Guideline No. 390-Classification and Management of Endometrial Hyperplasia［J］. J Obstet Gynaecol Can, 2019, 41（12）: 1789-1800.

第八章　高催乳素血症

第一节　疾病简介

（一）概况

各种原因导致血清催乳素（PRL）异常升高，> 1.14nmol/L（$25\,\mu g/L$），称为高催乳素血症（hyperprolactinemia）。催乳素由垂体前叶的催乳素细胞合成和分泌，并受下丘脑多巴胺能途径调节，多巴胺作用于催乳素细胞表面的多巴胺D_2受体，抑制催乳素的生成与分泌。催乳素的分泌有昼夜节律，入睡后逐渐升高，早晨睡醒前可达到24小时峰值，睡醒后迅速下降。上午10点至下午2点降至一天低值。应激可以使得催乳素水平升高数倍，通常持续时间不到1小时。

任何减少多巴胺对催乳素细胞上多巴胺D_2受体作用的生理性及病理性过程，都会导致血清催乳素水平升高。高催乳素血症对下丘脑GnRH及垂体FSH、LH的脉冲式分泌有抑制作用，可直接抑制卵巢合成黄体酮及雌激素，导致卵泡发育及排卵障碍，临床上表现为月经紊乱或闭经。多巴胺受体激动剂可逆转高催乳素血症。

（二）流行病学

高催乳素血症是年轻女性常见的下丘脑-垂体轴内分泌紊乱。有报道，25~34岁妇女中高PRL血症的年发病率为23.9/10万，高于男性。在闭经患者中，约15%存在高催乳素血症，而在闭经伴有溢乳的患者中，高催乳素血症达70%。3%~10%无排卵的多囊卵巢综合征患者有高催乳素血症，垂体功能性腺瘤约占全部垂体腺瘤的45%，是临床上病理性高催乳素血症最常见的原因。

高催乳素血症是一种临床病理生理状态，其可由多种生理、病理、药物诱导情况引起。

1. 生理性原因　正常情况下，妊娠期间血清催乳素浓度会显著升高，在分娩时达到高峰。然而，增高的幅度存在很大差异。一项研究显示，足月时催乳素的平均值为$207\,\mu g/L$，但其范围为$35 \sim 600\,\mu g/L$。其升高的可能原因是妊娠期间血清雌二醇浓度增加，分娩后6周内，雌二醇分泌量减少，即使母亲在哺乳，其基础血清催乳素浓度通常也是正常的。

哺乳期间受刺激、强体力活动及应激时催乳素浓度也会轻度上升。哺乳期间的刺激可增加血清催乳素浓度，推测是通过神经通路发挥作用的。增加的幅度与预先存在的雌激素所致催乳激素细胞增生程度成正比。例如，在产后几周内，哺乳会引起血清催乳素浓度较基线值增加最多300μg/L；而在分娩后数月，哺乳刺激下催乳素相对于基线值的增加通常不到10μg/L。

任何类型的应激，无论是躯体性的还是心理性的，都可引起血清催乳素浓度增加。对于各种的催乳素分泌刺激，女性的增加幅度大于男性，推测是因为女性中较高的血清雌二醇浓度对催乳激素细胞的作用。应激所致催乳素增加幅度较小，所以催乳素水平很少超过40μg/L。

进食可能会轻微刺激催乳素分泌。如果催乳素浓度仅略高（如男性和绝经后女性最多40μg/L，绝经前女性最多50μg/L），在考虑患者有高催乳素血症之前，建议取空腹血样复查。

对于非哺乳女性和男性，乳腺影像学检查（X线钼靶摄影和超声）或乳房检查并不会增加催乳素分泌。因此，催乳素测定可在乳房检查后进行。

2. 病理性原因

（1）下丘脑疾病　颅咽管瘤、炎症等病变影响催乳素抑制因子（PIF）的分泌，导致催乳素升高。

（2）垂体疾病　是引起高催乳素血症最常见的原因，以垂体催乳素瘤最常见。1/3以上患者为垂体微腺瘤（直径＜1cm）。空蝶鞍综合征也可使血清催乳素增高。

（3）原发性甲状腺功能减退症　促甲状腺激素释放激素增多，刺激垂体催乳素分泌。

（4）特发性高催乳素血症　多因患者的下丘脑-垂体功能紊乱，导致催乳素分泌增加。其中大多数催乳素轻度升高。血清催乳素水平明显升高而无症状的特发性高催乳素血症患者中，部分患者可能是巨分子催乳素血症，这种巨分子催乳素血症有免疫活性而无生物活性。

（5）其他　多囊卵巢综合征、自身免疫性疾病、创伤（垂体柄断裂或外伤）等均可引起血清催乳素轻度或明显升高。

3.药物诱导 许多药物可引起高催乳素血症，如表8-1所示。

表8-1 引起高催乳素血症的药物（引自Uptodate）

药物分类	催乳素升高频率*	机制
抗精神病药物		
氯丙嗪	中度	多巴胺D_2下丘脑结节肌腱腱鞘系统内的受体阻断
氟奋乃静	高	
氟哌啶醇	高	
阿立哌唑	无或低	多巴胺D_2受体阻断
氯氮平	无或低	
帕潘立酮	高	
喹硫平	无或低	
利培酮	高	
奥氮平	低	
抗抑郁药，周期性		
阿米替林	低	可能通过GABA刺激和血清素间接调节催乳素释放
地昔帕明	低	
氯米帕明	高	
去甲替林	无或低	
抗抑郁药，SSRI		
西酞普兰、氟西汀、氟伏沙明、帕罗西汀、舍曲林	无或低（罕见报告）	与循环性抗抑郁药相同
其他抗抑郁药		
安非他酮、文拉法辛、米氮平、曲唑酮、奈法唑酮	没有	未知
止吐药等		
甲氧氯普胺	高	多巴胺D_2受体阻滞
多潘立酮	高	
降压药		
维拉帕米	低	特指维拉帕米。可能涉及漏斗结节多巴胺能神经元内的钙内流抑制

续表

药物分类	催乳素升高频率*	机制
甲基多巴	中度	减少左旋多巴到多巴胺的转化；抑制多巴胺合成
大多数其他降压药（包括其他钙通道阻滞剂）	无	/
阿片类镇痛药		
美沙酮、吗啡、其他	给药后数小时的短暂增加	潜在的间接作用是 μ 阿片受体的激活

注：药物诱导的高催乳素血症可导致男性性功能减退和勃起功能障碍，女性可导致溢乳和闭经。

GABA：γ-氨基丁酸；SSRI：选择性5-羟色胺再摄取抑制剂。

*长期使用时催乳素水平升高至异常的频率：高：＞50%；中度：25%~50%；低：＜25%；无或低：病例报告。效果可能是剂量依赖性的。

　　虽然药物可引起高催乳素血症，但不会引起泌乳素腺瘤。在药物诱导的高催乳素血症中，血清催乳素浓度通常为25~100μg/L。抗精神病药利培酮甚至可引起血清催乳素浓度高达200μg/L。

　　抗精神病药是药物诱发高催乳素血症的最常见原因。已知一些抗精神病药是多巴胺D_2受体拮抗剂，可通过该机制升高血清催乳素水平，包括利培酮、吩噻嗪类和氟哌啶醇。

　　血清催乳素浓度在急性应用这些药物后数小时内升高，并在停止长期治疗后2~4日内恢复正常。升高的幅度因药物的不同而有所差异。例如，氟哌啶醇使血清催乳素浓度平均升高17μg/L，利培酮可能使之升高45~80μg/L。

　　在新型抗精神病药物中，使用氨磺必利时观察到高催乳素血症的患病率最高（89%），氨磺必利是一种非典型抗精神病药物，部分国家有该药。尚未观察到使用氯氮平时发生高催乳素血症。抗癫痫药托吡酯也已用作抗精神病药，由于该药对催乳素分泌具有抑制作用，故有人建议，在应当避免高催乳素血症时，可使用该药治疗精神疾病。

　　选择性5-羟色胺再摄取抑制剂几乎不会引起血清催乳素浓度升高。一项研究显示，日剂量服用20mg的帕罗西汀在使用1周后并未引起血清催乳素浓度升高，但在使用3周后引起了浓度轻度升高。另一项针对长期使用氟西汀患者的研究显示，这些患者的平均基础血清催乳素浓度与未经治疗的相似疾病患者并无差异。因此，选择性5-羟色胺再摄取抑制剂似乎并不引起具有临床意义的高催乳素血症。

许多其他药物也可引起高催乳素血症。甲氧氯普胺和多潘立酮是胃动力药物，与一些抗精神病药一样，多巴胺D_2受体拮抗剂可通过该机制升高血清催乳素水平。现已不常用的降压药甲基多巴可通过与胃动力药类似的机制增加催乳素分泌。甲基多巴可抑制多巴胺合成。维拉帕米可能升高血清催乳素浓度，但其他钙通道阻滞剂不会。维拉帕米升高催乳素的机制尚未知。一项研究报道，在449例使用维拉帕米的男性中，高催乳素血症的发生率为8.5%，而对照组仅为3%。

（三）临床表现和辅助检查

1. 临床表现

（1）月经紊乱及不育　85%以上患者有月经紊乱。生育期患者可不排卵或黄体期缩短，表现为月经少、稀发甚至闭经。青春期前或青春期早期妇女可出现原发性闭经，生育期后多为继发性闭经。无排卵可导致不育。

（2）溢乳　是本病的特征之一。闭经-溢乳综合征患者中约2/3存在高催乳素血症，其中有1/3为垂体微腺瘤。溢乳通常表现为双乳流出或可挤出非血性乳白色或透明液体。

（3）头痛、眼花及视觉障碍　垂体腺瘤增大明显时，由于脑脊液回流障碍及周围脑组织和视神经受压，可出现头痛、眼花、呕吐、视野缺损及动眼神经麻痹等症状。

（4）性功能改变　由于垂体LH与FSH分泌受抑制，出现低雌激素状态，表现为阴道壁变薄或萎缩，分泌物减少，性欲减退。

2. 实验室检查　育龄期妇女出现月经紊乱时应常规行血清LH、FSH、PRL、雌二醇、睾酮、孕酮测定。测定血PRL水平时，采血有严格的要求：早晨空腹或进食纯碳水化合物早餐，于上午9~11时到达，先清醒静坐半小时，然后取血，力求"一针见血"，尽量减少应激。解读结果须结合临床。同时测定其他5项生殖激素有助于鉴别月经紊乱的其他病因。高PRL血症患者血LH、FSH水平正常或偏低，血雌二醇水平相当或低于早卵泡期水平，睾酮水平不高。为鉴别高PRL血症的病因，必要时需行血HCG、甲状腺功能、其他垂体激素、肝肾功能、盆腔B超、骨密度等检查。

3. 影像学检查　影像学检查主要为CT和MRI。MRI对软组织分辨率高，无放射线损伤，在排除或确定压迫垂体柄、垂体PRL微腺瘤及空泡蝶鞍症等鞍区病变的定性、定位诊断等方面有明显优势，是鞍区病变首选的影像学检

查手段。MRI平扫加增强检查的病变检出率较高，有时为鉴别有无微腺瘤应行鞍区动态增强MRI检查。CT增强检查对确认微腺瘤或识别其与周围结构的关系方面敏感性较差，如无MRI检查条件时可选用。

（四）诊断标准

1. 临床症状　对出现月经紊乱及不育、溢乳、闭经、多毛、青春期延迟者，应考虑本病。

2. 血液学检查　血清催乳素＞1.14nmol/L（25μg/L）可确诊为高催乳素血症。检测最好在上午9～12时进行。

3. 影像学检查　当血清催乳素＞4.55nmol/L（100μg/L）时，应行垂体磁共振检查，明确是否存在垂体微腺瘤或腺瘤。

4. 眼底检查　由于垂体腺瘤可侵犯和（或）压迫视交叉，引起视乳头水肿；也可因肿瘤压迫视交叉致使视野缺损，因而眼底、视野检查有助于确定垂体腺瘤的大小及部位，尤其适用于孕妇。疑为大腺瘤或有压迫症状的患者应常规筛查视野，对确定垂体瘤扩展部位有意义。其他垂体激素基础水平的测定有助于了解疾病累及范围及治疗前后的对照。

诊断前，应详细询问月经紊乱的出血模式、泌乳量、婚育分娩哺乳史，发病前手术、放疗、应激、服药史，有无肥胖、头痛、视力改变等，既往甲状腺、肝肾、胸壁、乳房疾病，脑炎、脑外伤史，采血时有无应激等。

查体时注意生殖器官萎缩程度、泌乳量、有无面貌异常、肥胖、高血压、多毛等。常规测定血6项生殖激素水平。若血PRL＜100ng/ml（4.55nmol/L），应先排除诸多生理性或药理性因素、甲状腺及肝肾病变等引起的高PRL血症。通常血PRL水平高低与PRL瘤体积大小相关。若血PRL水平持续高于100ng/ml，有临床症状者应行鞍区 MRI平扫加增强检查明确有无占位性病变。如有垂体大腺瘤的典型表现，而采用双位免疫放射法测定PRL仅＜100ng/ml（即4.55nmol/L），应怀疑垂体大而无功能瘤压迫垂体柄所致，应将血样稀释100倍后再测定以排除测定系统的误差；如血PRL水平在31～100ng/ml（即1.41～4.55nmol/L）伴有症状，各种检查均未找到原因，可归为"特发性高PRL血症"。血PRL水平中度增高，无症状，可能是"大分子PRL血症"，经聚乙烯二醇沉淀才能确定，但临床无此检测条件。高催乳素血症的病因及诊断步骤如图8-1所示。

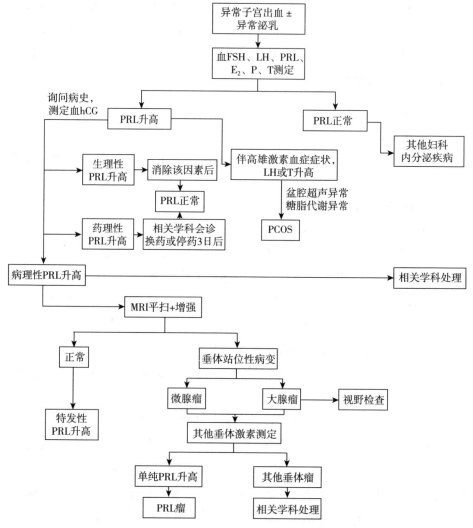

图8-1 高PRL血症的病因及诊断步骤

注：PRL，催乳素；E$_2$，雌二醇；P，孕酮；T，睾酮；PCOS，多囊卵巢综合征

第二节 药物治疗管理

一、一般原则

(一)治疗目标

确诊后应明确病因，及时治疗。控制高催乳素血症、恢复女性正常月经

和排卵功能或恢复男性性功能、减少乳汁分泌及改善其他症状（如头痛和视功能障碍等）。

（二）治疗指征

垂体催乳素大腺瘤及伴有闭经、泌乳、不孕不育、头痛、骨质疏松等表现的微腺瘤都需要治疗。仅有血催乳素水平增高而无以上表现者，可随诊观察。

（三）高催乳素血症患者的妊娠相关处理

基本原则是将胎儿对药物的暴露限制在尽可能少的时间内。在妊娠前有微腺瘤的患者应在明确妊娠后停用溴隐亭，因为肿瘤增大的风险较小。正常人怀孕后催乳素水平可以升高10倍左右，一旦发现视野缺损或海绵窦综合征，立即加用溴隐亭可望在1周内改善缓解。若不见好转，应考虑手术治疗。高催乳素血症、垂体催乳素腺瘤妇女应用溴隐亭治疗，怀孕后自发流产、胎死宫内、胎儿畸形等发生率与正常妇女妊娠的产科异常相近。

没有证据支持哺乳会刺激肿瘤生长。对于有哺乳意愿的妇女，一般要到患者想结束哺乳时再使用多巴胺激动剂。

二、治疗方案

高催乳素血症治疗手段有药物治疗、手术治疗及放射治疗。

（一）药物治疗

1.治疗药物　对于高催乳素血症的治疗，主要取决于导致其发生的原因，某些情况下，精神类药物可能会导致血清催乳素浓度上升，如利培酮、帕潘立酮、奥氮平、齐拉西酮、喹硫平、氯氮平、阿立派唑等。在有理想替代药物的前提下，停用可导致血清催乳素浓度上升的药物，通常可以使高催乳素浓度恢复正常。若无合适替代药物，则需要使用多巴胺能受体激动剂。也可考虑使用性激素。对于高催乳素血症的治疗目的主要是恢复血清正常催乳素浓度，缓解血清高催乳素而造成的一系列症状，如月经紊乱及不育、溢乳、头痛眼花及视觉障碍、性功能改变等。

多巴胺能受体激动剂能够有效使血清催乳素降至正常水平，恢复月经周期。对于使用多巴胺能受体激动剂3~6个月进行治疗的患者中，有近80%~90%患者的垂体肿瘤体积减小。以溴隐亭和卡麦角林为代表的麦角生物碱类是最常用的药物。

（1）溴隐亭 溴隐亭是第一个被发现的D_2样受体家族（D_2、D_3和D_4受体）的激动剂，其对D_1样受体家族（D_1和D_5受体）以及α受体也有较弱的激动作用。临床上对于溴隐亭的使用已经超过20年。小剂量溴隐亭可激动结节–漏斗通路的D_2受体，使下丘脑释放多巴胺，从而抑制催乳素的释放。溴隐亭在口服给药2小时内，血清催乳素浓度会开始降低，8小时后对于催乳素的抑制达到最大，此抑制效应可持续至单次口服给药后的24小时。半衰期为45～50小时。血浆蛋白结合率为90%～96%。在肝脏代谢，原形药和代谢物（约90%）由胆汁排出，少量（约6%）由肾脏排出。应用溴隐亭治疗高催乳素血症不仅可以使血清催乳素浓度降至正常，恢复促性腺激素的分泌，还能使约90%的垂体微腺瘤患者及70%的垂体大腺瘤患者的肿瘤体积缩小。在治疗垂体微腺瘤时，常用方法为：第1周1.25mg，每晚1次；第2周1.25mg，每日2次；第3周1.25mg，每日晨服，2.5mg，每晚服；第4周及以后2.5mg，每日2次，3个月为一疗程。溴隐亭通常给药范围是每天2.5～15mg，部分患者可酌情使用最大剂量每天40mg。尽管通常以每日2次或每日3次给药，但研究表明每日1次即能达到有效血药浓度。

主要副作用有恶心、头痛、眩晕、疲劳、嗜睡、便秘、直立性低血压等，用药数日后可自行消失。新型溴隐亭长效注射剂可克服口服造成的胃肠功能紊乱，用法为50～100mg，每28日注射一次，起始剂量为50mg。

（2）卡麦角林 卡麦角林是长效的多巴胺受体激动剂，能够高选择性作用于多巴胺D_2样受体家族，它能够有效降低80%～90%高催乳素血症患者的血清催乳素水平。此外，卡麦角林也能够有效缩小高催乳素血症患者垂体微腺瘤和垂体大腺瘤的体积，此种作用在男性及女性患者中是一致的。研究表明，在分别连续接受6个月的卡麦角林和溴隐亭治疗的患者中，有83%接受卡麦角林治疗的患者血清催乳素恢复正常，而对于接受溴隐亭治疗的患者，其比例是58%。虽然卡麦角林被公认是最有效的治疗高催乳素血症的多巴胺激动剂，但由于费用较高，因此溴隐亭仍然是常用治疗药物，而卡麦角林常用于对溴隐亭不耐受的患者。

对于治疗高催乳素血症，常用给药方法如下。初始剂量：500μg/周，然后根据反应，每月加量500μg，可每周1次给药或分两次在不同日期给药；药量超过1mg应当分次给药。常规剂量：每周1mg，最高可达每周4.5mg。进餐时或餐后服用。

卡麦角林口服胃肠道吸收，经历首过效应。血浆蛋白结合率约40%，广泛分布于灌注良好的器官和组织，如脑下垂体。卡麦角林在脑下垂体中的消除非常缓慢，是其之所以长效的原因。本品经肝脏代谢为无活性的代谢产物，主要经粪便排泄。在高催乳素血症患者体内，卡麦角林的消除半衰期为79~155小时。

（3）喹高利特　本品为选择性的多巴胺D_2受体激动剂，但在化学结构上与溴隐亭和卡麦角林不同，它不属于麦角生物碱类化合物。喹高利特对催乳素的分泌有很强的抑制作用，但不会降低其他垂体激素的正常水平。适用于原发或因垂体微腺瘤和垂体大腺瘤所导致的催乳素分泌异常增高，适用于溴隐亭无法耐受其不良反应时。每日25μg，连服3日，随后每3日增加25μg，直至获得最佳效果。

（4）其他　维生素B_6口服每次20~30mg，每日3次，与溴隐亭同时使用起协同作用。

以上药物的药动学参数见表8-2。

表8-2　治疗高催乳素血症常用药物的药动学参数

分类	代表药物	药动学参数				
		妊娠分级	生物利用度	达峰时间	半衰期	血浆蛋白结合率
多巴胺受体激动剂	溴隐亭	B级	65%~95%	1~2h	5~6h	90%~96%
	卡麦角林	B级	—	2~3h	63~69h	40%~42%

2.药物治疗监测

（1）疗效评估　患者血清催乳素水平恢复正常，月经或生育能力恢复，垂体微腺瘤和垂体腺瘤患者肿瘤体积缩小。使用多巴胺受体激动剂治疗高催乳素血症后每3~4周应进行血清催乳素浓度检测。若催乳素浓度恢复正常，由高催乳素血症所导致的临床症状也得到控制，则对于血清催乳素浓度的检测可延长至每半年到每年1次。

（2）药物不良反应监测

①溴隐亭：许多患者刚开始服药可能会发生恶心、呕吐、头痛、眩晕或疲劳，但不需要停药。可在饭后给药，或在服用溴隐亭之前1小时服用某些镇吐药，如甲氧氯普胺等可抑制恶心和头晕症状。

极少数病例中服用后发生体位性低血压，因此建议在服用溴隐亭的第1周，不定期测量血压。对于能够走动的患者应测量站位血压。

在大剂量治疗时，可能会发生幻觉、意识精神错乱、视觉障碍、运动障碍、口干、便秘、腿痉挛等，这些副作用均为剂量依赖性，减量就能够使症状得到控制。在长期治疗中，特别对于有雷诺病史者，可能偶发可逆性低温诱发指、趾苍白。

②卡麦角林：常见的不良反应有血压降低、头晕、眩晕、头痛、恶心、失眠、腹痛、消化不良、胃炎、虚弱、疲劳、便秘、呕吐、胸痛、皮肤潮红、抑郁、麻刺感、腿痛性痉挛、雷诺病，伴有幻觉、错觉和意识混乱的精神异常。副作用呈剂量相关性，高剂量时发生副作用的可能性增加。使用卡麦角林治疗高催乳素血症应每月1次监测血清催乳素水平直到正常。肝损害患者需要定期监测肝功能。

3. 用药注意事项及用药教育

（1）溴隐亭　使用溴隐亭片治疗后，生育能力可能恢复。育龄妇女在已证实怀孕后则应立刻终止溴隐亭治疗，停药后流产发生率未见提高。溴隐亭对早期妊娠（8周之内）无副作用。垂体腺瘤患者停服甲溴隐亭后怀孕时，整个妊娠期间都应密切监测，并且有必要定期进行视野检查。垂体腺瘤患者有瘤体增大的迹象时，应重新应用溴隐亭进行治疗。

有精神病史或严重心血管病史的患者服用大剂量溴隐亭时，需要小心谨慎。服用溴隐亭后可能发生视觉障碍，因此在驾驶或操控机器时应特别小心。

（2）卡麦角林　卡麦角林与抗高血压药合用，增加发生体位性低血压的风险。增强多巴胺的血管收缩作用，降低硝酸甘油的血管舒张作用。与选择性5-羟色胺再摄取抑制剂或三环类抗抑郁剂合用，增加发生5-羟色胺综合征的风险。

卡麦角林影响驾车和机械操作能力。长期或高剂量用药会导致精神问题、胸膜或腹膜后纤维化或心脏瓣膜纤维化。

对于孕期使用卡麦角林的情况尚未有广泛研究。但一些数据显示卡麦角林对于孕期前6个月的妇女不会造成自然流产、胎儿先天畸形及输卵管妊娠。由于卡麦角林是长效制剂且无有效证据证明对于孕期妇女的安全性，因此建议接受卡麦角林进行高催乳素血症治疗的妇女应停药1个月以后再行备孕。

（3）喹高利特　刚开始使用时可能由于多巴胺兴奋作用，会引起直立性低血压。因此要根据催乳激素降低的效果和患者的耐受性选择起始剂量。

常见的不良反应有恶心、呕吐、头痛、困倦和疲劳。这些不良反应多发生在刚开始服药阶段或在增加剂量以后短期内出现。如果需要，可在治疗前1小时或者几天服用多潘立酮以消除恶心和呕吐症状。

（二）其他治疗

1. 手术治疗 当垂体肿瘤产生明显压迫及神经系统症状或药物治疗无效时，应考虑手术切除肿瘤。手术前短期服用溴隐亭能使垂体肿瘤缩小，术中出血减少，有助于提高疗效。

2. 放射治疗 用于不能坚持或耐受药物治疗者；不愿手术者；不能耐受手术者。放射治疗显效慢，可能引起垂体功能低下、视神经损伤、诱发肿瘤等并发症，不主张单纯放疗。

第三节 处方审核案例分析

一、处方审核注意事项

1.处方中雌孕激素、溴隐亭等要有相关诊断或预防的依据。当处方中有溴隐亭时，需结合病历、临床症状及辅助检查，评估患者是否有溴隐亭或卡麦角林等相关药物的治疗指征。例如：垂体催乳素大腺瘤及伴有闭经、泌乳、不孕不育、头痛、骨质疏松等表现的微腺瘤都需要治疗。仅有血催乳素水平增高而无以上表现者，可随诊观察。对于妊娠期妇女，在妊娠前有微腺瘤的患者应在明确妊娠后停用溴隐亭，因为肿瘤增大的风险较小。正常人怀孕后催乳素水平可以升高10倍左右，一旦发现视野缺损或海绵窦综合征，立即加用溴隐亭可望在1周内改善。

2.遴选药品不适宜是指处方上的药物对于该患者是用药禁忌证或者存在其他的问题，例如老年人、孕妇及哺乳期妇女、肝肾功能不全等特殊人群，其用药是否有禁忌证？患者是否有药物过敏史禁忌证、诊断禁忌证、疾病史禁忌证、与性别禁忌证等，导致的遴选药品不适宜。例如严重肝功能损伤患者应避免服用卡麦角林。

3.当处方中有溴隐亭时，需要注意其用法用量、给药频次和服药时间（随餐服用）。特殊人群如肝、肾功能不全患者，需要结合其肝肾功能、合并疾病等对药物的选择及剂量进行审核。

4.联合用药不适宜及有"临床意义的相互作用"。同时需要注意联合用药是否存在药物不良相互作用，包括联合后导致的药物毒性反应、药动学和药效学的相互影响。发生药效学的药理拮抗作用或者是影响药物的吸收、分布、代谢、排泄等药动学过程。如溴隐亭与抗精神病药物利培酮联合使用时，溴隐亭与多巴胺受体拮抗剂甲氧氯普胺联合使用，是否会降低药物疗效或产生严重不良反应。

二、审方案例

案例 ①

【处方描述】

患者信息

性别，女；年龄，36 岁。无头痛眼花、视力障碍等。

临床诊断：停经 8^{+2} 周；试管婴儿；垂体微腺瘤。

处方

甲磺酸溴隐亭片	2.5mg，2 次/日，口服（餐时）	
复合维生素片	1 片，1 次/日，口服	

【处方问题】

适应证不适宜：怀孕后通常应在第 1 次停经后停服甲磺酸溴隐亭片。

【处方分析】

根据《高催乳素血症患者的妊娠相关处理》：在妊娠前有微腺瘤的患者应在明确妊娠后停用溴隐亭，因为肿瘤增大的风险较小。正常人怀孕后催乳素水平可以升高 10 倍左右，一旦发现视野缺损或海绵窦综合征，立即加用溴隐亭可望在 1 周内改善缓解。上文关于治疗指征也提到：垂体催乳素大腺瘤及伴有闭经、泌乳、不孕不育、头痛、骨质疏松等表现的微腺瘤都需要治疗。仅有血催乳素水平增高而无以上表现者，可随诊观察。

【干预建议】

暂停甲磺酸溴隐亭片的使用，随诊观察。

案例 ❷

【处方描述】

患者信息

性别，女；年龄，47岁。

临床诊断：冠心病；高血压3级；高催乳素血症。

处方

甲磺酸溴隐亭片	2.5mg，2次/日，口服（餐时）
硫酸氯吡格雷片	75mg，1次/日，口服
酒石酸美托洛尔片	25mg，2次/日，口服
苯磺酸氨氯地平	10mg，1次/日，口服
厄贝沙坦片	150mg，1次/日，口服
阿托伐他汀钙片	10mg，1次/日，口服

【处方问题】

适应证不适宜：控制不佳的高血压、冠状动脉疾病或其他严重的心血管疾病患者禁用甲磺酸溴隐亭片。

【处方分析】

甲磺酸溴隐亭片为下丘脑和垂体中多巴胺受体的激动剂。基于甲磺酸溴隐亭片的多巴胺能活性，它能够促进已经活化的突触前黑质纹状体神经元释放内源性多巴胺，并且同时选择性刺激突触后受体。虽然一些患者在开始使用溴隐亭治疗期间会出现低血压，但在极少数情况下，在使用溴隐亭治疗的产后妇女中报告了严重的不良事件，包括高血压、心肌梗死、癫痫发作、中风。

甲磺酸溴隐亭中明确指出对于控制不佳的高血压，冠状动脉疾病或其他严重的心血管疾病患者禁用。

【干预建议】

建议暂停甲磺酸溴隐亭片的使用，密切关注泌乳素水平，待血压控制稳定后可结合泌乳素水平和相关临床症状重新启用甲磺酸溴隐亭片。

案例 ③

【处方描述】

患者信息

性别，男；年龄，33岁。

临床诊断： 男性乳腺发育症；高催乳素血症；严重肝功能损伤。

处方

卡麦角林	0.5mg，1次/周，随餐
双环醇片	25mg，3次/日，口服
多烯磷脂酰胆碱胶囊	0.456g，3次/日，口服
还原性谷胱甘肽	400mg，1次/日，口服

【处方问题】

遴选的药品不适宜：严重肝功能损伤患者应避免服用卡麦角林。

【处方分析】

在 12 名轻度至中度肝功能障碍患者（Child–Pugh 评分 ≤ 10）中，未观察到对平均卡麦角林 C_{max} 或血浆浓度曲线下面积（AUC）的影响。然而，严重功能不全（Child–Pugh 评分 > 10）患者的平均卡麦角林 C_{max} 和AUC显著增加，因此需要谨慎。注册药品信息建议：由于卡麦角林在肝脏中广泛代谢，因此严重肝损伤患者（Child–Pugh 分级为C级）需慎用卡麦角林，减量或更换药物治疗并仔细监测。

【干预建议】

卡麦角林减量使用并严密监测，或暂停卡麦角林使用，待肝功能恢复后重新启用卡麦角林或更换为溴隐亭。

案例 ④

【处方描述】

患者信息

性别，女；年龄，45岁。

临床诊断： 高催乳素血症；垂体腺瘤；慢性胃炎。

处方

甲磺酸溴隐亭片	10mg，1次/日，口服（空腹）
维生素B$_6$片	5mg，3次/日，口服（餐前）
铝碳酸镁咀嚼片	0.5g，3次/日，嚼服

【处方问题】

用法用量不适宜：甲磺酸溴隐亭建议每日分次服药，与食物同服。

【处方分析】

甲磺酸溴隐亭片在禁食的条件下，给予5名健康志愿者单次服用5mg后，溴隐亭的平均血浆峰值水平为465pg/ml±226pg/ml，达到血浆峰值浓度的时间和消除半衰期分别为2.5小时和4.85小时。单剂量溴隐亭与C_{max}和AUC在1~7.5mg剂量之间存在线性关系。在服用2.5mg甲磺酸溴隐亭后，食物对溴隐亭的全身暴露没有明显影响。由于在禁食条件下接受溴隐亭呕吐的受试者比例很高，因此建议与食物一起服用溴隐亭。

根据甲磺酸溴隐亭片（佰莫亭）药品说明书，用于治疗泌乳素瘤和高催乳素血症时，逐渐增加每天服用数量，每日分2~3次服用，以保证血浆中泌乳素水平得到控制。且该药半衰期为2~8小时，分次服药可维持一定的有效血药浓度。

【干预建议】

建议甲磺酸溴隐亭片的用法用量建议更改为5mg/次，2次/日，与食物一起服用。

案例 ⑤

【处方描述】

患者信息

性别，女；年龄，27岁。

临床诊断：偏头痛；高催乳素血症。

处方

甲磺酸溴隐亭片	2.5mg，2次/日，口服（餐时）
卡马西平片	200mg，2次/日，口服

【处方问题】

联合用药不适宜：抗精神病药物利培酮（第二代非典型）可能会降低多巴胺激动剂溴隐亭的治疗效果。

【处方分析】

细胞色素P4503A4（CYP3A4）是对活性代谢产物 10，11-环氧卡马西平起主要催化作用的酶。卡马西平是CYP3A4和肝脏其他 I 相、II 相酶系统的强效诱导剂，因此可降低主要通过CYP3A4代谢药物的血浆浓度。同时服用CYP3A4抑制剂可导致卡马西平血浆浓度增加，从而诱发不良反应。

溴隐亭首过现象明显，其代谢产物很复杂，尿和粪里几乎没有原型药物。其对 CYP3A 具有高亲和力，而环肽部分的脯氨酸环的羟基化则是其主要的代谢途径。CYP3A4的抑制剂和（或）底物有可能阻止溴隐亭的消除并且可导致浓度的增加。溴隐亭同时也是CYP3A4的强抑制剂，其IC_{50}值为 $1.69\,\mu mol/L$。但是，鉴于其治疗剂量浓度较低，因此溴隐亭并不会明显影响其他经由CYP3A4清除药物的代谢。

因此，没有研究评估CYP3A4诱导剂对溴隐亭的影响。然而，溴隐亭处方信息指出，由于CYP3A4代谢溴隐亭，CYP3A4的强诱导剂可能会降低溴隐亭的循环水平并降低其功效。因此，当共同使用CYP3A4诱导剂药物与溴隐亭时要小心。

【干预建议】

密切关注溴隐亭的治疗效果并定期监测催乳素水平；监测卡马西平可能因剂量增大导致的不良反应发生状况。

案例 ⑥

【处方描述】

患者信息

性别，女；年龄，17岁。

临床诊断： 双相情感障碍；高催乳素血症。

处方

甲磺酸溴隐亭片	2.5mg，2次/日，口服（餐时）
利培酮片	4mg，2次/日，口服

【处方问题】

存在药物相互作用：抗精神病药物利培酮（第二代非典型）可能会降低多巴胺激动剂溴隐亭的治疗效果。

【处方分析】

甲磺酸溴隐亭片为下丘脑和垂体中多巴胺受体激动剂，它可以降低泌乳激素的分泌，恢复正常的月经周期，并且能够治疗与高催乳素血症有关的生育机能障碍。利培酮是一种单胺能拮抗剂，可能通过对多巴胺2型（D_2）受体和5-羟色胺2型（$5-HT_2$）受体双重阻断作用来发挥其抗精神病作用。Uptodate几项研究和病例报告发现，在大多数患者中，服用多巴胺激动剂的患者开始使用氯氮平或利培酮导致运动功能恶化。几种多巴胺激动剂的处方信息指出，使用抗精神病药（多巴胺拮抗剂）治疗精神病可能会加剧帕金森病症状并降低抗帕金森药的有效性，这种相互作用的机制可能是由于这些药物的多巴胺能作用机制相反。溴隐亭增加多巴胺浓度或多巴胺受体刺激，而抗精神病药物利培酮具有多巴胺拮抗剂性质（特别是D_2受体）。

【干预建议】

避免在接受多巴胺受体激动剂溴隐亭的患者中使用抗精神病药物利培酮。如果需要抗精神病治疗，可考虑使用氯氮平、喹硫平或齐拉西酮，初始剂量较低，或非多巴胺拮抗剂（如pimavanserin）。

案例 ⑦

【处方描述】

患者信息

性别，女；年龄，25岁。

临床诊断：高催乳素血症；反流性食管炎。

处方

甲磺酸溴隐亭片	2.5mg，2次/日，口服（餐时）	
甲氧氯普胺片	5mg，3次/日，口服（餐前）	

【处方问题】

存在药物相互作用：甲氧氯普胺可能会降低多巴胺激动剂溴隐亭的治疗效果。

【处方分析】

甲磺酸溴隐亭片为下丘脑和垂体中多巴胺受体激动剂，它可以降低泌乳激素的分泌，恢复正常的月经周期，并且能够治疗与高催乳素血症有关的生育机能障碍。

甲氧氯普胺片为多巴胺D_2受体拮抗剂，同时还具有5-羟色胺（5-HT_4）受体激动效应。可作用于延髓催吐化学感受区（CTZ）中多巴胺受体而提高CTZ的阈值，具有强大的中枢性镇吐作用。本品亦能阻断下丘脑多巴胺受体，抑制催乳素抑制因子，促进泌乳素的分泌，故有一定的催乳作用。两种药物的相互作用机制是甲氧氯普胺在中枢神经系统中多巴胺受体的拮抗作用，与用于治疗高催乳素血症的多巴胺受体激动剂溴隐亭作用相反，严重时可能会危及生命，必须要同时使用时需要医疗干预来减少或避免严重不良反应。

【干预建议】

避免在接受多巴胺受体激动剂溴隐亭治疗的患者中使用甲氧氯普胺，这种联合使用可能导致体征和症状恶化。如果需要治疗反流性食管炎，可考虑替换为质子泵抑制剂PPI。

参考文献

［1］中华医学会妇产科学分会内分泌学组.女性高催乳素血症诊治共识［J］.中华妇产科杂志，2016，51（3）：161-168.

［2］薛雪，李春芳.高催乳素血症患者的妊娠期管理［J］.实用妇产杂志，2023，39（5）：344-346.

［3］黄禾，田秦杰.高催乳素血症妊娠相关治疗策略［J］.实用妇产杂志，2016，32（7）：485-487.

［4］谢幸，孔北华，段涛.妇产科学［M］.9版.北京：人民卫生出版社，2019.

第九章　早发性卵巢功能不全

第一节　疾病简介

（一）概况

早发性卵巢功能不全（premature ovarian insufficiency，POI）指女性在40岁以前出现的卵巢功能减退甚至衰竭，主要表现为月经异常、卵泡刺激素（follicle-stimulating hormone，FSH）水平升高、雌激素波动性下降。近年来POI的患病率持续上升，全球自发性POI患病率已高达3.7%。其发病具有年龄特异性，在30岁以下的女性中发病率约为0.1%，在40岁以下的女性中约为1%。

POI病因复杂，常见病因包括遗传因素（染色体异常和基因变异）、医源性因素（手术、放疗和化疗）、免疫因素、环境因素等。其中，自身免疫功能失调可能造成卵巢功能损伤，但是免疫因素究竟为原因或是结果目前尚无定论。部分POI患者伴有自身免疫性疾病，其中自身免疫性甲状腺疾病、原发性肾上腺皮质功能减退症与POI的关系最为密切。目前半数以上的POI患者病因不明确，称为特发性POI。

（二）临床表现和相关检查

1. 症状　POI的临床症状表现主要有月经功能改变、雌激素水平低下以及生育力显著下降等。对于POI患者，其卵巢功能从减退至衰竭，通常需经历数年不等的过渡期，期间可先后出现月经频发或稀发、经量减少、闭经等月经功能变化。少数妇女可出现无明显诱因的月经突然终止。在雌激素方面，POI患者中的原发性闭经患者表现为女性第二性征不发育或发育差；继发性闭经患者可有潮热出汗、生殖道干燥、骨质疏松、情绪和认知功能改变以及心血管症状等。POI患者的生育力会显著下降，在卵巢储备功能减退的初期，由于偶发排卵，仍然有5%～10%的妊娠机会，但自然流产和胎儿染色体畸变的风险增加。此外，还可能出现其他伴随症状，这些症状因病因而异，如心血管系统发育缺陷、智力障碍、性征发育异常、肾上腺和甲状腺功能低减、复发性流产等。

2.体征 POI患者中，原发性闭经的患者常伴发第二性征发育不良和身高异常等体征；继发性闭经的患者有乳房萎缩、阴毛和（或）腋毛脱落等体征。

3.辅助检查 辅助检查包括基础内分泌测定、影像学检查以及遗传、免疫相关检测等。基础内分泌测定主要有FSH和基础雌二醇测定，FSH需要在月经周期的第2~4日或闭经时随机血检测，两次检测间隔4周，至少两次血清基础FSH ＞25IU/L；基础雌二醇水平在疾病初期会因卵泡的无序生长而升高（＞50pg/ml），继而降低（＜5pg/ml）。影像学检查主要是超声检查，可以观测卵巢大小、窦卵泡数等。遗传、免疫相关检测主要包括染色体核型、甲状腺功能、肾上腺抗体检测等。此外，抗米勒管激素（anti-Müllerian hormone，AMH）水平亦可辅助POI进行临床诊断，青春期前或青春期女性AMH水平低于同龄女性2倍标准差，即血清AMH ≤ 7.85pmol/L（1.1ng/ml），提示POI的风险增加。

（三）诊断

1.诊断标准

（1）年龄＜40岁；

（2）月经稀发或停经至少4个月及以上；

（3）至少2次血清基础FSH ＞25 IU/L（间隔＞4周）。

2.鉴别诊断 POI需与以下情况相鉴别：妊娠、生殖道发育异常、卵巢抵抗综合征、多囊卵巢综合征、完全性雄激素不敏感综合征、功能性下丘脑性闭经、Asherman综合征、甲状腺疾病等。

第二节　药物治疗管理

一、一般原则

（一）调整生活方式

健康饮食、规律运动、戒烟，维持适宜体脂量，避免接触生殖毒性物质。适当补充钙剂及维生素D，尤其是已出现骨密度降低者。

（二）心理干预

心理治疗及疏导，消除患者精神紧张、焦虑及应激状态。

（三）内分泌治疗

针对POI的内分泌治疗方法主要是激素补充治疗（hormone replacement therapy，HRT），该疗法不仅可以缓解低雌激素症状，而且对心血管疾病和骨质疏松症起到一级预防作用。其重要性在于：维持患者生殖健康及全身健康；维持性征和诱发月经；维持或诱发子宫发育为诱发排卵作受孕准备。整体应遵循以下原则：① 明确有雌激素缺乏时，在无禁忌证的基础上，即可开始HRT，并建议持续治疗至自然绝经的平均年龄。② 建议选用天然或接近天然的雌激素及孕激素，以减少对乳腺、代谢及心血管等方面的不利影响。③ 有子宫的女性雌激素治疗时应添加孕激素以保护子宫内膜。

1. 原发性POI　从青春期开始至成年期间必须进行持续HRT治疗。因大剂量雌激素可加速骨骼成熟，影响身高。建议从11～12岁开始小剂量（成人剂量的1/8～1/4）开始补充雌激素，必要时可联合生长激素，促进身高生长。根据骨龄和身高的变化，在2～3年内逐渐增加雌激素剂量。推荐开始雌激素治疗2年后或有突破性出血发生时，加用孕激素，以维持POI患者正常的乳腺和子宫发育，无子宫者单用雌激素即可。

2. 继发性POI　在无禁忌证、评估慎用情况的基础上，尽早开始HRT。有子宫的POI患者雌激素治疗时应添加孕激素，推荐雌孕激素序贯疗法。通常患者对复方制剂的依从性优于单方制剂配伍，雌二醇-雌二醇地屈孕酮（2/10）片有一定的优势。无子宫或已切除子宫者可单用雌激素。如仅为改善泌尿生殖道萎缩症状时，可经阴道局部补充雌激素。POI患者需要HRT的时间较长，建议选用天然或接近天然的雌激素（17-β雌二醇、戊酸雌二醇、结合雌激素等）及孕激素（微粒化黄体酮胶丸或胶囊、地屈孕酮），以减少对乳腺、代谢及心血管等方面的不利影响。

（四）远期健康及并发症管理

POI女性发生骨质疏松、心血管疾病、认知功能障碍的风险增加，积极HRT治疗和健康的生活方式可以减少相关并发症带来的不良影响。推荐所有无禁忌证的POI患者接受全身性激素治疗直至50～51岁，以治疗雌激素缺乏症状，预防POI相关的长期健康风险（骨质疏松症、冠心病、脑卒中等），改善生存质量和维持性功能。对于存在阴道干涩不适等泌尿生殖系统症状及性交困难者，可局部使用雌激素或阴道润滑剂。

（五）生育相关的管理

1. 辅助生殖技术治疗　赠卵体外受精-胚胎移植是POI患者解决生育问题的可选途径，其妊娠率可达40%~50%。多种预处理方案及辅助抗氧化制剂的疗效仍有待进一步证实。增加促性腺激素剂量、促性腺激素释放激素拮抗剂方案、促性腺激素释放激素激动剂短方案、微刺激及自然周期方案虽一定程度上可改善辅助生殖技术治疗的结局，但均不能证实确切有效。

2. 生育力保存　主要针对POI高风险人群或因某些疾病或治疗损伤卵巢功能的女性。根据患者意愿、年龄和婚姻情况，采取适当的生育力保存方法，主要包括胚胎冷冻、成熟卵母细胞冷冻及未成熟卵母细胞冷冻等。

二、治疗方案

（一）雌激素推荐剂量

17β-雌二醇每日2mg、结合雌激素每日1.25mg（或）经皮雌二醇每日75~100μg。具体剂量可进行个体化调整。

（二）雌孕激素序贯治疗

推荐复方制剂和天然孕激素，主要有连续序贯、周期序贯两种给药方式，具体给药策略如下。

1. 连续序贯　可采用雌二醇-雌二醇地屈孕酮（2/10）片（含14片2mg 17β-雌二醇和14片2mg 17β-雌二醇+10mg地屈孕酮），按序每日1片，用完1盒后直接开始下一盒，中间不停药。

2. 周期序贯　可采用戊酸雌二醇-戊酸雌二醇环丙孕酮片复合包装（含11片2mg戊酸雌二醇和10片2mg戊酸雌二醇+1mg醋酸环丙孕酮），按序每日1片，用完1盒后停药7天再开始服用下一盒。

（三）连续联合

可使用替勃龙或连续联合使用雌激素和孕激素。但是，POI患者通常较年轻，且需要的雌激素量高于绝经后女性，易发生突破性出血，因此一般不采用雌孕激素连续联合方案进行HRT。

（四）阴道局部雌激素应用

阴道用药，每日1次，连续使用2周症状缓解后，改为每周用药2~3次。长期单独应用者应定期监测子宫内膜情况。

第三节　处方审核案例分析

一、处方审核注意事项

1. POI患者主要使用的药物有雌激素类和孕激素类，此类药物遴选不适宜的问题主要集中在禁忌证以及特殊人群用药方面。其中，雌激素类药物禁用于肝脏肿瘤史及重度肝脏疾病患者、儿童、妊娠期和哺乳期妇女；已知或可疑妊娠、原因不明的阴道流血、已知或可疑患有乳腺癌、已知或可疑患有性激素依赖性恶性肿瘤、卟啉症、耳硬化症患者也应禁用。孕激素类药物禁用于严重肝病患者，孕妇及哺乳期妇女禁用环丙孕酮，但是孕妇可用地屈孕酮。此外，也应注意对于青春期（雌激素治疗2年内且未发生突破性出血者）、无子宫患者或已切除子宫者不需使用孕激素，单用雌激素治疗即可。

2. 对于青春期的POI患者，建议从11~12岁开始，从小剂量开始进行雌激素补充。起始剂量可为成人剂量的1/8~1/4，并根据骨龄和身高的变化，在2~3年内逐渐增加雌激素剂量。因此，对于此类患者，进行医嘱审核时，应注意其雌激素的用量。

3. 联合用药不适宜主要是指药物相互作用。长期使用CYP3A4诱导药物（圣约翰草提取物、苯巴比妥、卡马西平、利福平等）能加快雌激素的清除并可能降低其疗效；CYP3A4的抑制剂如红霉素、克拉霉素、酮康唑、伊曲康唑、利托那韦和葡萄柚汁可以升高雌激素血浆浓度，而引起不良反应。孕激素的代谢可能同时受使用的细胞色素P450酶的诱导剂或抑制剂的影响而使血药浓度发生改变。

4. 对于POI患者，常用的治疗方案为雌孕激素序贯治疗，多使用雌二醇/雌二醇地屈孕酮片复合包装等药物，因此，要避免在此基础上再加用雌激素或者孕激素类药物，出现重复用药的情况。此外，应注意，连续联合用药方案中的替勃龙同时有雌激素和孕激素的活性，因此，使用该药物时也应避免使用其他雌激素或者孕激素类药物。

二、审方案例

案例 ❶

【处方描述】

患者信息

性别，女；年龄，35岁。月经稀发半年余。2018年1月查卵泡刺激素（FSH）43.56mIU/ml，黄体生成素（LH）20.94mIU/ml。2018年6月查FSH 72.46mIU/ml，LH 44.8mIU/ml，雌二醇（E_2）21.03pg/ml。AMH 0.012ng/ml。本次入院双侧下肢静脉彩超显示左侧小腿肌间静脉部分血栓形成。甲功、肝、肾功能无异常。

临床诊断：早发性卵巢功能不全；下肢深静脉血栓形成。

处方

雌二醇/雌二醇地屈孕酮片复合包装（芬吗通 2mg）　　1片，1次/日，口服

利伐沙班片　　　　　　　　　　　　　　　　　　15mg，2次/日，口服

【处方问题】

遴选的药品不适宜。

【处方分析】

雌二醇/雌二醇地屈孕酮片复合包装（芬吗通2mg）说明书明确指出该药品禁用于有活动性静脉血栓栓塞（深静脉血栓、肺栓塞）史的患者。美国UpToDate数据库雌二醇药品说明指出：一些研究表明，使用雌激素替代疗法的女性出现高凝状态，主要与抗凝血酶活性降低有关；随机对照研究和流行病学研究均表明，使用雌激素替代疗法的患者形成静脉血栓栓塞的相对风险增加，如深静脉血栓或肺栓塞。该患者诊断深静脉血栓，且抗凝方案为急性期，为激素替代疗法使用的禁忌证，不能使用雌二醇/雌二醇地屈孕酮片复合包装。

【干预建议】

建议先停用雌二醇/雌二醇地屈孕酮片复合包装（芬吗通2mg），优先进行深静脉血栓的治疗，并评估患者血栓形成倾向的危险因素，待血栓稳定或消退后，

仔细评估患者使用激素替代疗法的受益–风险，再决定是否开启激素替代治疗。

案例 ❷

【处方描述】

患者信息

性别，女；年龄，27岁。

临床诊断： 早发性卵巢功能不全；孕5⁺周。

处方

戊酸雌二醇–雌二醇环丙孕酮片	1片，1次/日，口服
碳酸钙D_3咀嚼片	2片，1次/日，口服

【处方问题】

遴选的药品不适宜。

【处方分析】

戊酸雌二醇片的药品说明书中明确指出：戊酸雌二醇不能用于妊娠或哺乳期妇女。如果在戊酸雌二醇治疗期间怀孕，应立即停止治疗。在《新编药物学（第17版）》的附录五在妊娠的危险性等级的药物检索表中，将雌二醇划定为X级，对动物或人的研究表明它可使胎儿异常，或根据经验认为在人或动物，是有危害性的，在孕妇应用这类药物显然是无益的。而戊酸雌二醇为天然雌二醇的戊酸盐，经肝脏代谢，分解为雌二醇与戊酸，同样禁用于妊娠或将妊娠患者。醋酸环丙孕酮说明书也明确指出：妊娠和哺乳期禁用该药物。

该患者临床诊断孕5⁺周，使用戊酸雌二醇–雌二醇环丙孕酮片不合理。

【干预建议】

停用戊酸雌二醇–雌二醇环丙孕酮片。

案例 ❸

【处方描述】

患者信息

性别，女；年龄，22岁。月经稀发2年，闭经4月余。查性激素六项：E_2 14.83pg/ml，FSH 27.56mlU/ml，LH 25.74mlU/ml，孕酮（PRGE）0.164ng/ml，催乳素（PRL）13.33ng/ml，睾酮（TEST）0.240ng/ml。AMH < 0.01ng/ml。

临床诊断：早发性卵巢功能不全。

处方

| 戊酸雌二醇片 | 2mg，1次/日，口服 |

【处方问题】

遴选的药品不适宜。

【处方分析】

根据我国《早发性卵巢功能不全的临床诊疗专家共识（2023版）》，对于原发性POI患者，推荐开始雌激素治疗2年后或有突破性出血发生时，加用孕激素，以维持POI患者正常的乳腺和子宫发育，无子宫者单用雌激素即可。对于有子宫的继发性POI患者，雌激素治疗时应添加孕激素。《早发性卵巢功能不全中西医结合诊疗指南》也指出：有子宫的POI患者建议使用标准剂量雌孕激素序贯治疗，加用孕激素可保护子宫内膜。孕激素应用的主要目的是对抗雌激素，从而保护子宫内膜，以预防雌激素诱导的子宫内膜增生症和子宫内膜癌。患者22岁，且为有子宫的情况，单独使用雌激素治疗不合理。

【干预建议】

换用雌二醇/雌二醇地屈孕酮片复合包装。

案例 ④

【处方描述】

患者信息

性别，女；年龄，15岁。5年前因"地中海贫血"行骨髓造血干细胞移植术。移植后出现皮肤排异反应，予口服西罗莫司控制排异反应，已停药。5个月前月经初潮，初潮至今未再有月经。妇科彩超检查：子宫体积小。性激素检查示：$E_2 < 5pg/ml$，$FSH\ 61.52mIU/ml$，$LH\ 36.8mIU/ml$。$AMH < 0.01ng/ml$。

临床诊断：骨髓移植术后；地中海贫血；早发性卵巢功能不全。

处方

| 雌二醇/雌二醇地屈孕酮片复合包装 | 1片，1次/日，口服 |
| 碳酸钙D_3咀嚼片 | 1片，1次/日，口服 |

【处方问题】

遴选的药品不适宜。

【处方分析】

当POI发生在青春期前时，患者无内源性雌激素，从青春期开始至成年期间必须进行持续治疗，以利于青春期发育。从小剂量开始进行雌激素补充，有子宫的患者在开始雌激素治疗2年后或有突破性出血发生时，加用孕激素，以维持POI患者正常的乳腺和子宫发育，无子宫者单用雌激素即可。患者15岁，刚开始接收雌激素补充治疗，无突破性出血症状，单用雌激素即可，使用孕激素不合理。

【干预建议】

停用雌二醇/雌二醇地屈孕酮片复合包装，换用雌激素单药治疗。

案例 ⑤

【处方描述】

患者信息

性别，女；年龄，39岁。月经稀发9年，闭经半年。1月前外院性激素检查：$E_2 < 37pg/ml$，FSH 29.07mlU/ml，LH 17mlU/ml，PRGE 0.3ng/ml，PRL 13.19ng/ml，TEST 0.3ng/ml。低密度脂蛋白胆固醇4.9mmol/L，肾小球滤过率eGFR 23ml/（min·1.73m^2）。本次入院查性激素六项：E_2 14.83pg/ml，FSH 27.56mlU/ml，LH 25.74mlU/ml，PRGE 0.164ng/ml，PRL 13.33ng/ml，TEST 0.240ng/ml。肾小球滤过率eGFR 22.5ml/（min·1.73m^2）。

临床诊断：早发性卵巢功能不全；子宫切除术后；高脂血症；CKD 4期。

处方

戊酸雌二醇片	2mg，1次/日，口服
瑞舒伐他汀钙片	10mg，1次/日，口服

【处方问题】

遴选的药品不适宜。

【处方分析】

对于已切除子宫的POI患者，通常不必加用孕激素，单用戊酸雌二醇片合理。POI与多种心血管危险因素相关，包括血管内皮功能障碍、血脂异常、胰岛素抵抗增加和代谢综合征等，也应注意相关药物的使用情况。他汀类药物通过竞争性抑制3-羟基-3-甲基戊二酰辅酶A还原酶，干扰胆固醇的生物合成，进而降低血浆中胆固醇和血清脂蛋白浓度。患者诊断为高脂血症，应该使用他汀类药物。但是瑞舒伐他汀部分需要通过肾脏排泄，肾功能严重不全的人（肌酐清除率＜30ml/min），药物排泄会出现障碍，就会造成药物蓄积，引起毒性反应，因此禁用于重度肾功能不全的患者。该患者CKD 4期，使用瑞舒伐他汀不合理。

【干预建议】

阿托伐他汀的降脂效果和瑞舒伐他汀相当，且阿托伐他汀的血浆浓度不受肾脏疾病的影响，肾功能不全的患者无需调整剂量，因此该患者可以将瑞舒伐他汀更改为阿托伐他汀。

案例 ⑥

【处方描述】

患者信息

性别，女；年龄，12岁。

临床诊断： 早发性卵巢功能不全。

处方

戊酸雌二醇片　　　　　　　1mg，1次/日，口服

【处方问题】

用法用量不适宜。

【处方分析】

我国《早发性卵巢功能不全的临床诊疗专家共识（2023版）》建议从11～12岁开始，从小剂量开始进行雌激素补充。起始剂量可为成人剂量的1/8～1/4，模拟正常的青春期发育过程。用于POI患者的17β-雌二醇推荐剂量为每日2mg。患者12岁，因此，其应使用的雌激素剂量应为0.25～0.5mg，1mg的戊酸雌二醇片剂量过大。

【干预建议】

建议戊酸雌二醇片用量调整为0.5mg，1日1次。

案例 **7**

患者信息

性别，女；年龄，30岁。10年前因"月经过多"外院行诊刮术。后未避孕至今未孕。5年前外院查FSH 199.8mIU/ml，LH 72mIU/ml，开始间断服用雌孕激素治疗，服药期间可规律行经。3年前外院查FSH 138mIU/ml，LH 46.63mIU/ml，E_2 12pg/ml，PRGE＜0.08ng/ml，PRL 5.95ng/ml，TEST 0.33ng/ml。AMH＜0.087ng/ml。本次就诊查AMH＜0.01ng/ml，FSH 77.5 mIU/ml，LH 46.6mIU/ml。空腹血糖7.5mmol/L，糖化血红蛋白7%，低密度脂蛋白胆固醇2.6mmol/L。

临床诊断：早发性卵巢功能不全；2型糖尿病；高脂血症。

处方

雌二醇/雌二醇地屈孕酮片复合包装（芬吗通2mg）	1片，1次/日，口服
二甲双胍格列本脲胶囊	1粒，2次/日，口服
消渴丸	10丸，2次/日，口服
阿托伐他汀钙片	10mg，1次/日，口服

【处方问题】

重复给药。

【处方分析】

根据我国《早发性卵巢功能不全的激素补充治疗专家共识》及《早发性卵巢功能不全中西医结合诊疗指南》，POI患者的激素补充治疗方案主要有雌激素治疗和雌孕激素序贯治疗。患者年龄为30岁，已过青春期，且其无子宫手术相关临床诊断，因此应选择雌孕激素序贯治疗方案，单用雌二醇/雌二醇地屈孕酮片复合包装（芬吗通2mg）合理。患者2型糖尿病，本次就诊查血糖控制不佳，需调整降糖方案，在加用的降糖药物中，二甲双胍格列本脲片为复合制剂，每粒含盐酸二甲双胍250mg与格列本脲1.25mg，而消渴丸除了中药成分外同时含有少量格列本脲成分，如与含有格列本脲的其他药物合用，容易导致患者出现低血糖症状，严重时甚至可危及生命。

【干预建议】

建议调整降糖药物方案，避免和消渴丸同时使用磺酰脲类降糖药。

案例 ❽

【处方描述】

患者信息

性别，女；年龄，31 岁。

临床诊断：早发性卵巢功能不全。

处方

地屈孕酮片	5mg，1 次/日，口服
替勃龙片	2.5mg，1 次/日，口服

【处方问题】

重复给药。

【处方分析】

替勃龙说明书指出：该药品口服后迅速代谢成三种化合物而发挥其药理作用。3α-OH-替勃龙和 3β-OH-替勃龙两个代谢物具有雌激素样活性，而第三个代谢物替勃龙的 Δ4-异构体具有孕激素和雄激素样活性。因此，该药物同时有雌激素和孕激素的活性。根据我国《早发性卵巢功能不全中西医结合诊疗指南》，POI 患者可单独使用替勃龙片进行连续联合治疗。该患者同时加用地屈孕酮片，与替勃龙的雌激素作用重复，为重复用药。

【干预建议】

停用地屈孕酮片。

参考文献

［1］谢幸.妇产科学［M］.9 版.北京：人民卫生出版社，2018.

［2］Golezar S，Ramezani Tehrani F，Khazaei S，et al. The global prevalence of primary ovarian insufficiency and early menopause：a meta-analysis［J］. Climacteric，2019，22（4）：403-11.

［3］Jankowska K. Premature ovarian failure［J］. Prz Menopauzalny，2017，16（2）：51-56.

［4］陈子江，田秦杰，乔杰，等.早发性卵巢功能不全的临床诊疗中国专家共识［J］.中华妇产科杂志，2017，52（9）: 577-581.

［5］中华医学会妇产科学分会绝经学组.早发性卵巢功能不全的临床诊疗专家共识（2023版）［J］.中华妇产科杂志，2023，58（10）: 721-728.

［6］中国中西医结合学会妇产科专业委员会.早发性卵巢功能不全中西医结合诊疗指南［J］.中医杂志，2022，63（12）: 1193-1198.

［7］卢晓阳.药师处方审核基本技能与实践［M］.北京：人民卫生出版社，2020.

第十章　妇科内分泌相关肿瘤

卵巢分泌性激素不仅仅作用于子宫内膜引起周期性子宫出血，同时也作用于子宫肌层、间质、附件及生殖器官外组织。一般认为，发生于这些部位的一部分肿瘤在其形成过程中，全部或部分保留性激素受体，且其发生和发展受性激素的影响，这一类肿瘤称为激素依赖性肿瘤。激素依赖性肿瘤主要有子宫肌瘤、Ⅰ型子宫内膜癌和低级别子宫内膜间质肉瘤。除此之外，部分卵巢肿瘤具有特殊的分泌激素的功能，进而影响女性妇科内分泌功能，临床具有典型的症状和体征，肿瘤切除后则症状消失。

第一节　子宫肌瘤

一、疾病简介

（一）概况

子宫肌瘤是女性生殖器最常见的良性肿瘤，多发于30~50岁妇女，20岁以下少见，其发病率占女性生殖器官良性肿瘤的52%。因肌瘤多无症状或很少有症状，临床报道的子宫肌瘤发病率远低于实际发病率。据尸检统计，30岁以上妇女的子宫肌瘤发病率约为20%。子宫肌瘤的发病原因尚不明确，因其好发于生育期，青春期前很少见，绝经后萎缩或消退，提示其发生可能与女性激素相关。此外，还可能与遗传易感性和肝细胞功能失调有关。

（二）临床表现和相关检查

1. **症状**　多无明显症状。患者症状与肌瘤的部位、生长速度及肌瘤变形有密切关系，而与肌瘤数目关系不大。可出现经量增多、经期延长的症状，也可出现阴道分泌物增多或阴道排液。肌瘤较大时可能触及下腹包块，也可压迫膀胱、直肠或输尿管等出现响应的压迫症状。此外，还可能引起下腹坠痛、腰酸背痛、不孕或流产等症状。

2. **体征**　与肿瘤大小、位置、数目和有无变性相关。可表现为子宫增大，呈球形或不规则，或与子宫相连的肿块。0型有蒂黏膜下肌瘤可从子宫颈口脱出至阴道。浆膜下肌瘤查体容易误诊为卵巢实体性肿物。

3. 辅助检查　辅助检查主要是影像学检查，主要包括超声及磁共振成像（magnetic resonance imaging，MRI）检查。超声检查能区分子宫肌瘤与其他盆腔肿块，具有较高的敏感性和特异性，但对于多发性小肌瘤（如直径小于0.5cm以下）的准确定位及计数还存在一定的误差。MRI检查可以准确判断肌瘤数目、大小和位置，而且能发现直径0.3cm的肌瘤，但费用高，且会受到宫内节育器的干扰。若有需要，还可选用宫腔镜、腹腔镜、子宫输卵管造影等协助诊断。

（三）诊断

根据病史、体征和超声检查，诊断多无困难。需与以下情况相鉴别：妊娠子宫、卵巢肿瘤、子宫腺肌病、子宫恶性肿瘤、卵巢子宫内膜异位囊肿、盆腔炎性包块、子宫畸形等。

二、治疗方案

（一）治疗原则

治疗应根据患者年龄、症状和生育要求以及肌瘤的类型、大小、数目全面考虑。无症状肌瘤一般不需治疗，特别是近绝经期妇女。绝经后肌瘤多可萎缩和症状消失。每3~6个月随访一次，若出现症状可考虑进一步治疗。治疗方法主要有药物治疗、手术治疗，此外还有子宫动脉栓塞术、高能聚焦超声、子宫内膜切除术等非主流治疗方法。

症状轻、近绝经年龄或全身情况不宜手术者，可选用药物治疗，其具体适应证如下：①子宫肌瘤导致月经过多、贫血和压迫症状，不愿手术者；②子宫肌瘤剔除或子宫切除术前预处理纠正贫血、缩小肌瘤和子宫体积，为手术治疗做准备；③子宫肌瘤患者孕前可使用药物缩小子宫体积和肌瘤体积，为妊娠做准备；④多发性子宫肌瘤剔除术后，预防肌瘤近期复发；⑤有手术治疗禁忌证者。

（二）药物治疗

治疗子宫肌瘤的药物可以分为两大类：① 只能改善月经过多的症状，不能缩小肌瘤体积，如激素避孕药、氨甲环酸、非甾体抗炎药（non-steroidal anti-inflammatory drugs，NSAID）等；② 既可改善贫血症状又能缩小肌瘤体积，如促性腺激素释放激素激动剂（gonadotropin-releasing hormone agonist，

GnRH-a）和米非司酮等。

1. 激素避孕药　包括复方口服避孕药（combined oral contraceptive，COC）和左炔诺孕酮宫内缓释系统（levonorgestrel-releasing intrauterine system，LNG-IUS）等。COC不能缩小子宫肌瘤体积，但可以减少月经量，控制月经周期，能治疗子宫肌瘤相关的点滴出血和月经过多。WHO推荐子宫肌瘤患者可以使用COC。LNG-IUS通过使子宫内膜萎缩，可以有效治疗子宫肌瘤相关的月经过多，提高血红蛋白含量，其不适合黏膜下肌瘤，子宫腔过大者放置LNG-IUS容易脱落。

2. 氨甲环酸　属于口服非激素药物，能与纤溶酶和纤溶酶原上的纤维蛋白亲和部位的赖氨酸结合部位吸附，抑制纤溶酶、纤溶酶原与纤维蛋白结合，从而达到止血效果。若患者不能或不愿使用激素避孕药，或只想在有症状时接受治疗，那就可首选此药。多项小型研究显示其对肌瘤性经血过多患者有效。用法为静脉滴注，成人一般每次0.25～0.5g，必要时可每天1～2g，分1～2次给药。

3. NSAID　子宫内膜的前列腺素受体可促进异常血管和新生血管的形成，导致异常子宫出血。NSAID可以抑制环氧合酶，减少子宫内膜水平的前列腺素合成，进而减少月经出血。不同类型NSAID的疗效无差异，控制与月经相关的贫血和疼痛的同时不影响肌瘤或子宫大小。

4. GnRH-a　可以间接地减少垂体分泌促性腺激素，通过"降调节"有效地抑制卵巢功能。治疗子宫肌瘤的药物中以GnRH-a缩小肌瘤体积最为显著，可使肌瘤体积变小40%～60%。患者治疗后痛经、非经期下腹痛和压迫症状等均可迅速缓解。治疗3个月时子宫体积较前平均缩小约50%，闭经率达95%以上，90%以上的患者血清雌二醇达到去势水平。

GnRH-a自月经期第1～5天内开始下腹部皮下注射（戈舍瑞林埋植剂，每支3.6mg）或皮下注射（醋酸亮丙瑞林，每支3.75mg）或肌内注射（曲普瑞林，每支3.75mg），每4周1针。疗程为3～6个月，超过6个月时必须行反向添加。GnRH-a治疗停止后3～6个月，随着卵巢功能的恢复子宫肌瘤往往会"反弹"到治疗前的大小，因此，要维持疗效需要持续用药。近年来，黑升麻提取物和GnRH-a联合应用开始用于控制患者的围绝经期症状，建议从GnRH-a注射第一针开始服用黑升麻提取物，服用至GnRH-a治疗停止后1个月。

5. 米非司酮　属于抗孕激素制剂，与孕酮受体的相对结合力是孕酮的5倍，具有抗排卵、抗着床、诱导月经及促进子宫颈成熟等作用。米非司酮缩小肌瘤及子宫体积的作用虽稍逊于GnRH-a，其最大的优势是廉价、优效且不良反应较少。米非司酮每日10mg或12.5mg口服，可作为术前用药或提前绝经使用。但不宜长期使用，因其拮抗孕激素后，子宫内膜长期受雌激素刺激，增加子宫内膜病变的风险。

（三）处方审核注意事项

表10-1　子宫肌瘤药物治疗的处方审核注意事项

药物	禁用人群	药物相互作用
COC	有或曾有血栓（静脉或动脉）、栓塞前驱症状（如心绞痛和短暂性脑缺血发作）、存在一种严重的或多个静脉或动脉血栓栓塞的危险因子、伴血管损害的糖尿病、严重高血压、严重异常脂蛋白血症、已知或怀疑的性激素依赖的生殖器官或乳腺恶性肿瘤、肝脏肿瘤（良性或恶性）、有或曾有严重肝脏疾病、肝脏功能未恢复正常、不明原因的阴道出血	1. 酶诱导剂和抗生素可减弱口服避孕药的治疗效果，如苯妥英、巴比妥酸盐、扑米酮、卡马西平和利福平；怀疑的药物有奥卡西平、托吡酯、非尔氨酯、灰黄霉素 2. 抗生素（影响肝肠循环），如青霉素、氨苄西林、四环素，给予抗生素后雌激素的肝肠循环将减少，降低炔雌醇浓度
LNG-IUS	已知或怀疑妊娠、盆腔炎、下生殖道感染、产后子宫内膜炎、宫颈炎、宫颈发育异常、子宫异常、子宫或宫颈恶性病变、过去3个月有感染性流产、原因不明的阴道流血、已知或可疑患有性激素依赖性恶性肿瘤、严重肝脏疾病；使用期间发生严重头痛、血压明显升高、黄疸、严重动脉疾病应考虑取出该系统	孕激素的代谢可能受同时使用的细胞色素P450酶诱导剂如抗惊厥药（苯巴比妥、苯妥英、卡马西平）和抗感染药（利福平、利福布汀、奈韦拉平、依非韦伦）或抑制剂的影响而使血药浓度发生改变
氨甲环酸	患有获得性色觉缺陷的患者；蛛网膜下隙出血患者；活动性血管内凝血的患者；对氨甲环酸或任何成分过敏的患者	与止血性脏器制剂、蛇毒凝血酶大量合用时可引起血栓形成倾向
NSAID	心血管疾病患者应避免使用高剂量布洛芬（每日2400mg）、双氯芬酸和COX-2抑制剂；慢性肾病患者应避免使用NSAID；孕妇应避免使用NSAID，特别是在孕期的头3个月和最后3个月	1. 一些NSAID可部分抑制CYP2C9（如布洛芬、酮洛芬、氟比洛芬、吲哚美辛、双氯芬酸和美洛昔康）或CYP2C8/2D6（塞来昔布）和（或）葡萄苷酸化（如布洛芬、氟比洛芬），这可导致高度依靠这些途径消除的药物出现浓度升高 2. 除了阿司匹林外，所有NSAID的蛋白结合率均较高，同时应用苯妥英或华法林与NSAID时，NSAID可将与蛋白结合的苯妥英或华法林置换出来，导致其生物效应增加 3. NSAID可减少甲氨蝶呤的肾脏清除、导致其浓度升高 4. NSAID可以降低血管紧张素转化酶抑制剂的疗效

续表

药物	禁用人群	药物相互作用
GnRH-a	有性质不明的、异常的阴道出血者禁用；妊娠期和哺乳期妇女禁用	避免同时使用已知能延长Q-T间期的药物或能诱发扭转性室性心动过速的药物如ⅠA类（奎尼丁、普鲁卡因胺等）或Ⅲ类（胺碘酮、索他洛尔等）抗心律失常药物
米非司酮	严重的心、肝、肾疾病患者及肾上腺皮质功能不全者；有使用前列腺素类药物禁忌证，如青光眼、哮喘及对前列腺素类药物过敏；带宫内节育器妊娠或怀疑宫外孕者；年龄超过35岁的吸烟妇女；除终止早孕妇女外，其他孕妇及哺乳期妇女禁用	服用本品一周内避免服用阿司匹林和其他非甾体抗炎药；米非司酮被CYP3A4代谢，可能受使用的CYP3A4的诱导剂（圣约翰草提取物、苯巴比妥、卡马西平、利福平等）或抑制剂（红霉素、克拉霉素、伊曲康唑等）的影响而使血药浓度发生改变

第二节 子宫内膜癌

一、疾病简介

（一）概况

子宫内膜癌是指具有浸润肌层和远处扩散潜能的、原发于子宫内膜的上皮性肿瘤。是女性生殖道三大恶性肿瘤之一，占妇科恶性肿瘤的20%~30%。近年来发病率在世界范围内呈上升趋势。平均发病年龄为60岁，其中75%发生于50岁以上妇女。根据临床资料和流行病学研究，子宫内膜癌分为Ⅰ型和Ⅱ型。其中，Ⅰ型又称为雌激素依赖型，大部分病理类型为子宫内膜样腺癌，少部分为黏液腺癌；其发生与无孕激素拮抗的雌激素持续刺激直接相关，缺乏孕激素对抗，子宫内膜长期处于过度增生的状态，进一步发展为子宫内膜癌。Ⅱ型也称为非雌激素依赖型，病理类型包括浆液性癌、透明细胞癌、癌肉瘤等；其发生机制至今尚不完全清楚。雌激素依赖型是子宫内膜癌中最常见的类型，占子宫内膜癌的80%~85%。

（二）临床表现和相关检查

1. **症状** 少数早期子宫内膜癌可能无任何症状，临床上难以发现。约90%的患者会出现阴道流血或阴道不正常排液症状。阴道流血主要为绝经后阴道流血，可占70%~75%；尚未绝经者可表现为经量增多、经期延长或月经紊乱。阴道不正常排液早期可为少量浆性或血性分泌物；后期发生感染、坏死，则有大量恶臭的脓血样液体排出。此外，还可由宫腔积脓或积液引起下腹疼痛，晚期则可出现贫血、消瘦及恶病质等相应症状。

2. 体征 在子宫内膜癌早期，多数患者没有明显的相关阳性体征。因多数患者合并糖尿病、高血压或心血管疾病，因此应关注相关系统体征。晚期可有子宫增大，合并宫腔积脓时可有明显压痛，宫颈管内偶有癌组织脱出，触之易出血。癌灶浸润周围组织时，子宫固定或在宫旁扪及不规则结节状物。

3. 辅助检查 子宫内膜组织学检查是子宫内膜癌确诊及肿瘤组织学分级的依据，子宫内膜可通过刮宫获得。子宫内膜癌的辅助诊断技术还包括经腹或经阴道超声、MRI、计算机断层扫描（computed tomography，CT）、正电子发射断层显像（positron emission tomography，PET）检查等影像学检查、宫腔镜检查以及子宫内膜微量组织学或细胞学检查。此外，血清肿瘤标记物检查也有助于鉴别良、恶性病变。

（三）诊断

子宫内膜的组织病理学检查及子宫外转移灶活检或手术切除组织标本，经病理组织学诊断为子宫内膜癌，此为金标准。绝经后及绝经过渡期异常子宫出血是子宫内膜癌最常见的症状，故子宫内膜癌应与引起阴道流血的各种疾病相鉴别。主要包括：萎缩性阴道炎、子宫黏膜下肌瘤或内膜息肉、宫颈癌、子宫肉瘤、输卵管癌等。

二、治疗方案

（一）治疗原则

子宫内膜癌的治疗以手术治疗为主，辅以放疗、化疗和激素等综合治疗。治疗方案应根据病理诊断和组织学类型，以及患者的年龄、全身状况、有无生育要求、有无手术禁忌证、有无内科合并症等综合评估以制订治疗方案。手术是子宫内膜癌的主要治疗手段，除不能耐受手术或晚期无法手术的患者外，都应进行全面的分期手术。对于伴有严重内科并发症、高龄等不宜手术的各期子宫内膜癌患者，可采用放疗和药物治疗。严格遵循各种治疗方法适应证，避免过度治疗或治疗不足。强调有计划的、合理的综合治疗，并重视个体化治疗。

（二）药物治疗

1. 化疗　大多数Ⅰ型子宫内膜癌患者无需化疗，化疗主要应用于晚期（FIGO 分期Ⅲ期~Ⅳ期）或复发患者。对于IB期、G3的高危组患者，美国国立综合癌症网络（national comprehensive cancer network，NCCN）指南也推荐进行术后辅助化疗改善预后，但仅为2B类推荐。系统性化疗推荐联合化疗方案，联合化疗与单药应用相比，无论是化疗有效率，还是在延长患者的无进展生存时间和总生存时间方面均占优势。推荐的化疗方案及药物如下：卡铂/紫杉醇，顺铂/多柔比星，顺铂/多柔比星/紫杉醇（因为毒性较大未被广泛使用），卡铂/多西他赛，卡铂/紫杉醇/贝伐珠单抗，依维莫司/来曲唑（子宫内膜样腺癌）。一般主张根据患者病情、全身状况和术后是否放疗等确定术后的疗程数，多建议给予至少6个疗程。

2. 靶向治疗　免疫检查点抑制剂及酪氨酸激酶抑制剂作为新型靶向治疗制剂，在基于分子标记物指导的子宫内膜癌二线治疗中显示了抗肿瘤活性。2018年NCCN指南推荐帕博利珠单抗用于治疗不可切除或转移性的、高度微卫星不稳定型或错配修复缺陷的内膜癌二线治疗。2019年NCCN指南推荐仑伐替尼+帕博利珠单抗联合治疗方案用于治疗既往接受系统治疗后病情进展、不适合根治性手术或放疗、非高度微卫星不稳定型/错配修复缺陷的晚期子宫内膜癌患者。

3. 激素治疗　孕激素治疗主要用于保留生育功能的早期子宫内膜癌患者，也可作为晚期或复发子宫内膜癌患者的综合治疗方法之一。以高效药物、大剂量、长疗程为佳。对肿瘤分化良好、孕激素受体阳性者疗效较好，对远处复发者效果疗效优于盆腔复发者。治疗时间尚无统一标准，但至少应用6个月以上。总有效率25%~30%。最常用的孕激素包括：①醋酸甲羟孕酮，每日500~1000mg，口服；②醋酸甲地孕酮，每日160mg，口服。不推荐早期患者术后常规应用激素治疗。对于标准的孕激素治疗失败的患者，他莫昔芬的缓解率约20%。他莫昔芬也可与孕激素交替使用。

（三）处方审核注意事项

1. 抗肿瘤药物　主要从适应证是否适宜，药物治疗方案是否合理，遴选的药品是否适宜，化疗预处理方案是否规范，药品剂型或给药途径是否正确，用法用量是否正确，联合用药是否适宜，用药顺序是否正确，是否存在配伍禁忌，是否存在重复用药等方面进行评估。Ⅰ型子宫内膜癌常用抗肿瘤药物的禁用人群及药物相互作用如表10-2所示。

表10-2　Ⅰ型子宫内膜癌常用抗肿瘤药物的处方审核注意事项

抗肿瘤药物	禁用人群	药物相互作用
卡铂	严重肾功能不全、严重骨髓移植、出血性肿瘤患者、妊娠期妇女和哺乳期妇女禁用	避免与具有耳毒性、肾毒性的药物联合应用；与其他骨髓抑制药物联合应用时，用药剂量和周期必须非常谨慎地设计
顺铂	肾功能损害患者及孕妇禁用	避免与具有耳毒性、肾毒性的药物联合应用；合用主要经肾排泄的药物可能导致药物毒性增加，谨慎合用；青霉胺或其他螯合剂会减弱顺铂的药物活性，应避免合用
多柔比星	严重器质性心脏病、心功能异常、对本品及蒽环类药物过敏者禁用；曾用过其他抗肿瘤药或放疗已引起骨髓抑制者，心肺功能失代偿者，明显肝功能损害或感染、发热、恶病质、失水、电解质或酸碱平衡失调者，胃肠道梗阻者，水痘或带状疱疹患者，孕妇及哺乳期妇女禁用	如与已报道有潜在心脏毒性作用的抗肿瘤药物伴随使用（如氟尿嘧啶、环磷酰胺、顺铂等）或与其他具有心脏活性作用的药物伴随使用（如钙通道阻滞剂）需在整个治疗期间密切监测心脏功能；应避免与碱性溶液长期接触；因会产生沉淀，速溶型多柔比星不可与肝素混用，亦不建议速溶型多柔比星与其他药物混合；用药期间慎用活病毒疫苗接种
紫杉醇	禁用于中性粒细胞计数小于 $15 \times 10^9/L$ 的实体瘤患者、中性粒细胞计数小于 $1.0 \times 10^9/L$ 的AIDS相关性卡波西肉瘤患者	合并使用能诱导、抑制或被CYP2C8及CYP3A4代谢的药物时，应加以注意
多西他赛	禁用于妊娠及哺乳期妇女	合并使用能诱导、抑制或被CYP3A代谢的药物时，应加以注意；当联合多西他赛时，卡铂的清除率比单独应用卡铂增高约50%
贝伐珠单抗	1.禁用于对下列物质过敏的患者：产品中任一组分；中国仓鼠卵巢细胞产物或者其他重组人类或人源化抗体 2.出现以下情况，停止使用贝伐珠单抗：胃肠道穿孔（胃肠道穿孔、胃肠道瘘形成腹腔脓肿），涉及内脏瘘形成；需要干预治疗的伤口裂开以及伤口愈合并发症；严重出血（例如需要干预治疗）；严重动脉血栓事件；高血压危象或高血压脑病；可逆性后部白质脑病综合征（RPLS）；肾病综合征	尚不明确
依维莫司	对本品有效成分、其他雷帕霉素衍生物或本品中任何辅料过敏者禁用	不应与CYP3A4强效抑制剂合并用药；谨慎与中效CYP3A4和（或）PgP抑制剂合用

抗肿瘤药物	禁用人群	药物相互作用
来曲唑	绝经前、妊娠、哺乳期妇女禁用；儿童、青少年禁用	来曲唑是CYP3A4酶的底物，其生物转化可能会受到经CYP3A4酶代谢的药物影响；来曲唑可抑制CYP2A6，并轻度抑制CYP2C19，当应用治疗指数很窄并且主要依赖这些同工酶的药物时，应非常谨慎；来曲唑和他莫昔芬（20mg/d）合用后，血浆来曲唑水平平均下降38%，来曲唑对他莫昔芬的血浆浓度没有影响
帕博利珠单抗	多活性成分或任何辅料（L-组氨酸、聚山梨酯80等）过敏者	尚未进行正式药动学、药物相互作用研究。使用前应避免使用全身性皮质激素或免疫抑制剂
仑伐替尼	对本品任何成分过敏者及哺乳期妇女禁用	可能成为胃肠道CYP3A4或P-gp诱导剂，在接受本品治疗的患者，应谨慎使用已知具有较窄治疗指数的CYP3A4底物
他莫昔芬	有眼底疾病者、妊娠、哺乳期妇女禁用	可能会增强华法林或其他香豆素衍生物的抗凝作用；与细胞毒药物联合使用时，血栓风险增加。骨转移患者使用他莫昔芬治疗初期，降低肾脏钙排泄的药物（如噻嗪类利尿剂）可增加高钙血症风险

2. 激素药物 孕激素药物治疗 I 型子宫内膜癌以高效药物、大剂量、长疗程为佳。处方审核应注意药物的选择、适应证、用法用量等。最常用的孕激素有醋酸甲羟孕酮和醋酸甲地孕酮。孕激素的代谢可能同时受使用的细胞色素P450酶的诱导剂或抑制剂的影响而使血药浓度发生改变，因此合用时应注意。伴有血栓性静脉炎、血栓栓塞性疾病、严重肝功能损坏的患者禁用孕激素药物。孕妇及哺乳期妇女以及儿童禁用醋酸甲羟孕酮；此外，本片剂中含乳糖，因此对于因罕见的遗传原因所致半乳糖不耐受患者，拉普乳糖酶缺乏症患者或葡萄糖-半乳糖吸收不良患者，应避免使用本药品。对于醋酸甲地孕酮，妊娠4个月内不推荐使用，哺乳期女性用药期间应停止哺乳，尚无儿童用药的安全性和有效性资料。

第三节 子宫肉瘤

一、疾病简介

（一）概况

子宫肉瘤主要来源于子宫平滑肌、子宫内膜间质以及由子宫上皮和非上皮组织来源的混合性肿瘤，约占所有女性生殖道恶性肿瘤的1%，占子宫体恶性肿瘤的3%~7%。大多数子宫肉瘤发生于40岁以上的患者，但也有20岁时诊断为该病的报道。诊断时的平均年龄约为60岁。根据组织病理学不同，子宫肉瘤可分为子宫平滑肌肉瘤、子宫内膜间质肉瘤（endometrial stromal sarcoma，ESS）和腺肉瘤。其中，ESS只占子宫肉瘤的15%~25%。按照核分裂象、血管侵袭及预后情况，ESS分为低级别子宫内膜间质肉瘤（low-grade endometrial stromal sarcoma，LGESS）、高级别子宫内膜间质肉瘤（high-grade endometrial stromal sarcoma，HGESS）以及未分化子宫肉瘤。

LGESS孕激素受体（progesterone receptor，PR）多为高表达，大剂量孕激素治疗有一定效果。从肿瘤的转移和复发及治疗效果看，其发病因素可能包括内分泌激素。此外，LGESS的发病危险因素还包括盆腔放疗史、遗传因素、生育史、他莫昔芬和外源性雌激素的使用等。LGESS的发病率不到整个子宫恶性肿瘤的1%，但其为第二常见的子宫间叶源性恶性肿瘤，仅次于子宫平滑肌肉瘤。

（二）临床表现和相关检查

LGESS多见于40~55岁女性，其中50%以上发生于绝经前。常发生在多囊卵巢、长期使用雌激素或三苯氧胺的女性。卵巢是子宫外扩散最常见的部位，占1/3以上。由于LGESS生长缓慢，临床多见远期复发，因而需要长期随访。复发部位以盆腔和腹腔多见，肺和阴道少见。

1. 症状　无特异性，早期症状不明显。随病情发展，患者通常表现为异常的子宫出血、盆腔疼痛和痛经，但多达25%的患者无任何症状。

2. 体征　子宫增大，外形不规则。宫颈口可有息肉或肌瘤样肿块，呈紫红色，极易出血，继发感染后有坏死及脓性分泌物。晚期肉瘤可累及骨盆侧壁，子宫固定不活动，可转移至肠管及腹腔，但腹腔积液少见。

3. 辅助检查　辅助检查主要包括病理学检查和影像学检查。诊断性刮宫、宫颈口组织物活检、阴道B超、CT或MRI等相关检查都可用于辅助子宫肉瘤的诊断。此外，部分子宫肉瘤患者血清的CA125、CA153、CA199和TSGF可能升高，因此，肿瘤标志物的检测也可提供一定帮助。

（三）诊断

子宫肉瘤的临床表现与一般女性无生殖道肿瘤相比并无明显的特殊性，

因此术前诊断率较低。一般认为子宫肿物迅速增大，尤其是绝经后不断增大，伴有阴道出血、腹痛等症状，应考虑子宫肉瘤的可能。虽然阴道超声、MRI检查有助于诊断，胸、腹盆腔CT有助于术前分期，但到目前为止，还没有无损伤的手段能明确诊断。

LGESS的诊断和鉴别诊断主要依据病理及免疫组化检查。其病理学依据是肿瘤由类似于增生期子宫内膜间质细胞的肿瘤细胞组成，肿瘤细胞呈弥漫浸润性生长，有时可见肿瘤细胞围绕小血管漩涡状生长。肿瘤舌状浸润肌层，或者出现淋巴管血管侵犯。免疫组织化学染色显示肿瘤细胞ER/PR阳性，CD10弥漫强阳性表达。诊断LGESS不仅需要与其他类型的子宫肉瘤相鉴别，还应与子宫平滑肌瘤、子宫内膜癌以及子宫颈癌相鉴别。

二、治疗方案

（一）治疗原则

手术治疗是子宫肉瘤的最主要治疗方式。术后进行手术病理分期，根据分期和危险因素判断是否进行辅助治疗。不能手术者，在取得病理组织学诊断后，可考虑行辅助治疗。对于Ⅰ期的LGESS可术后观察，尤其是绝经后或已实施双附件切除的患者，也可行内分泌治疗（雌激素阻断剂）。对于Ⅱ~Ⅳ期的LGESS术后给予雌激素阻断剂治疗，必要时给予体外放疗。

（二）药物治疗

LGESS的药物治疗主要是雌激素阻断治疗。首选芳香化酶抑制剂（来曲唑、阿那曲唑或依西美坦等），也可使用竞争性雌激素受体拮抗剂（氟维司群）、高剂量孕酮或GnRH-a（亮丙瑞林、曲普瑞林等），目前已不再使用他莫昔芬。雌激素阻断剂的使用方法并未达成共识，如芳香化酶抑制剂或孕激素的最佳剂量、给药方案及治疗持续时间等均不明确。

（三）处方审核注意事项

针对LGESS，处方审核时要注意药物的特殊人群使用情况、禁忌证以及药物相互作用等。GnRH-a及来曲唑的注意事项可参考本章第一节、第二节。阿那曲唑片中含乳糖，患有半乳糖不耐受症、原发性肠乳糖酶缺乏或葡萄糖-半乳糖吸收不良遗传疾病的患者不应服用阿那曲唑；依西美坦片剂含有蔗糖，对于罕见糖耐量异常，葡萄糖-半乳糖吸收障碍或蔗糖酶-异麦芽糖酶不足的遗传性疾病的患者，不应使用。其余的审方注意事项如表10-3所示。

表10-3　LGESS的处方审核注意事项

药物	禁用人群	药物相互作用
阿那曲唑	绝经前妇女；怀孕或哺乳期妇女；严重肾功能损害的患者（肌酐清除率小于20ml/min）；中到重度肝病患者；已知对阿那曲唑或任何组分过敏的患者	含有雌激素的疗法可降低本品的药理作用，故不宜同本品合用；他莫昔芬可能降低本品的药理作用，故不应同本品合用
依西美坦	已知对药物活性成分或任何辅料过敏者，以及绝经前和妊娠或哺乳期妇女	合并使用细胞色素P-450（CYP）3A4的强诱导剂会降低依西美坦暴露量。患者同时接受CYP3A4强诱导剂，如利福平、苯妥英、苯巴比妥等时，本品的推荐剂量为50mg，每日一次，餐后服用；不应将依西美坦与其他含雌激素的药物联合使用，这将会降低其药理作用
氟维司群	已知对本品活性成分或任何辅料过敏的患者；孕妇及哺乳期妇女；严重肝功能损害的患者；本品含苯甲醇，禁止用于儿童肌内注射	暂无

第四节　卵巢性索间质肿瘤

一、疾病简介

（一）概况

卵巢性索间质肿瘤是一组异质性的良性或恶性的妇科肿瘤，来源于原始性腺中的性索和间质组织。相较于卵巢上皮性肿瘤和生殖细胞瘤，卵巢性索间质肿瘤并不常见，仅占卵巢肿瘤的5%～8%。其可以由单一细胞构成，也可由不同细胞混合构成，此类肿瘤常有内分泌功能，占分泌激素的卵巢肿瘤的极大部分，主要包括颗粒细胞瘤、卵泡膜细胞瘤、支持细胞-间质细胞肿瘤、两性母细胞瘤及类固醇细胞瘤等。

1. **颗粒细胞瘤**　常有雌激素水平过高的临床表现。颗粒细胞所产生的高雌激素主要是靠卵泡膜细胞及间质细胞合成的雄性激素，颗粒细胞中的芳香化酶使雄激素转为雌激素，因此部分患者可表现为男性化。

2. **卵泡膜细胞瘤**　有合成类固醇激素能力。肿瘤患者多表现为女性化，约10%的卵泡膜细胞瘤表现男性化，因肿瘤的黄素化细胞或间质细胞产生的雄激素未被周围脂肪所转化。

3. 支持细胞–间质细胞肿瘤 男性化现象在年轻人中表现明显，在老年人中不明显。大部分支持细胞瘤表现女性征象：假性性早熟、月经多、子宫内膜增生。也有同时分泌雌激素和孕激素。

4. 两性母细胞瘤 肿瘤同时有颗粒细胞瘤成分和睾丸母细胞成分，临床有女性化或男性化表现。

5. 类固醇细胞瘤 可分泌类固醇激素，根据分泌激素不同，临床表现可分为高雄激素和高雌激素两型，高雄激素型最为常见，表现为男性化。

（二）临床表现和相关检查

1. 症状 卵巢性索间质肿瘤常伴有类固醇激素分泌相关的临床表现。部分肿瘤能分泌雌激素，从而引起子宫不规则出血、月经不调、绝经后阴道出血等，或青春期前出现性早熟。部分患者则会由于雄激素分泌的影响，表现为男性化症状，如声音嘶哑、长胡须、阴蒂增粗，或去女性化症状如月经稀少或闭经、不育等。除此之外，还可出现胃肠道症状，如食欲下降、恶心等轻度胃肠道症状；或肿瘤侵犯胃肠道引起肠道梗阻的症状。

2. 体征 临床查体可发现盆腔包块，95%以上的卵巢性索间质肿瘤为单侧性，很少为双侧性。腹部增大和腹腔积液也是常见的体征，胸腔积液偶尔可见。腹部增大可由肿物或腹腔积液引起。大部分胸腔积液和腹腔积液的产生是由于肿瘤扩散转移所致，极少数是由于良性肿瘤如卵巢纤维瘤、泡膜细胞瘤等引起的麦格综合征，其特点是切除肿瘤可使腹水和胸腔积液消退。

3. 辅助检查 影像学检查主要有超声检查（经阴道或者经腹超声）、CT扫描和MRI检查，可提供肿瘤的部位、大小、和周围组织的关系、肿瘤的性质和范围，有助于定性诊断。如怀疑有邻近器官受侵和远处转移，可相应行胃肠造影检查、静脉尿路造影检查和胸部CT检查等。大多数卵巢恶性肿瘤合并腹腔或胸腔积液，行腹腔或胸腔积液细胞学检查可发现癌细胞。组织病理学是诊断的金标准。

（三）诊断

腹腔积液中查到癌细胞是初步的诊断依据，但应和晚期胃肠道肿瘤鉴别，必要时行胃肠镜检查。剖腹探查或腹腔镜探查和肿瘤的组织学检查是最后的诊断及分期依据。临床上发现盆腔包块时，需与子宫内膜异位症、盆腔炎性包块、盆腹腔结核以及卵巢上皮性肿瘤等疾病相鉴别。

二、治疗方案

（一）治疗原则

对于良性的卵巢性索间质肿瘤患者，单侧肿瘤者应行卵巢肿瘤剔除术或患侧附件切除术，双侧肿瘤者应行双侧卵巢肿瘤剔除术，绝经后的妇女可考虑行全子宫及双侧附件切除术。

对于恶性的卵巢性索间质肿瘤患者，手术和化疗是治疗肿瘤的主要手段。极少数患者可经单纯手术而治愈，但绝大部分患者均需手术联合化疗等综合治疗。对于ⅠA、ⅠC期有生育要求的患者，可实施保留生育能力手术，推荐全面分期手术；但对肉眼观察肿瘤局限于卵巢的患者，可考虑不进行淋巴结切除术。Ⅰ期低危患者，不需术后辅助治疗；但对于存在肿瘤破裂、G_3以及肿瘤直径超过10~15cm等危险因素的Ⅰ期高危患者，术后可选择随访，也可以选择化疗；对于Ⅱ~Ⅳ期患者术后应给予化疗，化疗方案首选博来霉素+依托泊苷+顺铂（bleomycin+etoposide+cisplatinum，BEP）或紫杉醇+卡铂方案。由于卵巢癌易出现盆腹腔广泛转移，而且存在有效的化疗药物可以选择，而盆腹腔放疗多有近期和远期并发症，所以放疗基本不再用于卵巢癌术后的辅助治疗放疗。对于肿瘤局限，例如仅有腹膜后或纵隔淋巴结转移，但手术难以切除，且化疗效果不佳的情况，可考虑调强放射治疗。

（二）药物治疗

1. 化疗 恶性的卵巢性索间质肿瘤可选择BEP方案或紫杉醇联合卡铂化疗。对于相对年轻和健康的患者，常选择BEP方案，而出于毒性考量，对于>40岁的患者，更倾向于紫杉醇联合卡铂方案。各家报道的BEP方案的具体用法略有不同。我国颁布的《卵巢癌诊疗指南（2022版）》推荐的用法为博来霉素15mg，第1~3天，静脉滴注（终生剂量不超过400mg），依托泊苷每天$100mg/m^2$，第1~5天，顺铂每天$20mg/m^2$，第1~5天，静脉滴注，每3周重复；国际妇产科联盟癌症报告（2015年）推荐的用法为依托泊苷依托泊苷每天$100mg/m^2$，第1~5天，间隔3周，顺铂每天$20mg/m^2$，第1~5天，静脉滴注，间隔三周，博来霉素每天30mg，静脉滴注或肌内注射，分别在1、8、15天，共12周，低危患者共三个周期，中、高危患者共四个周期。

可选择的紫杉醇联合卡铂的辅助化疗方案有以下几种：① 紫杉醇175mg/m²，静脉滴注3小时，卡铂浓度-时间曲线下面积（AUC）5~6，静脉滴注1小时，第1天，每3周重复，共3~6个周期。② 剂量密集方案：紫杉醇80mg/m²静脉滴注1小时，第1、8、15天，卡铂AUC 5~6，静脉滴注1小时，第1天，每3周重复，共6个周期。③ 紫杉醇每周60mg/m²，静脉滴注1小时，卡铂每周AUC 2，静脉滴注30分钟，共18周（适用于高龄、体弱难以耐受3周化疗方案的患者）。

2. 靶向治疗 贝伐珠单抗作为抗血管生成药物之一，在卵巢癌的一线治疗、铂敏感复发、铂耐药复发的治疗中均有价值。贝伐珠单抗在化疗期间和化疗同步应用，如有效，在化疗结束后单药维持治疗。对于卵巢性索间质肿瘤，抗血管生成治疗可能是有前景的。一项GOG Ⅱ期临床试验使用贝伐珠单抗治疗转移性卵巢性索间质肿瘤患者。在纳入的36例患者中，88.9%为颗粒细胞瘤。缓解率为16.7%，77.8%的患者病情稳定，中位PFS为9.3个月。

3. 激素治疗 目前单纯使用激素治疗卵巢癌的资料比较少，多联合应用化疗。单纯激素治疗主要是用于无法耐受化疗或化疗无效的复发患者，多为姑息治疗。激素治疗的药物主要包括：他莫昔芬、芳香化酶抑制剂（来曲唑、阿那曲唑等）、高效孕激素及促性腺激素释放激素类似物等，总体有效率大约10%。

（三）处方审核注意事项

1. 抗肿瘤药物 紫杉醇、卡铂、顺铂、贝伐珠单抗的处方审核注意事项可参照本章第二节。

（1）博来霉素 使用博来霉素前，应进行肺功能检查，有严重肺部疾患、严重弥漫性肺纤维化的患者应禁用，此外，严重肾功能障碍、严重心脏疾病、胸部及周围组织接受放疗的患者也应禁用。博来霉素与地高辛合用时，可降低地高辛的治疗作用，继发代偿失调，对于必须合用者，须密切监测；与苯妥英合用，可以降低苯妥英在肠内的吸收而降低其作用，治疗期间应监测苯妥英的血药浓度水平；使用博来霉素时如果接种活疫苗，会增加活疫苗所致感染的危险，所以用药期间禁止注射活疫苗。

（2）依托泊苷　依托泊苷禁用于孕妇及哺乳期妇女、骨髓机能障碍，以及心、肝、肾功能有严重障碍者，此外，还禁用于儿童肌内注射。在使用依托泊苷后3个月内，不宜接种病毒疫苗。

2. 激素药物　他莫昔芬、芳香化酶抑制剂（来曲唑、阿那曲唑等）、高效孕激素及促性腺激素释放激素类似物的处方审核注意事项可参照本章前三节内容。

第五节　卵巢生殖细胞肿瘤

一、疾病简介

（一）概况

卵巢生殖细胞肿瘤是来源于原始生殖细胞的一组肿瘤，占卵巢肿瘤20%～40%。多发生于年轻妇女和幼女，青春期前的患者可达60%～90%，绝经后的患者仅占4%。肿瘤可能为良性或者恶性，其中大多数为恶性肿瘤，只有成熟畸胎瘤等少数组织类型为良性肿瘤。成熟畸胎瘤是最常见的生殖细胞肿瘤，占比可达85%～97%，可发生于任何年龄，以20～40岁居多。未成熟畸胎瘤为恶性肿瘤，只占卵巢畸胎瘤的1%～3%，多见于年轻患者，平均年龄11～19岁。此外，卵巢生殖细胞肿瘤还包括无性细胞瘤、卵黄囊瘤等恶性肿瘤。

在卵巢生殖细胞肿瘤中，具有内分泌功能的主要有无性细胞瘤、卵巢原发性绒毛膜癌以及具有内分泌功能的畸胎瘤。

1. 无性细胞瘤　一般无激素失调表现，当合并有其他能合成激素的成分，如绒毛膜癌和性母细胞瘤时能产生人绒毛膜促性腺激素（HCG）致使发生性早熟或其他内分泌失调。

2. 卵巢原发性绒毛膜癌　肿瘤可分泌HCG。

3. 具有内分泌功能的畸胎瘤　卵巢甲状腺肿，是含有甲状腺组织的卵巢畸胎瘤，5%有甲亢症状；卵巢类癌是常见于消化道上皮和呼吸道上皮的畸胎瘤，也可是畸胎瘤单相分化，可分泌5-羟色胺等肽类激素，1/3患者可有类癌综合征，即面部潮红、血管功能紊乱、腹痛、腹泻、皮下水肿、支气管痉挛等。

（二）临床表现和相关检查

1. 症状　卵巢生殖细胞肿瘤常产生激素，尤其是HCG或甲胎蛋白（alpha-fetal protein，AFP）。HCG的生成可能会导致性早熟、异常阴道流血或妊娠症状。此外，对于恶性生殖细胞肿瘤，由于肿瘤恶性程度高，生长快，在早期即会出现症状。除腹部包块、腹胀外，常可因肿瘤内出血或坏死感染而出现发热或肿瘤扭转、肿瘤破裂等而出现急腹症的症状。60%～70%的患者就诊时属早期。

2. 体征　临床查体可发现盆腔包块或可扪及子宫直肠陷凹结节。恶性生殖细胞肿瘤95%以上为单侧性。合并大量腹水者腹部检查时移动性浊音阳性。

3. 辅助检查　卵巢恶性生殖细胞肿瘤相关的标志物检查包括：AFP的升高可见于卵黄囊瘤、胚胎癌和未成熟畸胎瘤；人绒毛膜促性腺激素（β-human chorionic gonadotrophic hormone，β-HCG），升高见于卵巢非妊娠性绒毛膜癌；神经元特异性烯醇化酶（neuron-specific enolase，NSE），升高见于未成熟畸胎瘤或伴有神经内分泌分化的肿瘤；乳酸脱氢酶（lactic aciddehydrogenase，LDH），升高常见于无性细胞瘤；CA19-9，升高常见于未成熟或成熟畸胎瘤。

影像学检查、细胞学检查以及组织病理学检查也是常用的辅助检查，具体内容同本章第四节。

（三）诊断

卵巢生殖细胞瘤生长迅速，常伴腹痛、发热或肿瘤坏死扭转等急腹症。术前盆腔成像显示附件肿块且相关肿瘤标志物（如HCG、AFP）水平升高强烈提示诊断为卵巢生殖细胞瘤。同卵巢性索间质肿瘤一样，腹腔积液中查到癌细胞是卵巢生殖细胞瘤的初步诊断依据，剖腹探查或腹腔镜探查和肿瘤的组织学检查是最后的诊断及分期依据。临床上发现盆腔包块时，也需与子宫内膜异位症、盆腔炎性包块、盆腹腔结核以及卵巢上皮性肿瘤等疾病相鉴别。

二、治疗方案

（一）治疗原则

对于良性生殖细胞肿瘤，单侧肿瘤应行卵巢肿瘤剔除术或患侧附件切除术，双侧肿瘤者应行双侧卵巢肿瘤切除术，绝经后妇女可考虑行全子宫及双侧附件切除术。

对于恶性生殖细胞肿瘤，手术也是其主要治疗方式，手术目的包括切除肿瘤、明确诊断、准确分期、判断预后和指导治疗。对于无生育要求的患者，建议行全面分期手术。对于年轻并希望保留生育功能的患者，无论期别早晚，均可行保留剩余功能手术。如果患者是儿童或青春期少女，可以不进行全面分期手术。对复发者仍主张积极手术。除肿瘤仅局限于卵巢的少数早期患者外，绝大部分患者单纯手术很难治愈；而大对数恶性生殖细胞肿瘤又是化疗敏感肿瘤，因此外科手术治疗与化疗相辅相成，是目前治疗恶性生殖细胞肿瘤的主要手段。除ⅠA/ⅠB期无性细胞瘤、ⅠA期胚胎性癌或卵黄囊瘤和ⅠA期/G_1未成熟畸胎瘤外，其他的恶性生殖细胞肿瘤患者均需化疗。卵巢生殖细胞肿瘤的化疗方案包括BEP、紫杉醇+铂类、依托泊苷+卡铂等。无性细胞瘤对放疗敏感，但放疗会破坏患者卵巢，因此已经极少应用，仅用于治疗复发的无性细胞瘤。

（二）药物治疗

卵巢生殖细胞肿瘤的一线化疗方案为BEP，博来霉素15mg，第1~3天，静脉滴注（终生剂量不超过400mg），依托泊苷每天100mg/m²，第1~5天，顺铂每天20mg/m²，第1~5天，静脉滴注，每3周重复。Ⅰ期患者术后化疗3~4个周期，Ⅱ期及以上晚期患者，应根据肿瘤残存情况治疗4~6个周期；或化疗前血清肿瘤标志物阳性，则可在标志物转阴后，再治疗2~3个周期。不能耐受博来霉素的患者可选择依托泊苷+卡铂的方案，具体方案为卡铂每天400mg/m²，第1天，依托泊苷每天120mg/m²，静脉滴注，第1、2、3天，每4周重复，共3~4个周期。

靶向治疗和激素治疗同本章第四节。

（三）处方审核注意事项

本部分内容同本章第四节。

第六节　处方审核案例分析

一、处方审核注意事项

对于妇科内分泌肿瘤患者的医嘱审核中，不合理医嘱涉及到的主要问题有适应证不适宜、遴选的药品不适宜、用法用量不适宜、联合用药不适宜、有配伍禁忌或者不良相互作用以及其他用药不适宜情况。

1.适应证不适宜。肿瘤治疗药物应注意甄别所选用药物是否符合当前诊断，若说明书无此适应证，应注意判断是否属于超说明用药。

2.遴选的药品不适宜。肿瘤治疗药物遴选不适宜的问题主要集中在禁忌证以及特殊人群用药方面。具体内容可详见本章第一至五节中"处方审核注意事项"。此外，还应注意对于低级别子宫内膜间质肉瘤，首选芳香化酶抑制剂，目前已不再使用他莫昔芬。

3.用法用量不适宜。肿瘤治疗药物应注意其用法用量是否合理，特别是对于肝肾功能不全的患者，应注意判断其药物剂量是否需要调整，如博来霉素需要根据肾功能进行剂量调整：肌酐清除率 $>50ml/min$，100%剂量；$40\sim50ml/min$，70%剂量；$30\sim40ml/min$，60%剂量；$20\sim30ml/min$，55%剂量；$10\sim20ml/min$，45%剂量；$5\sim10ml/min$，40%剂量。

4.有配伍禁忌或者不良相互作用。肿瘤治疗药物存在较多配伍禁忌，在进行医嘱审核时应注意甄别，如：贝伐珠单抗与右旋糖等含糖溶液相溶稀释时，贝伐珠单抗会呈浓度依赖性降解，导致药效降低甚至产生不良反应；多柔比星不能与肝素、头孢菌素类药物配伍使用，易形成不溶性沉淀；顺铂与碳酸氢钠注射液配伍后活性降低或产生沉淀。对于不确定是否有配伍禁忌的，应查阅相关文献和指南再作进一步判断，同时与临床进行沟通。

5.联合用药不适宜。联合用药不适宜主要包括药物相互作用，具体内容可详见本章第一至五节中"处方审核注意事项"。

6.其他用药不适宜情况。主要包括溶媒选择不合理、预处理方案不合理等。不同的抗肿瘤药物对溶媒的选择有不同的要求，主要涉及葡萄糖注射液和氯化钠注射液的选择，如大部分铂类、脂质体药物（如奥沙利铂、紫杉醇脂质体等）只能使用5%的葡萄糖。预处理方案不合理主要是由于严重过敏反应和恶心呕吐的化疗药，在化疗前亦需要进行抗过敏、止吐等预处理，如紫杉醇注射液使用前需进行抗过敏预处理、铂类药物需要水化预处理等。当使用此类药品时，需注意评估其预处理方案是否合理。

二、审方案例

案例 ❶

【处方描述】

患者信息

性别，女；年龄，16 岁。患者 5 天前无明显诱因出现排尿困难，严重时不能排尿。盆腔 CT 提示：盆腔巨大囊实性占位，性质考虑为附件来源良性肿瘤。后行全麻下经腹左侧卵巢囊肿切除术。术中快速病理：（卵巢肿物）囊性畸胎瘤。

临床诊断： 左卵巢未成熟畸胎瘤。

处方

| 替吉奥胶囊 | 50mg，2 次/日，口服 |

【处方问题】

适应证不适宜。

【处方分析】

卵巢生殖细胞肿瘤患者选用替吉奥胶囊，属于适应证不正确。替吉奥胶囊的说明书适应证为：用于不能切除的局部晚期或转移性胃癌，禁用于适合使用替吉奥胶囊与顺铂联合化疗的患者。另根据《临床用药须知》，替吉奥胶囊还可用于晚期头颈癌。亦有文献将其用于晚期结直肠癌和耐药乳腺癌。但尚未有任何权威的循证医学证据提示卵巢生殖细胞肿瘤的患者使用替吉奥胶囊可以获益。

【干预建议】

建议改用其他化疗方案，如博来霉素+依托泊苷+顺铂、紫杉醇+铂类、依托泊苷+卡铂等。

案例 ❷

【处方描述】

患者信息

性别，女；年龄，33 岁。妇科彩超提示：孕妇宫体后壁见一低回声团，大小 21mm×16mm，边界清。高血压病史 1 年，血压控制可。

临床诊断： 子宫肌瘤；高血压；孕 13$^+$ 周。

处方

醋酸曲普瑞林	3.75mg，1次/28日，肌内注射
盐酸拉贝洛尔片	0.2g，2次/日，口服

【处方问题】

遴选的药品不适宜。

【处方分析】

醋酸曲普瑞林妊娠安全性分级为X。人体及动物试验均证实有明确的致胎儿畸形或者有来自调查或市场经验报道的胎儿危害，而且妊娠妇女使用该药物的危险远高于任何可能的获益（比如存在更安全的药物或治疗方法），因而禁用于妊娠或即将妊娠的患者。

妊娠合并子宫肌瘤患者绝大多数无需特殊处理，但应定期监测肌瘤大小、与胎盘的关系及母儿情况。若出现以下症状：①肌瘤短期增长迅速，高度怀疑恶变者；②肌瘤红色变性，经保守治疗无效；③浆膜下子宫肌瘤发生蒂扭转、继发感染等，经保守治疗无效；④肌瘤压迫邻近器官，出现严重症状。可选择进行手术治疗。术前应告知孕妇手术的相关风险，做到充分知情同意。手术宜在孕24周前进行，并根据孕妇及胎儿情况决定是否终止妊娠。

【干预建议】

应明确告知患者曲普瑞林具有致畸性，建议停用。定期监测肌瘤大小、与胎盘的关系及母儿情况，无手术指征暂可不进行特殊处理。

案例 ❸

【处方描述】

患者信息

性别，女；年龄，55岁。

临床诊断：低级别子宫内膜间质肉瘤；慢性乙型病毒性肝炎；室性心动过速。

处方

枸橼酸他莫昔芬片	10mg，2次/日，口服
恩替卡韦片	0.5mg，1次/日，口服
索他洛尔片	120mg，2次/日，口服

【处方问题】

遴选的药品不适宜。

【处方分析】

我国《子宫肉瘤诊断与治疗指南（2021年版）》指出，雌激素阻断剂主要用于低级别子宫内膜间质肉瘤，首选芳香化酶抑制剂（来曲唑、阿那曲唑或依西美坦等），也可使用竞争性雌激素受体拮抗剂（氟维司群）、高剂量孕酮或促性腺激素释放激素类似物（亮丙瑞林、曲普瑞林等），目前已不再使用他莫昔芬。一些研究提示，由于他莫昔芬对子宫内膜间质细胞的激动作用，可能会增加低级别子宫内膜间质肉瘤的复发风险，因此不能用于低级别子宫内膜间质肉瘤患者。此外，雄激素剥夺治疗（促性腺激素释放激素类似物）可能延长QT间期，应避免同时使用已知能延长Q-T间期的药物或能诱发扭转性室性心动过速的药物如ⅠA类（奎尼丁、普鲁卡因胺等）或Ⅲ类（胺碘酮、索他洛尔等）抗心律失常药物。该患者由于室性心律失常同时在服用索他洛尔，因此该患者也不应选用亮丙瑞林、曲普瑞林等促性腺激素释放激素类似物，可以选择芳香化酶抑制剂或竞争性雌激素受体拮抗剂进行治疗。

【干预建议】

将枸橼酸他莫昔芬片换为芳香化酶抑制剂如来曲唑等。

案例 ❹

【处方描述】

患者信息

性别，女；年龄，55岁。半月前患者行经腹子宫病损切除术，术后病理回报：（子宫肌瘤）镜下形态结合免疫表型符合低级别子宫内膜间质肉瘤，局部见脉管内癌栓。后行经膜全子宫切除术＋双侧输卵管卵巢切除术＋大网膜切除术＋盆腔淋巴结清扫术＋腹腔引流术。患者入院查乙肝五项显示大三阳，经肝功能Child-Pugh评分，诊断为中度肝功能不全。

临床诊断：低级别子宫内膜间质肉瘤；肝功能不全；乙肝病毒携带者；肝囊肿；异常子宫出血。

处方

阿那曲唑片	1mg，1次/日，口服
恩替卡韦片	0.5mg，1次/日，口服
甘草酸二胺胶囊	150mg，3次/日，口服
多烯磷脂酰胆碱胶囊	456mg，3次/日，口服

【处方问题】

遴选的药品不适宜。

【处方分析】

阿那曲唑药品说明书明确指出本品禁用于中到重度肝病患者。阿那曲唑属于芳香化酶抑制剂，近年来多个芳香化酶抑制剂类药物引发肝损伤的病例报告显示，肝功能损伤主要表现是肝脏转氨酶升高，而机制尚不明确。也有研究表明，在不同的芳香化酶抑制剂中，用药6个月时阿那曲唑组肝功能异常的比例最高。患者病毒性肝炎，且诊断为中度肝功能不全，使用阿那曲唑片不合理。

【干预建议】

将阿那曲唑片更换为来曲唑片，并密切监测患者的肝功能指标。

案例 ⑤

【处方描述】

患者信息

性别，女；年龄，21岁。患者3个月前无明显诱因出现腹部包块，无压痛，伴腹胀。3个月来，腹部肿块逐渐增大，腹胀加重。外院B超提示：腹腔巨大肿块并腹水。入院后查CA 125：131U/ml，CRP 0.4mg/L。全腹CT提示：腹腔偏右侧巨大占位性病变，多考虑恶性肿瘤。行超声引导下腹部包块穿刺活检术，病理示"右下腹"生殖细胞肿瘤，无性细胞瘤可能性大。查血HCG 161mIU/ml，LDH 935U/L，HBDH 617U/L，AFP未见异常。后全麻下行右侧附件切除术+大网膜切除术+右侧盆腔淋巴结切除术。术后给予抗感染、止血、止呕等治疗。术后病理示：（右侧卵巢）无性细胞瘤，大网膜未见瘤细胞侵犯；（右侧盆腔）淋巴结未见癌转移。术后复查HCG 0.29mIU/ml，CA

12525.7U/ml，LDH 153U/L，HBDH 91U/L。术后择期给予化疗。患者2年前外院诊断肺气肿，肺弥散功能检查提示中度障碍。

临床诊断： 右侧卵巢无性细胞瘤；肺弥散功能中度障碍。

处方

0.9%氯化钠注射液	500ml，1次/日，静脉滴注，d1-d5
依托泊苷	100mg，1次/日，静脉滴注，d1-d5
0.9%氯化钠注射液	250ml，1次/日，静脉滴注，d1-d5
顺铂注射液	20mg，1次/日，静脉滴注，d1-d5
5%葡萄糖注射液	20ml，1次/日，静脉滴注，d1-d3
博来霉素	15mg，1次/日，静脉滴注，d1-d3

【处方问题】

遴选的药品不适宜。

【处方分析】

博来霉素的说明书中明确指出：肺功能不全，肝肾功能不全，60岁以上老年人等应慎用，减少用药量并增加用药间隔。总剂量即使在150mg（效价）以下发生肺纤维化、间质性肺炎的概率也高，应注意。而且严重肺部疾患、严重弥漫性肺纤维化患者禁用博来霉素。我国颁布的《卵巢癌诊疗指南（2022年版）》指出使用博来霉素时应定期行肺功能检测，因博来霉素可导致肺纤维化。博来霉素诱导性肺损伤的机制尚未完全阐明，但很可能涉及氧化损伤、个体相对缺乏博来霉素水解酶、遗传易感性及诱导产生炎症细胞因子。该患者曾诊断肺弥散功能中度障碍，使用博来霉素有风险。

【干预建议】

建议患者完善肺功能检查，评估当前肺功能情况。若肺功能恢复良好，可以考虑使用当前方案，定期检查相关指标。当出现运动性呼吸困难，发热，咳嗽，捻发音，胸部X线检查有阴影，肺泡-动脉血氧分压差（P_A-aO_2）、动脉血氧分压（PaO_2）、CO弥散功能指标（DLCO）等指标异常，应立即停药。若肺功能提示仍有肺弥散功能中度障碍，建议选择依托泊苷+卡铂的化疗方案。

案例 ❻

【处方描述】

患者信息

性别，女；年龄，39岁。

临床诊断： 卵巢性索间质肿瘤；肾功能不全（CKD4期）。

处方

0.9% 氯化钠注射液	500ml，1次/日，静脉滴注，d1-d5	
依托泊苷	100mg，1次/日，静脉滴注，d1-d5	
0.9% 氯化钠注射液	250ml，1次/日，静脉滴注，d1-d5	
顺铂注射液	20mg，1次/日，静脉滴注，d1-d5	
0.9% 氯化钠注射液	20ml，1次/日，静脉滴注，d1-d3	
博来霉素	15mg，1次/日，静脉滴注，d1-d3	

【处方问题】

用法用量不适宜。

【处方分析】

博来霉素的说明书中明确指出：肺功能不全，肝肾功能不全，60岁以上老年人等应慎用，减少用药量并增加用药间隔。美国UpToDate数据库博来霉素药品说明提示：对于肌酐清除率小于50ml/min的患者，在博来霉素使用期间应谨慎治疗，并密切监测其肾功能。与肾功能正常的患者相比，这些患者可能需要更低剂量的博来霉素。患者肾功能不全（CKD4期），使用博来霉素15mg/次，剂量过大。

【干预建议】

调整博来霉素用药量。可根据美国UpToDate数据库博来霉素药品说明中肾功能不全患者用药推荐进行调整：肌酐清除率 >50ml/min，100%剂量；40~50ml/min，70%剂量；30~40ml/min，60%剂量；20~30ml/min，55%剂量；10~20ml/min，45%剂量；5~10ml/min，40%剂量。

案例 ❼

【处方描述】

患者信息

性别，女；年龄，55岁。

临床诊断：子宫内膜癌。

处方

5%葡萄糖注射液	500ml，静脉滴注，临时医嘱
紫杉醇脂质体冻干粉针	200mg，静脉滴注，临时医嘱
5%葡萄糖注射液	250ml，静脉滴注，临时医嘱
卡铂注射液	0.5g，静脉滴注，临时医嘱
5%葡萄糖注射液	100ml，静脉滴注，临时医嘱
贝伐珠单抗注射液	800mg，静脉滴注，临时医嘱

【处方问题】

存在配伍禁忌。

【处方分析】

　　贝伐珠单抗注射液的说明书中明确规定，不能将贝伐珠单抗与右旋糖或葡萄糖溶液同时或混合给药，因为贝伐珠单抗与右旋糖等含糖溶液相溶稀释时，贝伐珠单抗会呈浓度依赖性降解，导致药效降低甚至产生不良反应。因此，贝伐珠单抗应选用0.9%氯化钠注射液稀释，并使溶液的终浓度保持在1.4～16.5mg/ml。

【干预建议】

　　建议选择100ml的0.9%氯化钠注射液作为贝伐珠单抗注射液的溶媒。

案例 ❽

【处方描述】

患者信息

　　性别，女；年龄，31岁。患者因"月经期延长、经量增多3年"就诊，诉外阴瘙痒、灼痛。血常规：HGB 51g/L。白带检查提示念珠菌阴道炎。经阴道三维妇科彩超提示：子宫增大，宫壁低回声。综合考虑子宫平滑肌瘤可能性大。在静脉麻醉下行宫腔镜下子宫病损切除术。

临床诊断：黏膜下子宫平滑肌瘤；念珠菌阴道炎。

处方

米非司酮	12.5mg，1次/日，空腹口服
伊曲康唑胶囊	0.2g，2次/日，餐后口服

【处方问题】

联合用药不适宜。

【处方分析】

虽然尚未见有药物或食物与米非司酮有相互作用的专门研究，鉴于米非司酮被CYP3A4代谢，其代谢有可能被酮康唑、伊曲康唑、红霉素抑制（增加血清米非司酮水平）；根据体外抑制资料，联合给予米非司酮可以导致本身是CYP3A4底物的药物血清水平增加，由于米非司酮从体内消除减慢，这种相互作用可以从给药后体内时间延长观察到。伊曲康唑主要通过CYP3A4代谢，米非司酮会影响伊曲康唑的药代动力学。伊曲康唑及其主要代谢产物羟基伊曲康唑是CYP3A4强效抑制剂，会抑制米非司酮被CYP3A4代谢。综上，二者合用可能会导致严重的毒副作用，不宜合用。

【干预建议】

患者明确念珠菌阴道炎，需使用抗真菌药物，鉴于米非司酮与其有相互作用，可将米非司酮替换为GnRH-a药物，如戈舍瑞林埋植剂、曲普瑞林等。

案例 ⑨

【处方描述】

患者信息

性别，女；年龄，31岁。

临床诊断：子宫内膜癌。

处方

5%葡萄糖注射液	250ml，静脉滴注，临时医嘱
多柔比星脂质体注射液	50mg，静脉滴注，临时医嘱
生理盐水	500ml，静脉滴注，临时医嘱
顺铂注射液	90mg，静脉滴注，临时医嘱
呋塞米	20mg，1次/日，静脉注射

【处方问题】

联合用药不适宜。

【处方分析】

化疗方案中使用大剂量顺铂需要水化利尿，但不能选择呋塞米利尿。顺铂的药品说明书明确指出，顺铂化疗期间由于与其他具有肾毒性或耳毒性药物合用会增加其毒性，须避免合用。比如氨基苷类抗生素（链霉素、卡那霉素、庆大霉素等）、大环内酯类抗生素（红霉素等）、水杨酸类解热镇痛药（阿司匹林等）、抗疟药（奎宁、氯奎等）、祥利尿剂（呋塞米等）等药物。可选择具有渗透性利尿作用的甘露醇。

【干预建议】

停止使用呋塞米注射液，可选择具有渗透性利尿作用的甘露醇。

处方 ⑩

【处方描述】

患者信息

性别，女；年龄，55岁。

临床诊断： 卵巢性索间质肿瘤。

处方

苯海拉明	40mg，肌内注射，化疗前30分钟
5%葡萄糖注射液	500ml，静脉滴注，临时医嘱
紫杉醇	270mg，静脉滴注，临时医嘱
5%葡萄糖注射液	250ml，静脉滴注，临时医嘱
卡铂注射液	0.5g，静脉滴注，临时医嘱

【处方问题】

其他用药不适宜情况。

【处方分析】

紫杉醇由于水溶性较差，需要加入助溶剂聚氧乙烯蓖麻油，而聚氧乙烯蓖麻油极易引起过敏性反应，紫杉醇本身也可能引起过敏，文献报道紫杉醇注射液的过敏反应发生率约为39%，其中严重过敏反应发生率约为2%。为了防止发生严重的过敏反应，接受紫杉醇治疗的所有患者应事先进行预防用药。根据药品说明书和相关指南推荐，通常在用紫杉醇治疗之前12小时及6小时左右给予地塞米松20mg口服；或在用紫杉醇之前的30～60分钟静脉滴注地塞米松20mg。同时，在用紫杉醇前30～60分钟静脉注射或深部肌内注射H_1受体拮抗剂苯海拉明（或其同类药）50mg，静脉滴注H_2受体拮抗剂西咪替丁（300mg）或雷尼替丁（50mg）。

【干预建议】

根据药品说明书及相关指南推荐，预防给药建议加用地塞米松和西咪替丁。

参考文献

［1］谢幸.妇产科学［M］.9版.北京：人民卫生出版社，2018.

［2］卢晓阳.药师处方审核基本技能与实践［M］.北京：人民卫生出版社，2020.

［3］子宫肌瘤的诊治中国专家共识专家组.子宫肌瘤的诊治中国专家共识［J］.中华妇产科杂志，2017，52（12）：793-800.

［4］中国抗癌协会妇科肿瘤专业委员会.子宫肉瘤诊断与治疗指南（2021年版）［J］.中国癌症杂志，2021，31（6）：513-519.

［5］山东省临床肿瘤学会妇科肿瘤专家委员会，中国医师协会微无创医学专业委员会妇科肿瘤学组.低级别子宫内膜间质肉瘤诊治的专家共识（2022年版）［J］.中华肿瘤防治杂志，2022，29（18）：1305-1313+1329.

［6］赵霞，张伶俐.临床药物治疗学——妇产科疾病［M］.北京：人民卫生出版社，2016.

［7］石远凯，孙燕.临床肿瘤内科手册［M］.6版.北京：人民卫生出版社，2015.

模拟试卷一

一、单选题

1. 以下各项可用于子宫腺肌病所致异常子宫出血二线治疗的是（　　）

    A.口服孕激素　　　　　　　　　B.复方口服避孕药

    C.左炔诺孕酮宫内缓释系统　　　D.促性腺激素释放激素激动剂

    E.口服雌激素

2. 慢性子宫内膜炎治疗上临床常用广谱抗生素，培养致病菌为革兰阳性菌，常用于治疗的抗生素是（　　）

    A.环丙沙星　　　　B.左氧氟沙星　　　　C.甲硝唑

    D.替硝唑　　　　　E.阿莫西林克拉维酸盐

3. 治疗子宫平滑肌瘤所致异常子宫出血，错误的是（　　）

    A.异常子宫出血合并黏膜下肌瘤的妇女，宫腔镜或联合腹腔镜肌瘤剔除术有明确的优势

    B.对以月经过多为主、已完成生育的妇女，短效口服避孕药和左炔诺孕酮宫内缓释系统可缓解症状

    C.若患者不能或不愿使用激素避孕药，或只想在有症状时接受治疗，可首选垂体后叶素

    D.有生育要求的妇女可采用促性腺激素释放激素激动剂治疗

    E.有生育要求的妇女可采用米非司酮治疗

4. 慢性异常子宫出血是指近（　　）个月内至少出现（　　）次出血，医师认为不需要紧急临床处理、但仍需进行规范诊疗

    A.6；2　　　　　　　B.12；3　　　　　　　C.12；2

    D.3；6　　　　　　　E.6；3

5. 治疗排卵障碍相关的异常子宫出血，以下说法不正确的是（　　）

    A.雌孕激素序贯疗法适用于青春期异常子宫出血

    B.雌孕激素合用适用于育龄期有避孕要求及更年期异常子宫出血

    C.雄激素有拮抗雌激素作用，单独应用效果良好

    D.促排卵治疗适用于青春期和育龄期异常子宫出血

    E.口服避孕药可限制子宫内膜生长，使过度增生的内膜逐渐退化，可有效控制月经周期

6. HCG应用于调节月经的治疗，是由于（　　）

    A. HCG能使卵泡成熟并分泌雌激素

    B. HCG有类似黄体生成素的作用，可以促进及支持黄体

    C. 与雄激素竞争受体，解除雌激素的负反馈作用

    D. 加强卵泡发育，诱导排卵

    E. 抑制泌乳素的水平，调节垂体促性腺激素的分泌

7. 氯米芬的促排卵作用是（　　）

    A. 促垂体分泌黄体生成素

    B. 对雌激素较弱的拮抗作用

    C. 对雌激素较强的激动作用

    D. 竞争性占据下丘脑雌激素受体，促使黄体生成素与卵泡刺激素的分泌增加

    E. 以上均不是

8. 审核处方时，地屈孕酮的禁忌证不包括（　　）

    A. 孕激素依赖性肿瘤患者　　　　　B. 肾功能不全患者

    C. 严重肝功能不全患者　　　　　　D. 雌孕激素序贯疗法

    E. 不明原因阴道出血患者

9. 孕激素子宫内膜脱落法治疗排卵障碍相关的异常子宫出血的适应证不包括（　　）

    A. 体内已有一定水平雌激素的患者　B. 血红蛋白大于80g/L

    C. 生命体征稳定的患者　　　　　　D. 严重贫血者

    E. 以上均不是

10. 除下列哪项外，均可用于多囊卵巢综合征的治疗（　　）

    A. 以克罗米芬促排卵　　　　　　　B. 口服甲状腺素片

    C. 雌孕激素序贯治疗　　　　　　　D. 口服二甲双胍

    E. 口服安体舒通

11. 多囊卵巢综合征治疗中，以下药物中不能降低血雄激素水平的是（　　）

    A. 螺内酯　　　　　B. 糖皮质激素　　　　　C. 氟他胺

    D. 酮康唑　　　　　E. 米非司酮

12. 多囊卵巢综合征调节月经的治疗应选用（　　）

    A. 加强营养、增加体重、消除紧张

B.扩张宫腔，宫内放置节育器，同时给予雌孕激素序贯治疗

C.雌孕激素合并应用

D.克罗米芬促排卵

E.口服溴隐亭治疗

13.有关多囊卵巢综合征的治疗，错误是（　　）

　　A.减轻体重对缓解病情有帮助

　　B.醋酸甲羟孕酮可用治疗多毛症

　　C.GnRH-a常用于有生育要求而难于控制的高LH水平患者

　　D.醋酸环丙孕酮有抗雄激素作用

　　E.螺内酯有抗雌激素作用

14.对于多囊卵巢综合征引起的胰岛素异常，临床上常用来改善胰岛素抵抗的药物是（　　）

　　A.阿卡波糖　　　　B.伏格列糖　　　　C.格列吡嗪

　　D.二甲双胍　　　　E.以上均不可

15.多囊卵巢综合征的药物治疗包括的措施有（　　）

　　A.调整月经周期　　B.高雄激素治疗　　C.胰岛素抵抗治疗

　　D.促排卵　　　　　E.以上都对

16.针对多囊卵巢综合征，临床上常用于诱发排卵的药物是（　　）

　　A.克罗米芬　　　　B.尿促性素　　　　C.绒促性素

　　D.戊酸雌二醇　　　E.溴隐亭

17.处方审核中，需关注雌激素禁用的是（　　）

　　A.有出血倾向的子宫肿瘤　　　　B.绝经后乳腺癌

　　C.前列腺癌　　　　　　　　　　D.功能性子宫出血

　　E.青春期痤疮

18.患者诊断为痛经，下述药物中适合选用的是（　　）

　　A.黄体酮　　　　　B.甲睾酮　　　　　C.氯米芬

　　D.尿促性素　　　　E.氟他胺

19.患者，女，25岁，诊断为原发性痛经，应选用的药物是（　　）

　　A.山莨菪碱　　　　B.布洛芬　　　　　C.麦角胺咖啡因

　　D.卡马西平　　　　E.吗啡

20.患者，女，13岁，有哮喘病史，半年前月经初潮，周期28天，经期

持续4~5天，月经前两天疼痛明显，影响正常的学习和活动，诊断为原发性痛经，适宜该患者的缓解痛经的药物是（　　）

  A.布洛芬片   B.塞来昔布胶囊 C.对乙酰氨基酚片

  D.吲哚美辛栓 E.尼美舒利片

21.关于原发性痛经患者，使用非甾体抗炎药治疗，该类药物所致不良反应的说法，正确的是（　　）

  A.NSAID类药物所致的胃肠道不良反应中，以萎缩性胃炎最为常见

  B.非选择性NSAID类药物可导致胃及十二指肠溃疡和出血等风险

  C.选择性COX-2抑制剂导致胃及十二指肠溃疡和出血的风险高于非选择性NSAID类药物

  D.非选择性NSAID类药物导致的心血管风险高于选择性COX-2抑制剂

  E.选择性COX-2抑制剂不易发生胃肠道及心血管方面的不良反应

22.患者诊断为经前期综合征，不可选用（　　）

  A.氟西汀   B.达那唑   C.GnRH激动剂

  D.阿普唑仑   E.门冬氨酸钾镁片

23.经前头痛，腹胀，逐渐出现失眠、抑郁，首选治疗措施是（　　）

  A.GnRH激动剂 B.达那唑   C.HRT

  D.心理抚慰与疏导 E.氟西汀

24.下列药物中不适宜治疗经前期综合征的是（　　）

  A.氯米芬   B.阿普唑仑   C.氟西汀

  D.螺内酯   E.达那唑

25.绝经期患者与雌激素下降无关的是（　　）

  A.潮热   B.易怒   C.子宫内膜增生

  D.性交困难   E.骨质疏松

26.单一雌激素治疗绝经期综合征适用于（　　）

  A.合并心血管疾病患者   B.合并肝脏疾病患者

  C.子宫已切除患者   D.严重骨质疏松患者

  E.合并糖尿病患者

27.进行HRT治疗时不会导致的不良反应或危险性的是（　　）

  A.引起子宫出血 B.诱发子宫内膜癌 C.诱发乳腺癌

  D.诱发宫颈癌   E.发生药物性肝炎

28. 对于围绝经期患者进行性激素替代治疗，关键是补充（　　）

    A.雄激素　　　　　　B.雌激素　　　　　　C.孕激素

    D.HCG　　　　　　E.FSH

29. 适用于有完整子宫、绝经后期仍希望有月经样出血妇女的是（　　）

    A.单纯孕激素补充治疗　　　　　B.单纯雌激素补充治疗

    C.雌孕激素序贯用药　　　　　　D.雌孕激素连续联合用药

    E.雄激素对抗治疗

30. 适用于有完整子宫、绝经后不希望有月经样出血妇女的是（　　）

    A.单纯孕激素补充治疗　　　　　B.单纯雌激素补充治疗

    C.雌孕激素序贯用药　　　　　　D.雌孕激素连续联合用药

    E.雄激素对抗治疗

31. 患者，女，50岁，因潮热、盗汗伴脾气暴躁3个月，到药店咨询用药。药师追问病史，患者近3个月开始出现潮热、盗汗症状，并逐渐加重，由起初的每日发作2～3次，至现在的十余次或更多，夜间或应激状态易触发。患者在2年前因多发子宫肌瘤行全子宫切除术后，无月经。药师了解情况后考虑患者罹患绝经综合征可能，建议患者去医院确诊。3日后患者重返药店，告知已确诊为绝经综合征，对于该患者宜推荐的治疗药是（　　）

    A.17β-雌二醇　　B.盐酸帕罗西汀　　C.左炔诺孕酮宫内系统

    D.氯吡格雷　　　　E.硝西泮

32. 患者，女，50岁。已婚，月经不规律10个月余，停经3个月。既往月经正常，近一年常有烦躁、头颈部潮热感，伴出汗，易激动，焦虑不安，睡眠差。曾就诊于神经内科，予镇静安眠药物，病情有好转，但仍常发作。查体：体重60kg，神清，对答切题。心肺、肝脾及神经系统检查无异常发现，乳房检查未触及肿块。妇科检查：阴道黏膜皱襞较平坦，宫颈轻度糜烂样改变，子宫及双附件区未见异常。辅助检查：子宫内膜厚6mm，子宫回声正常，双侧卵巢略小，未探及明显窦状卵泡回声。育有一女，健康。该患者诊断为绝经综合征。患者检查未发现器质性疾病，其治疗的主要方法是（　　）

    A.抗焦虑　　　　　B.抗抑郁　　　　　C.镇静安神

    D.激素替代治疗　　E.口服避孕药

33. 针对上述32题患者，若口服雌孕激素治疗，下列药物中与雌激素不存在相互作用的是（　　）

A.地塞米松　　　　　B.华法林　　　　　　C.苯巴比妥

D.卡马西平　　　　　E.左氧氟沙星

34. 对于原发性早发性卵巢功能不全的患者，建议从12～13岁开始以成人剂量的（　　）开始补充雌激素

A. 1/16～1/8　　　　B. 1/8～1/3　　　　　C. 1/8～1/4

D. 1/4～1/3　　　　 E. 1/4～1/2

35. 无子宫或已切除子宫的早发性卵巢功能不全患者可单用（　　）进行治疗

A.雌激素　　　　　　B.孕激素　　　　　　C.雄激素

D.促性腺激素　　　　E.促性腺激素释放激素

36. 下列不属于地屈孕酮禁忌证的是（　　）

A.严重肝脏疾病　　　B.血栓性疾病　　　　C.糖尿病

D.妊娠期疱疹　　　　E.不明原因的阴道出血

37. 下列药物中属于促性腺激素释放激素激动剂的是（　　）

A.雌二醇　　　　　　B.绒促性素　　　　　C.羟孕酮

D.溴隐亭　　　　　　E.戈舍瑞林

38. 常用于治疗子宫肌瘤的药物是（　　）

A.醋酸甲羟孕酮　　　B.他莫昔芬　　　　　C.亮丙瑞林

D.依西美坦　　　　　E.氟维司群

39. 服用米非司酮一周内应避免服用的药物是（　　）

A.唑吡坦　　　　　　B.他莫昔芬　　　　　C.缬沙坦

D.华法林　　　　　　E.阿司匹林

40. 治疗子宫肌瘤，促性腺激素释放激素激动剂的使用方法正确的是（　　）

A.自月经期第7天开始使用，每1周1针

B.自月经期第7天开始使用，每2周1针

C.自月经期第7天开始使用，每4周1针

D.自月经期第3天开始使用，每4周1针

E.自月经期第3天开始使用，每2周1针

41. 下列不属于Ⅰ型子宫内膜癌常用的抗肿瘤药物是（　　）

A.卡铂　　　　　　　B.顺铂　　　　　　　C.氟尿嘧啶

D.紫杉醇　　　　　　E.贝伐珠单抗

42.下列抗肿瘤药物通过抑制肿瘤血管形成抑制肿瘤细胞生长的是（　　）

  A.卡铂　　　　　　　B.顺铂　　　　　　　C.氟尿嘧啶

  D.紫杉醇　　　　　　E.贝伐珠单抗

43.常用抗肿瘤药物顺铂的不良反应不包括（　　）

  A.耳毒性　　　　　　B.肾毒性　　　　　　C.肝毒性

  D.骨髓抑制　　　　　E.消化道反应

44.Ⅰ型子宫内膜癌患者，孕激素治疗至少持续应用（　　）

  A.1个月　　　　　　B.2个月　　　　　　C.3个月

  D.6个月　　　　　　E.9个月

45.治疗Ⅰ型子宫内膜癌，最常用的孕激素药物是（　　）

  A.黄体酮　　　　　　B.醋酸甲羟孕酮　　　C.地屈孕酮

  D.炔诺酮　　　　　　E.他莫昔芬

46.常用于治疗低级别子宫内膜间质肉瘤的药物不包括（　　）

  A.他莫昔芬　　　　　B.依西美坦　　　　　C.来曲唑

  D.氟维司群　　　　　E.亮丙瑞林

47.下列药物中属于竞争性雌激素受体拮抗剂的是（　　）

  A.曲普瑞林　　　　　B.氟维司群　　　　　C.阿那曲唑

  D.依西美坦　　　　　E.地屈孕酮

48.下列不属于阿那曲唑使用禁忌的是（　　）

  A.绝经前妇女　　　　　　　　　B.妊娠期或哺乳期妇女

  C.肌酐清除率＜20ml/min　　　　D.重度肝损害

  E.儿童

49.对于大于40岁的恶性的卵巢性索间质肿瘤患者，更倾向于选择的化疗方案是（　　）

  A.博来霉素＋依托泊苷＋顺铂　　　B.顺铂＋多柔比星

  C.紫杉醇＋卡铂　　　　　　　　　D.依托泊苷＋顺铂

  E.博来霉素＋依托泊苷

50.对于博来霉素，下列描述错误的是（　　）

  A.使用前应进行肺功能检查

  B.严重肾功能障碍、严重心脏疾病的患者应禁用

  C.与地高辛合用时，可降低地高辛的治疗作用，对于必须合用者，须

密切监测

D.与苯妥英合用，治疗期间应监测苯妥英的血药浓度水平

E.禁用于孕妇及哺乳期妇女

二、多选题

1.缓解多囊卵巢综合征患者高雄激素表型症状（多毛症、痤疮和男性样脱发）的治疗药物包括（　　）

  A.短效复方口服避孕药（COC） B.螺内酯

  C.奥利司他 D.氯米芬

  E.醋酸环丙孕酮

2.治疗痛经药物及其用药注意事项和患者教育内容有（　　）

  A.继发性痛经者在医师指导下用药

  B.对伴有精神紧张者可口服谷维素

  C.肌内注射黄体酮20mg，连续5天

  D.对乙酰氨基酚或布洛芬缓解疼痛，连续服用不宜超过3天

  E.月经期间不宜服用利尿剂，应少饮酒和少摄食盐，以减轻肿胀感

3.绝经期综合征中激素治疗的适应证有（　　）

  A.绝经相关症状 B.泌尿生殖道萎缩相关问题

  C.低骨量及骨质疏松 D.想用就用

  E.上述均可

4.绝经激素治疗的使用禁忌证有（　　）

  A.妊娠

  B.不明原因的阴道流血

  C.乳腺癌或性激素依赖性恶性肿瘤

  D.血栓栓塞性疾病

  E.严重肝肾功能不全

5.绝经激素治疗的常用药物种类有（　　）

  A.雌激素 B.孕激素 C.雌孕激素复方制剂

  D.替勃龙 E.曼月乐

6.患者，女，44岁，已婚。闭经8个月，出现注意力不集中、激动易怒、不能自我控制。实验室检查：血清FSH 30U/L。临床诊断为绝经综合征，给予绝经激素治疗。关于绝经激素治疗的指导原则，说法正确的有（　　）

A.HRT属医疗措施

B.必须个体化

C.绝经过渡期女性与老年女性使用HRT的风险和获益相同

D.已切除子宫的女性，通常不必加用孕激素

E.仅为改善泌尿生殖系统绝经综合征时，首选阴道局部雌激素治疗

7.对于原发性早发性卵巢功能不全的患者，雌孕激素序贯治疗的给药方式包括（　　）

 A.连续序贯   B.周期序贯   C.周期联合

 D.顺序序贯   E.连续联合

8.合用可降低雌激素效应的药物有（　　）

 A.卡马西平   B.苯妥英钠   C.苯巴比妥

 D.利福平   E.氟康唑

9.下列药物中，应避免与促性腺激素释放激素激动剂合用的是（　　）

 A.奎尼丁   B.普鲁卡因胺   C.胺碘酮

 D.索他洛尔   E.比索洛尔

10.可能会降低来曲唑血浆浓度的药物有（　　）

 A.酮康唑   B.苯妥英   C.圣约翰草

 D.他莫昔芬   E.甲氧沙林

三、案例分析题

案例分析1

病例摘要：患者，女，51岁，因"经量增多伴经期延长半月"入院。半月前患者无明显诱因出现月经量增多，多时2小时可渗透2~3片日用卫生巾，伴有血块，伴下腹正中隐痛，持续性，无转移放射，持续至今，患者伴轻微头晕，无眼花黑矇，无畏寒发热，无恶心呕吐等不适，患者未重视，未就诊。现患者仍有阴道少量流血，每日需2~3片卫生巾，伴明显头晕，伴眼花，仍有下腹隐痛，可忍受，无晕厥黑矇，无畏寒发热等不适。患者平素月经周期规则，量较多，偶有痛经，可忍受。既往发现子宫肌瘤5年，未定期随访。患者睡眠良好，两便正常，近期体重无明显变化。无吸烟、饮酒史，否认家族性遗传病史，否认直系亲属发育异常、畸形病史，否认食物、药物过敏史。入院后查体T 37.1℃，P 99次/分，R 19次/分，BP 133/76mmHg。妇科检查：

外阴通畅，阴道见少量血性分泌物，宫颈无特殊。子宫：平位，如孕4月大，形态失常，质中，移动度可，前壁可及一枚直径大小约5cm包块，可及压痛，子宫左侧壁可及一枚直径大小约3cm包块，质地中等，伴压痛。左附件区可及增厚感，压痛明显，无反跳痛；右附件区可及增厚感，未及明显压痛。查血常规：白细胞：5.8×10^9/L，中性粒细胞分类81.1%，血红蛋白69g/L，CRP：47.6mg/L，性激素：LH 23.39IU/L，FSH 43.84IU/L，DHAS 12.8μmol/L，余（−）；B超示：子宫如孕4月大，形态失常，内膜厚0.34cm，回声不均，宫区多个低回声，较大位于前壁5.8cm×5.2cm×6.3cm，部分向外突起，余前壁肌层明显增厚，回声不均，紧贴左宫底，见4.0cm×4.3cm×3.0cm低回声，边界清。双附件腊肠型囊性回声。提示：子宫多发肌瘤合并子宫腺肌病；内膜回声不均；紧贴左宫底低回声（浆膜下肌瘤考虑）；双侧输卵管积液。患者入院后予输入同型红细胞悬液3.0U，输血过程顺利，无明显不良反应。输血后复查血常规：白细胞6.4×10^9/L，中性粒细胞分类76.8%，血红蛋白81.0g/L，CRP 48.9mg/L。予氨甲环酸片0.5g tid. + 地屈孕酮片10mg bid+缩宫素注射液10U肌内注射bid止血，头孢西丁钠3.0g静脉滴注bid+奥硝唑1.0g静脉滴注qd抗炎治疗。治疗2天后，患者仍有少量阴道流血，改为地屈孕酮10mg q8h，继续予氨甲环酸片0.5g tid、缩宫素注射液10U肌内注射bid止血，继续同前抗生素抗炎治疗。3天后阴道流血停止，停用氨甲环酸、缩宫素、抗生素，继续予地屈孕酮10mg q8h治疗，3天后改为地屈孕酮 10mg q12h治疗。经过10天治疗后，患者无腹痛、阴道流血，复查血常规：红细胞计数3.21×10^{12}/L，CRP 16.2mg/L。患者因个人原因，要求出院，出院带药为地屈孕酮10mg bid治疗。

诊断：异常子宫出血。

主要药物治疗：

药物名称	用法用量	用药时间
氨甲环酸片	0.5g tid	5天
地屈孕酮片	10mg bid	2天，出院带药
缩宫素注射液	10U 肌内注射 bid	5天
头孢西丁钠	3.0g 静脉滴注 bid	5天
奥硝唑	1.0g 静脉滴注 qd	5天
地屈孕酮片	10mg q8h	3天

简答题1：该患者异常子宫出血可能的致病因有哪些？

简答题2：简述子宫平滑肌瘤所致异常子宫出血的治疗及评价该患者的用药方案。

简答题3：简述排卵障碍所致异常子宫出血的治疗原则，并结合该患者用药作情况分析。

案例分析2

病例摘要：患者，女，23岁，未婚。因"闭经6月"入院。患者16岁初潮后月经不规则来潮，周期2~3个月不等，经期2~3天，量少，无痛经，5年前曾因诊断"继发性闭经"，予雌孕激素序贯治疗，第一个周期用药结束1周内月经来潮，经量正常。后患者未规律服药，月经周期2~4个月不等，经期2~3天，量少，无痛经。现已闭经6月，无畏寒发热，无腹胀腹痛不适。患者睡眠良好，大小便正常，曾两个月内减重15kg，存在节食及过量运动情况，近期体重无明显变化。无吸烟、饮酒史，否认家族性遗传病史，否认直系亲属发育异常、畸形病史，否认食物、药物过敏史。入院后查体：T 36.7℃，P 78次/分，R 19次/分，BP 113/76mmHg。体格检查：身高156cm，体重47kg，BMI 19.3kg/m^2；四肢匀称，正常面容，无多毛痤疮，甲状腺无肿大，颈项无颈蹼，双乳对称，发育欠佳，可见乳头及乳晕，乳房大小超过乳晕，与乳晕分界欠清。妇科检查：未婚无性生活，仅视诊，可见外阴阴毛稀疏，外阴皮肤无色素沉着或减退，阴道口可见。入院后完善相关检查如下。激素：FSH 0.5IU/L，LH < 0.3IU/L，E_2 < 43pmol/L，AMH 8.48pmol/L。甲状腺功能检查：FT_3 2.74pmol/L，FT_4 12.02pmol/L，TSH 0.95mIU/L。胰岛素功能检查：OGTT试验，空腹血糖3.82mmol/L；餐后2小时血糖4.76mmol/L。空腹胰岛素53.6pmol/L，餐后2小时胰岛素119.67pmol/L。肾上腺功能检查：血皮质醇0am-8am-4pm，161.83-394.34-175.46nmol/L；ACTH 0am-8am-4pm，12.9-26.1-15.8pg/ml。促黄体激素释放激素刺激试验（LHRH）激发试验（阳性）：FSH 1.45（0min）-1.98（30min）-4.06（60min）-6.62（90min）-9.65（120min）-10.38（150min）-10.28（180min）IU/L；LH < 0.07（0min）-< 0.07（30min）-1.4（60min）-2.52（90min）-2.87（120min）-2.71（150min）-2.58（180min）IU/L。超声提示"子宫体积偏小，内膜0.36，双侧卵巢正常大，内均见多个小暗区"，予雌二醇片/雌二醇地屈孕酮片（1/10mg），1次1片口服，每日1次。出院带药：雌二醇片/雌二醇地屈孕酮片（1/10mg），1次1片口服，

每日1次，28片一个周期，停药撤退出血第5天重复用药周期。

诊断：下丘脑性闭经

主要药物治疗：

药物名称	用法用量	用药时间
雌二醇片/雌二醇地屈孕酮片（1/10mg）	1次1片口服，每日1次	确诊后每日

简答题1：该患者诊断为下丘脑性闭经的依据有哪些？

简答题2：简述下丘脑性闭经的常规治疗。

简答题3：该患者的治疗方案是否合理？

案例分析3

病例摘要：患者，女，31岁，身高165cm，体重73kg，BMI 26.81kg/m^2，因"月经紊乱13年，未避孕未孕4年"入院。患者14岁初潮后月经一直不规则，月经周期30～180天，经期6～7天，经量中，无痛经。曾使用黄体酮或地屈孕酮来月经。5年前早孕自然流产1次，此后未避孕，性生活2～3次/周，一直未孕。近2年曾多次做B超检查，提示卵巢多囊样改变，偶见优势卵泡。自测基础体温6个月，未见双相体温。1年前输卵管造影检查提示双侧输卵管通畅，男方两次精液检查均正常。近半年在外院克罗米芬促排卵2周期，均无优势卵泡，为进一步治疗来诊，近5年体重无明显变化。无吸烟、饮酒史，否认家族性遗传病史，否认食物、药物过敏史。生命体征正常，血压120/80mmHg。体型微胖，面部散在痤疮，颈后、腋下黑棘皮征（+），毛发分布正常，乳房发育正常，乳晕周围可见2根长毛，妇科查体无异常。性激素检查（月经D4）：FSH 6.35U/L，LH 9.26U/L，E$_2$ 92.57pg/ml，P 0.97ng/ml，PRL18.45ng/ml，T 86.77ng/dl。查AMH 7.07ng/ml；硫酸脱氢表雄酮（DHEA）4.24μmol/L（2.68～9.23μmol/L）。血脂异常：胆固醇、甘油三酯、低密度脂蛋白均升高；糖耐量试验（0-1h-2h）：血糖4.98-6.91-7.87mmol/L，胰岛素12.16-73.74-121.48IU/ml。治疗上予减重、二甲双胍口服（500mg，tid）、炔雌醇环丙孕酮口服3个月（1co/d×21d，停药7天，继续下一周期）。4个月后患者复诊，体重较前下降5kg，复查相关检查结果如下。性激素（D$_3$）：FSH 7.15U/L，LH 6.21U/L，E$_2$ 36.47pg/ml，P 0.53ng/ml，PRL 16.45ng/ml，T 66.32ng/dl。血脂异常较前有所改善。阴道B超：双卵巢窦卵泡分别15个左右。给予促排卵治疗如下。第一周期：来曲唑（LE）促排卵治疗，月经第5天开始口服LE，5mg/d×5d，

B超监测左卵巢排卵1枚，指导同房，未孕。第二周期：继续LE促排卵，月经第5天开始，5mg/d×5d，右卵巢排卵1枚，指导同房，排卵后14天化验血HCG 252U/L，成功妊娠。单胎，孕25周OGTT诊断为妊娠期糖尿病，予饮食调整，血糖控制良好，孕期监测血压正常，尿蛋白阴性，孕期体重增加18kg。孕39+5周足月顺产一子，产程平顺，母婴平安。

诊断：继发不孕症；多囊卵巢综合征；胰岛素抵抗；妊娠期糖尿病。

主要药物治疗：

药物名称	用法用量	用药时间
盐酸二甲双胍片	0.5g po tid	04.05—08.15
炔雌醇环丙孕酮片（达英-35）	1co po qd	04.05—08.15
来曲唑	5mg po qd	第一周期08.17—08.21 第二周期09.19—09.23

简答题1：多囊卵巢综合征的主要治疗药物有哪些？

简答题2：多囊卵巢综合征患者人群促排卵治疗可选择哪些药物？若给予该患者第一周期来曲唑促排卵后无排卵，该如何调整来曲唑用法用量？

简答题3：请根据患者病史、查体及相关检查等情况，评价该患者的治疗方案。

案例分析4

病例摘要：患者，女，44岁，身高158cm，体重64kg，因"痛经1年，月经前淋漓出血3个月"入院。近1年患者出现痛经，月经第1～2天为重，需服用止痛药止痛，并逐渐加重，近3个月疼痛影响工作生活，并出现月经前2～3天淋漓出血，无恶心、呕吐、腹泻、发热等。月经周期正常。初潮12岁，经期6～7天，周期24～26天，量中，末次月经4月3日，今日超声提示右卵巢非纯囊肿3.2cm。患者无生育计划。已婚，生育史G2P1，10年前顺产1女。4月10日外院B超：子宫内膜三线厚1.1cm，右卵巢4.3cm×4.3cm×3.2cm，其内非纯囊区3.2cm，内壁光。肿瘤标记物：糖类抗原CA 1259.95U/ml，糖类抗原CA19-9：15.9U/ml。查体双侧附件：右侧附件区可触及直径约3cm肿物，无明显压痛，活动差。治疗上给予地屈孕酮全周期方案治疗，月经第5～25天用药，10mg bid po。中药予益母草颗粒。用药期间月经周期规则，痛经明显减轻，无需再服用止痛药，月经前淋漓出血消失。用药2个月再次复查超声，右卵巢非纯囊肿减小至2.7cm，复查血常规、生化全项、凝血均正常。继续服用地屈孕酮全周期3个月。

诊断：痛经；右卵巢肿物性质待查：子宫内膜异位囊肿。

主要药物治疗：

药物名称	用法用量	用药时间
地屈孕酮片（达芙通）	10mg po bid	05.09—06.30
益母草颗粒	15g po bid	05.09—06.30

简答题1. 子宫内膜异位症的主要治疗药物是什么？

简答题2. 结合患者病情，选择地屈孕酮进行治疗是否合适？原因是什么？

简答题3. 除地屈孕酮外，还可以选择哪些孕激素类药物进行子宫内膜异位症患者人群的治疗？

案例分析5

病例摘要：患者，女，29岁。因"月经来潮前5～10天出现烦躁，抑郁，乏力一年"入院。患者于月经来潮前5～10无明显诱因出现烦躁，抑郁，乏力，有时伴有头痛，在家未进行治疗，遂入我院。既往体健。查体：神志清楚，精神欠佳，体检配合。妇科检查：外阴发育正常，正常分泌物，宫颈质中，常大，子宫前位，常大，质中。其余实验室检查、影像学检查无特殊。

诊断：经前期综合征。

主要药物治疗：

药物名称	用法用量	用药时间
盐酸氟西汀胶囊	20mg qd po	黄体期用药（月经来潮前一周开始用药）
屈螺酮炔雌醇片（Ⅱ）	1片 qd po	在月经周期的第1天开始用药
六味地黄丸	9g bid po	月经来潮前一周开始用药
逍遥丸	1袋 tid po	月经来潮前一周开始用药

简答题1. 追问患者无避孕需求，使用氟西汀20mg治疗经前期综合征是否合适？请简述理由。

简答题2. 患者自觉抑郁，入院前听从朋友建议，到外院看病，医生开具盐酸司来吉兰片10mg，每日一次口服，自觉症状有改善，患者询问可否继续服用盐酸司来吉兰，您作为临床药师有什么建议？

简答题3. 服用氟西汀有哪些注意事项?

案例分析6

病例摘要:患者,女,50岁。因"月经稀发伴潮热盗汗半年"入院。患者既往月经规律,7天/30天,量中,无痛经。半年前开始月经周期延长,2~3月,伴有潮热盗汗,每天发作3~4次,不以为意未就诊。之后症状逐渐加重,现每天发作10余次,睡眠欠佳。既往史:高胆固醇血症,未规范治疗。3个月前单位体检,胆固醇5.6mmol/L,血常规、肝肾功能、凝血功能、血糖、肿瘤指标未见异常,肝胆乳腺妇科B超未见异常,宫颈筛查未见异常。家族史:家族无肿瘤病史。

体格检查:生命体征平稳。妇科检查:外阴已婚式;阴道通畅,黏膜未见异常;宫颈轻度糜烂、未见赘生物;子宫体前位,正常大小;双侧附件区未扪及肿块。

辅助检查:阴超,子宫及双附件未见异常占位,内膜5mm;乳腺钼靶,双侧腺体增生;BI-RADS、2级。骨密度提示骨量减少。

诊断:围绝经期综合征;骨质疏松。

主要药物治疗:

药物名称	用法用量	用药时间
雌二醇片/雌二醇地屈孕酮片(芬吗通)	1/10mg qd 口服	确诊后每日
碳酸钙 D_3 片	1片 qd 口服	确诊后每日
阿仑膦酸钠片	10mg qd 口服	确诊后每日

简答题1. 雌二醇片/雌二醇地屈孕酮片用于绝经期综合征的机制是什么?

简答题2. 患者仍希望有月经样出血,请问该给药方法合适吗?

简答题3. 服用以上药物有哪些注意事项呢?

案例分析7

病例摘要:患者,女,23岁,身高165cm,体重53kg,于5月10日就诊,主诉"月经不规则1年,停经5月余"。无吸烟、饮酒史,否认家族性遗传病史,否认食物、药物过敏史。双侧乳房发育正常,全身毛发分布未见异常,本次实验室检查结果如下:FSH 39.1IU/L,E_2 215pmol/L,AMH 0.02ng/ml,甲状腺、肝肾功能、血常规、凝血四项均在正常范围。初步诊断为早发性卵巢功能不全。通过完善体检、评估,排除禁忌证后,予雌二醇/雌二醇地屈孕酮片2/10mg片治疗。

诊断：早发性卵巢功能不全

主要药物治疗：

药物名称	用法用量	用药时间
雌二醇/雌二醇地屈孕酮片复合包装	1片 po 1次/日	长期

简答题1.患者是否可以诊断为早发性卵巢功能不全？

简答题2.早发性卵巢功能不全的药物治疗原则是什么？

简答题3.POI患者的雌孕激素序贯治疗中有哪些选择方式？

案例分析8

病例摘要：患者，女，35岁，身高163cm，体重55kg，因"月经量增多3年余"入院。患者近3年来月经量逐渐增多，量多时一天可用7~8片卫生巾，伴乏力感，血红蛋白（Hb）83g/L，为求进一步治疗来我院就诊。无吸烟、饮酒史，否认家族性遗传病史，否认食物、药物过敏史。行超声显示：子宫增大，宫壁多发低回声，较大清晰者大小分别为32mm×32mm（左侧壁下断壁间）、82mm×59mm（左侧壁壁间）。考虑子宫肌瘤。入院行腹腔镜下子宫肌瘤剔除术，术后继续给予头孢呋辛抗感染，并使用注射用亮丙瑞林。患者停用抗生素后无发热，无腹痛、腹胀，阴道出血不多，平顺出院。

出院带药：注射用亮丙瑞林3.75mg，i.h.，1次/28日。

诊断：子宫肌瘤；贫血（中度）。

主要药物治疗：

药物名称	用法用量	用药时间
注射用头孢呋辛钠	1.5g i.v 2次/日	1天
注射用醋酸亮丙瑞林微球	3.75mg i.h 1次/28日	3~6次

简答题1.简述子宫肌瘤的治疗原则。

简答题2.评估亮丙瑞林使用的合理性。

简答题3.简述治疗子宫肌瘤患者常用的药物类型和作用机制，并分析该患者除了促性腺激素释放激素激动剂外，还可以选择哪一类药物？

案例分析9

病例摘要：患者，女，43岁，身高153cm，体重52kg，因"彩超示左附件包块10月余"在外院行腹腔镜下左侧囊肿剔除术，术后常规病理结果显示左侧卵巢成人型颗粒细胞瘤。为求进一步诊治，遂来我院治疗。无吸烟、饮酒史，否认家族性遗传病史，否认食物、药物过敏史。肝功能、肾功能、三大常规、凝血、心电图、胸片等未见明显异常。免疫组化8项如下。（左侧）卵巢成人型颗粒细胞瘤，全自动免疫组化示：Inhibin-α（部分+）、CR（+）、EMA（－）、CD99（+）、WT-1（－）、Vimentin（+）、S-100（+）、Ki-67（约5%+）。患者卵巢成人型颗粒细胞瘤诊断明确。术前检验检查未见明显手术禁忌证，行腹腔镜下全子宫切除术+左侧附件切除术+右侧输卵管切除术+大网膜切除术，手术持续1.5小时。术后病理为（左卵巢）成人型颗粒细胞瘤，病理分期ⅠA期G$_3$。继续给予头孢唑林抗感染，并在术后第5~9天使用博来霉素+依托泊苷+顺铂进行化疗。术后第10天，患者一般情况好，予办理出院。

诊断：卵巢成人型颗粒细胞瘤。

主要药物治疗：

药物名称	用法用量	用药时间
博来霉素冻干粉针	15mg，i.v.，1次/日	3天
依托泊苷注射液	100mg，i.v.，1次/日	5天
顺铂注射液	20mg，，i.v.，1次/日	5天
注射用头孢唑林钠	1g，i.v.，3次/日	1天

简答题1.简述卵巢颗粒细胞瘤的治疗原则。

简答题2.评估该患者的药物治疗方案。

简答题3.简述博来霉素的处方审核注意事项。

案例分析10

病例摘要：患者，女，27岁，身高153cm，体重52kg，因未避孕未孕两年于5月就诊，发现催乳素升高（具体不详，不超过200ng/ml），无泌乳、头晕、视力障碍等，未予处理。7月8日垂体MR提示垂体微腺瘤（直径3.5mm），口服溴隐亭片2.5mg/d治疗。用药后仍然未成功自然受孕，3个月后行人工授精。末次月经11月3日。妊娠后继续服溴隐亭片2.5mg/d，次年2月21日（孕15^{+5}周）开始我院产检，每月监测催乳素水平。04-14（孕23^{+2}周）PRL 32.1ng/ml，调整溴隐亭片1.25mg/d，08-02（孕39周停药）。2020-08-08停经39^{+6}周，阴道流液3小时入院，入院后未继续服药。08-09顺娩一足月活婴，新生儿外观未见特殊异常，生殖器外观正常，四肢活动自如，肌张力好。08-11空腹查PRL 311.2ng/ml。产后哺乳，未再服用该药。产后42天未复查PRL。孕期PRL值的变化趋势如下。

监测时间	PRL值（ng/ml）
02-24	183.4
03-17	120.3
04-14	32.1
05-26	13.69
06-26	49.98
08-05	146.4
08-11	311.2

诊断：高催乳素血症；妊娠监督。

简答题1.简述溴隐亭用于治疗孕期高催乳素血症的时机与安全性。

简答题2.溴隐亭片对哺乳期妇女有影响吗？

模式试卷二

一、单选题

1. 复方口服避孕药常用于治疗异常子宫出血，下列不属于复方口服避孕药常见不良反应的是（　　）

    A.乳房胀痛　　　　　B.体重增加　　　　　　C.皮肤褐斑

    D.类早孕反应　　　　E.骨髓抑制

2. 下列不属于地屈孕酮适应证的是（　　）

    A.痛经　　　　　　　　　　　　B.月经周期不规律

    C.功能失调性子宫出血　　　　　D.避孕

    E.继发性闭经

3. 氨甲环酸常用于排卵障碍性异常子宫出血的辅助止血治疗，下列关于氨甲环酸的说法正确的是（　　）

    A.氨甲环酸需快速滴注给药

    B.头痛、困倦感是其最常见的不良反应

    C.哺乳期患者不可以使用

    D.用药后主要以原型经尿排出

    E.需冷藏保存

4. 对于炔雌醇环丙孕酮片用法，下列正确的是（　　）

    A.每日1片，连服7日，停药7日

    B.每日1片，连服14日，停药7日

    C.每日1片，连服21日，停药7日

    D.每日1片，连服28日，停药7日

    E.每日1片，连服35日，停药7日

5. 异常子宫出血结构性病因中最常见的类型是（　　）

    A.子宫内膜息肉　　　　　　B.子宫肌瘤

    C.子宫内膜恶变　　　　　　D.子宫内膜不典型增生

    E.子宫内膜异位症

6. LNG-IUS常用于治疗异常子宫出血，其主要成分为（　　）

    A.黄体酮　　　　　　B.雌二醇　　　　　　C.左炔诺孕酮

D.己烯雌酚　　　　　E.地屈孕酮

7. 对于年轻、有生育要求的子宫腺肌病所致异常子宫出血患者，可用 GnRH-a治疗（　）之后酌情行辅助生殖技术治疗

A.1~2个月　　　　B.2~4个月　　　　C.3~6个月

D.21天　　　　　　E.1年

8. 对于卵泡刺激素和泌乳素水平正常的闭经患者，（　）是促排卵的首选药物

A.氯米芬　　　　　　B.溴隐亭　　　　　C.尿促性素

D.绒促性素　　　　　E.卵泡刺激素

9. 雌、孕激素替代治疗闭经常在撤退出血第（　）天开始口服戊酸雌二醇 1~2mg qd，连用（　）天

A.3，7　　　　　　B.5，14　　　　　C.5，21

D.3，21　　　　　E.5，28

10. 孕激素后半期周期疗法治疗闭经常选用的药物为（　）

A.去氧孕烯炔雌醇　　B.醋酸甲羟孕酮　　C.环丙孕酮炔雌醇

D.屈螺酮炔雌醇　　　E.戊酸雌二醇

11. 溴隐亭用于抑制单纯高催乳素血症患者泌乳素分泌过多每日常用剂量为（　）

A.10~12.5mg　　B.7.5~10mg　　C.5~7.5mg

D.2.5~5mg　　　E.1.25~2.5mg

12. 氯米芬是最常用的促排卵药物。适用于有一定内源性雌激素水平的无排卵者。给药方法为月经第（　）日始，连用（　）日

A.3，3　　　　　　B.5，5　　　　　C.5，7

D.7，7　　　　　　E.7，5

13. 下列不属于溴隐亭使用禁忌证的是（　）

A.严重精神疾病　　　B.冠心病　　　　　C.高血压控制不佳

D.糖尿病　　　　　　E.瓣膜性心脏病

14. 不可用于治疗PMS或PMDD的有（　）

A.SSRI　　　　　　B.COC　　　　　　C.NSAID

D.GnRH激动剂　　　E.COC联合SSRI

15. SSRI用于治疗PMS或PMDD中停药后症状最严重的是（　　）

    A.氟西汀　　　　　　B.帕罗西汀　　　　　　C.舍曲林

    D.文拉法辛　　　　　E.左乙拉西坦

16. 可用于治疗PMS或PMDD的方法不包括（　　）

    A.屈螺酮炔雌醇　　　B.阿普唑仑　　　　　　C.心理治疗

    D.GnRH激动剂　　　E.黑升麻

17. 与经前期综合征病因有关的是（　　）

    A.雌、孕激素比例失调　　　　　　B.雄激素水平异常

    C.前列腺素水平异常　　　　　　　D.遗传因素

    E.卵巢的周期性变化

18. 以下说法错误的是（　　）

    A.经前期综合征是指在黄体期反复周期性出现的以躯体、精神症状为
      特征的综合征

    B.经前期综合征在月经来潮后，症状可自然消失

    C.经前期综合征多见于15～25岁女性

    D.目前认为经前期综合征的发生，可能与黄体后期雌、孕激素的撤退
      有关

    E.临床上补充雌孕激素合剂减少性激素的周期性生理性变动能有效缓
      解经前期综合征症状

19. 患者，女，30岁。月经不规律3年，闭经7个月，溢乳2个月。对诊断最有价值的测定项目是（　　）

    A.促甲状腺激素　　　B.泌乳素　　　　　　C.孕激素

    D.雄激素　　　　　　E.雌激素

20. 以下关于围绝经期综合征的说法中，错误的是（　　）

    A.围绝经期综合征是指因性激素减少所致的一系列症状

    B.围绝经期包括绝经前期和绝经后1年内的期间

    C.在人工绝经或自然绝经后出现症状

    D.围绝经期雌激素分泌逐渐减少，促性腺激素升高

    E.围绝经期妇女均会出现自主神经紊乱症状

21. 患者，女，35岁。闭经3年，内分泌检测血FSH 55U/L，最可能的诊断是（　　）

A.卵巢性闭经   B.垂体性闭经   C.子宫性闭经

D.肾上腺性闭经   E.下丘脑性闭经

22.围绝经期保健错误的做法是（   ）

     A.合理膳食   B.适当增加运动

     C.预防骨质疏松和心血管疾病   D.均应补充雌激素

     E.保持愉快的心情

23.绝经后常见疾病，下列说法中不正确的是（   ）

     A.萎缩性尿道炎给予雌激素治疗症状可改善

     B.子宫脱垂严重需要手术治疗

     C.身高可变矮

     D.骨质疏松无法预防

     E.雌激素对心脏有一定的保护作用

24.多囊卵巢综合征的内分泌特征，以下各项正确的是（   ）

     A.雄激素过多   B.孕激素过多

     C.卵泡刺激素过多   D.黄体生成激素过少

     E.胰岛素过少

25.多囊卵巢综合征患者可以采用药物预防子宫内膜癌，不包括（   ）

     A.氯米芬   B.炔雌醇环丙孕酮片   C.去氧孕烯炔雌醇片

     D.黄体酮   E.螺内酯

26.多囊卵巢综合征多起病于（   ）

     A.儿童期   B.青春期   C.妊娠期

     D.围绝经期   E.哺乳期

27.作为青春期和育龄期PCOS患者的高雄激素血症及多毛症、痤疮的首选治疗药物是（   ）

     A.短效口服避孕药   B.甲羟孕酮   C.环丙孕酮

     D.地塞米松   E.螺内酯

28.关于多囊卵巢综合征发病机制错误的是（   ）

     A.下丘脑-垂体-卵巢轴调节功能异常

     B.胰岛素抵抗和高胰岛素血症

     C.肾上腺内分泌功能正常

     D.甲状腺功能亢进

E.高胰岛素血症

29.以下药物不可缓解原发性痛经的有（　　）

  A.山莨菪碱   B.布洛芬   C.口服避孕药

  D.孕激素   E.对乙酰氨基酚

30.下列关于痛经的叙述正确的是（　　）

  A.原发性痛经常见于育龄妇女

  B.原发性痛经多在初潮时就出现

  C.原发性痛经患者的生殖器官无器质性病变

  D.继发性痛经患者的生殖器官无器质性病变

  E.以上叙述都不正确

31.雌激素禁用于（　　）

  A.有出血倾向的子宫肿瘤   B.绝经后乳腺癌

  C.前列腺癌   D.功能性子宫出血

  F.青春期痤疮

32.患者，女，27岁，诊断为原发性痛经，下列药物中可用来治疗原发性痛经的是（　　）

  A.氟西汀   B.氯丙咪嗪   C.氟哌酸

  D.帕罗西汀   E.布洛芬

33.患者，女，36岁，继发性痛经，诊断为子宫内膜异位症，使用性激素治疗，主要目的是（　　）

  A.避孕   B.调整周期   C.减少心血管事件

  D.止血   E.抑制排卵

34.患者，女，35岁。继发性痛经5年，加重1年，平素月经规律，结婚8年，近2年未孕，G0P0。妇科检查：左附件区囊肿，直径约6cm，活动度差，触痛。CA125升高。最佳的处理是（　　）

  A.口服避孕药   B.服用孕三烯酮   C.注射 GnRH-α

  D.期待疗法   E.手术治疗

35.不宜使用孕激素治疗的疾病是（　　）

  A.痛经   B.先兆流产   C.中期妊娠引产

  D.子宫内膜异位症 E.功能性子宫出血

36.对于诊断为早发性卵巢功能不全的患者，其月经稀发或停经应至少

（　　）个月

  A. 2   B. 3   C. 4

  D. 5   E. 6

37. 下列药物中，不属于孕激素的是（　　）

  A. 地屈孕酮   B. 炔雌醇   C. 甲羟孕酮

  D. 黄体酮   E. 炔诺酮

38. 早发性卵巢功能不全患者，为改善泌尿生殖道萎缩症状时，可经阴道局部使用（　　）

  A. 结合雌激素软膏 B. 阴道用黄体酮   C. 甲硝唑栓

  D. 保妇康栓   E. 人干扰素 α 2b 栓

39. 对于早发性卵巢功能不全患者，若选择连续联合的方式进行激素补充治疗，可以选择的药物是（　　）

  A. 结合雌激素

  B. 雌二醇 – 雌二醇地屈孕酮片

  C. 戊酸雌二醇 – 戊酸雌二醇环丙孕酮片

  D. 17 β – 雌二醇

  E. 替勃龙

40. 对于早发性卵巢功能不全患者，若选择周期序贯的方式进行激素补充治疗，用完 1 盒药物后需停药（　　）天再开始服用下一盒

  A. 3   B. 5   C. 7

  D. 9   E. 11

41. 下列药物中，孕妇可以使用的是（　　）

  A. 环丙孕酮   B. 地屈孕酮   C. 结合雌激素

  D. 17 β – 雌二醇 E. 替勃龙

42. 对于原发性早发性卵巢功能不全患者，建议从（　　）开始补充雌激素

  A. 7 ~ 8 岁   B. 9 ~ 10 岁   C. 11 ~ 12 岁

  D. 13 ~ 14 岁   E. 15 ~ 16 岁

43. 下列治疗子宫肌瘤的药物中，既可改善贫血症状又能缩小肌瘤体积的是（　　）

  A. 左炔诺孕酮   B. 氨甲环酸   C. 阿司匹林

  D. 双氯芬酸   E. 亮丙瑞林

44. 子宫肌瘤患者如果只想在有症状时接受治疗，首选的药物是（　　）

    A. 阿司匹林　　　　B. 氨甲环酸　　　　C. 布洛芬

    D. 左炔诺孕酮　　　E. 戈舍瑞林

45. 下列药物中，缩小肌瘤体积最为显著的是（　　）

    A. 他莫昔芬　　　　B. 布洛芬　　　　　C. 亮丙瑞林

    D. 达那唑　　　　　E. 米非司酮

46. 下列药物中，可以和GnRH-a联合应用控制患者的围绝经期症状的是（　　）

    A. 阿司匹林　　　　B. 氨甲环酸　　　　C. 黑升麻提取物

    D. 双氯芬酸　　　　E. 米非司酮

47. GnRH-a用于治疗子宫肌瘤的疗程一般为（　　）

    A. 1～3个月　　　　B. 2～5个月　　　　C. 3～6个月

    D. 6～9个月　　　　E. 9～12个月

48. 子宫内膜癌的诊断金标准是（　　）

    A. 组织病理学检查　B. 经腹超声　　　　C. 经阴道超声

    D. CT　　　　　　　E. PET

49. 帕博利珠单抗的作用靶点是（　　）

    A. CTLA-4　　　　　B. HER2　　　　　　C. PD-1/PD-L1

    D. VEGF　　　　　　E. CD20

50. 有眼底疾病的患者禁用（　　）

    A. 卡铂　　　　　　B. 多柔比星　　　　C. 多西他赛

    D. 贝伐珠单抗　　　E. 他莫昔芬

二、多选题

1. 子宫内膜不典型增生和恶变是异常子宫出血少见而重要的病因，对年轻、要求保留生育功能的患者，经全面评估和充分咨询后可采用全周期连续高效合成孕激素子宫内膜萎缩治疗，治疗方案包括（　　）

    A. 甲羟孕酮　　　　B. 甲地孕酮　　　　C. GnRH-a

    D. LNG-IUS　　　　E. 氨甲环酸

2. 下列药物长期服用可能导致继发性闭经的是（　　）

    A. 抗精神类药物　　B. 奋乃静　　　　　C. 氯丙嗪

    D. 利血平　　　　　E. 甲氧氯普胺

3.雌、孕激素替代治疗闭经可选用的药物包括（　　）

    A.戊酸雌二醇 　　　　　B.微粒化17β–雌二醇 　C.地屈孕酮

    D.戊酸雌二醇 　　　　　E.戊酸雌二醇/环丙孕酮

4.下列抗癫痫药物中可能导致复方口服避孕药避孕效果下降的药物有（　　）

    A.卡马西平 　　　　B.苯妥英 　　　　　　C.加巴喷丁

    D.左乙拉西坦 　　　E.托吡酯

5.炔雌醇环丙孕酮片不能联合应用的药物有（　　）

    A.戊酸雌二醇 　　　　B.盐酸二甲双胍片 　　C.醋酸甲羟孕酮片

    D.雌二醇屈螺酮片 　　E.地屈孕酮片

6.下列药物中可以改善多囊卵巢综合征合并2型糖尿病患者出现的胰岛素抵抗的是（　　）

    A.地塞米松 　　　　B.二甲双胍 　　　　　C.地屈孕酮

    D.吡格列酮 　　　　E.阿卡波糖

7.有关痛经的用药治疗和指导，说法正确的有（　　）

    A.对于需要避孕的痛经女性，可选用激素类药物治疗，如黄体酮制剂、长效孕激素或口服避孕药

    B.对于伴有活动性消化道溃疡或出血的痛经患者，不推荐使用非甾体抗炎药治疗痛经症状

    C.对于痛经女性，可在月经来潮的1~5天深部肌内注射醋酸甲羟孕酮150mg，每3个月左右一次

    D.对继发性痛经的女性，服用缓解痛经药不能解除致病原因

    E.通过腹部热敷、生姜红糖水煎服、温水淋浴等有助于缓解痛经的疼痛症状

8.以下药物中可用于PMS或PMDD的是（　　）

    A.氟西汀 　　　　　B.炔雌醇环丙孕酮片 　C.复方孕二烯酮片

    D.舍曲林 　　　　　E.促性腺激素释放激素

9.绝经激素治疗可以保护（　　）

    A.骨头 　　　　B.心血管 　　　　C.大脑

    D.乳腺 　　　　E.肝脏

10. 雌激素可能引起心血管系统相关的不良反应有（ ）

　　A. 血压下降　　　　　B. 血压升高　　　　　C. 心肌梗死

　　D. 静脉血栓形成　　　E. 肺栓塞

三、案例分析题

案例分析1

病例摘要：患者，女，18岁，未婚未育，因"阴道不规律流血10天"入院。患者既往月经不规律，初潮15岁，月经周期5~7d/28~60d，量中；末次月经7月30日，前次月经6月1日。患者自诉10天前月经来潮后淋漓不尽，每天用2~3片卫生巾，遂就诊。查体：体重指数（BMI）25.3kg/m²；发育正常，面部痤疮，毛发正常。妇科检查：外阴发育正常，可见外阴血染，未婚未行内诊。肛查：子宫前位，正常大小、质中、活动可、无压痛，双侧附件区未触及明显异常。辅助检查：血红蛋白70g/L，激素全套LH 7.6U/L、FSH 6.5U/L、孕酮（P）0.3nmol/L、E_2 150pmol/L、睾酮（T）3.8nmol/L、催乳素（PRL）0.12nmol/L。妇科B超：子宫前位，正常大小，子宫内膜居中1.5cm。双侧附件未见明显占位。诊断为"异常子宫出血；贫血；痤疮；肥胖"。予口服乳酸亚铁胶囊，规律口服戊酸雌二醇4mg q6h，3天后血止继续口服，3天后减量至3mg q6h，每3天减1/3量，第18天患者口服戊酸雌二醇1mg qd，复查血红蛋白100g/L。加用黄体酮10mg连用10天。

简答题1. 该患者出现异常子宫出血的病因可能有哪些？

简答题2. 患者给予戊酸雌二醇治疗是否合理？

简答题3. 患者后又加用黄体酮治疗是否合理？

案例分析2

病例摘要：患者，女，22岁，自诉闭经半年就诊。既往月经不规律。查体：面部痤疮，BMI 29.2kg/m²，手脚多毛。妇科B超：子宫前位，大小5.4cm×4.4cm×3.5cm，内膜0.9cm；双侧卵巢多囊样改变，可见12个以上卵泡。激素全套：LH 15.2U/L、FSH 6.5U/L、P 1.5nmol/L、E_2 150pmol/L、T 8.7nmol/L、PRL 0.69nmol/L。诊断为"继发闭经；痤疮中度；超重"。患者目前无生育计划，明确诊断后给予口服地屈孕酮1片 bid，连续10天后月经来潮后第2天口服炔雌醇环丙孕酮（达英−35）1片 qd，连续3~6个月。

简答题1. 患者继发闭经可能的原因是什么？

简答题2.患者口服炔雌醇环丙孕酮治疗是否合理？

简答题3.针对该患者如何进行用药教育？

案例分析3

病例摘要：患者，女，48岁，月经紊乱半年。半年前无明显诱因出现月经紊乱，经量时多时少，量多时1小时需更换卫生巾，每次持续3~15天，周期25~50天。曾就诊当地医院，查妇科B超提示"子宫、双附件未见明显异常"，当地医院给予复方口服避孕药21天1周期，口服3个月后停药，停药7天后月经来潮，经量、经期同平素月经，入院后完善查血常规：HB 90g/L，WBC 6.6×10^9/L，PLT 125×10^9/L；凝血六项、生化全套、甲状腺功能均正常；血β-HCG阴性；血性激素水平：FSH 25.3IU/L，LH 10.97IU/L，E_2 83.2pg/ml。经阴道彩超：子宫大小，6.0cm×5.2cm×4.6cm；内膜，1.2cm，回声均匀，双附件未见明显异常。初步诊断：异常子宫出血（围绝经期AUB-O）；失血性贫血（轻度）。

入院后予铁剂纠正贫血；急诊行诊断性刮宫术，术后病理回报：子宫内膜增生不伴有不典型增生，围术期予头孢呋辛预防感染。自诊刮后予患者口服地屈孕酮10mg bid治疗。

简答题1.患者初步诊断为围绝经期AUB-O的依据？

简答题2.患者急诊行诊断性刮宫术是否合理？

简答题3.诊刮后予该患者地屈孕酮治疗是否合理？

案例分析4

病例摘要：患者，女，21岁，身高169cm，体重89kg，BMI 31.2kg/m^2，因"月经不规律7年"入院就诊。患者13岁月经初潮，月经不规律，5~6d/1~3个月，量少；16岁，下颌及大腿内侧出现数根须毛；17岁半，上唇、下颌部及大腿内侧须毛增多，面部、前胸、后背开始出现痤疮；17岁时，体重76kg，18岁时体重81kg，21岁（现在），体重89kg。T 36.8℃，P 92/分，R 24次/分，BP 153/98 mmHg。腰围94cm，臀围105cm，腰臀比0.90。面部、前胸、后背可见散在痤疮，颈项部可见轻度黑棘皮症。上唇及下颌须毛增多，阴毛浓密分布至下腹部中线及大腿内侧。痤疮评分（Pillsburg分级法）：Ⅲ级。肝肾功能：ALT 34.2U/L，AST 15.1U/L，r-GT 31.3U/L，Cr 72.2μmol/L，尿素3.09mmol/L；血脂：LDL 4.00mmol/L，HDL 0.92mmol/L，TG 5.37mmol/L，TC 1.54mmol/L。性激素检查：FSH 6.31U/L，LH 7.57U/L，E_2 234.99pmol/L，

P 0.78ng/ml，PRL 21.98ng/ml，T 4.68nmol/L。消化、泌尿彩超：脂肪肝。经直肠盆腔超声：左侧卵巢大小约4.4cm×3.1cm×3.3cm（22.5ml），右侧卵巢大小约4.3cm×2.7cm×3.2cm（18.6ml），其内可见多个卵泡，左侧大者直径约1.0cm，右侧大者直径约0.6cm。入院后用药方案：吡格列酮二甲双胍片1片/次，bid；炔雌醇环丙孕酮片2片qd，服用21天，停药7天。3个月后复诊痤疮明显改善，体重82kg，T 0.45nmol/L，月经周期5~6d/28~30d。2年后复诊，患者汗毛及痤疮明显改善，体重65kg，BMI 23.31kg/m²，血压正常，腹部B超：未见异常，月经周期5~6d/28~30d。

诊断：多囊卵巢综合征；代谢综合征；代谢相关脂肪性肝病。

主要药物治疗：

药物名称	用法用量	用药时间
炔雌醇环丙孕酮片	2co po qd	07.10~07.16
吡格列酮二甲双胍片	1co po bid	07.10~07.16

简答题1. 多囊卵巢综合征患者的主要治疗目标是什么？

简答题2. 该患者的药物治疗方案中炔雌醇环丙孕酮的用药目的是什么？请分析该处方是否存在问题？

简答题3. 本案例中选用吡格列酮二甲双胍片治疗患者的代谢综合征，请简要介绍多囊卵巢综合征患者可选用哪些药物进行代谢调整治疗。

案例分析5

病例摘要：患者，女，23岁，未婚，因"痛经3年，发现盆腔包块6天"入院。患者初潮12岁，经期5天，周期28天。平素月经规则，量中，色暗红，有痛经，末次月经6月23日，量与性状同前。6天前患者至外院体检，超声提示"盆腔巨大囊性肿物，上至剑突下五指，下至自耻骨联合上缘，两侧分别至两侧腋前线"，诊断"卵巢囊肿"。5天前来我院超声提示"子宫上方见一巨大囊性回声，上达脐上五指，双侧达腋前线，内液尚清，囊壁上见数个稍强回声，较大5.3cm×0.9cm，内未及明显血流信号"，全腹CT提示"子宫上方囊性包块，大小约19.1cm×10.2cm×23cm，考虑左卵巢良性病变，囊腺瘤可能"，无月经改变，无腹痛腹胀，无尿频尿急，无肛门坠胀感，无异常阴道流血等不适，诊断"卵巢囊肿"，为进一步手术处理收入院。患者有生育要求，有保留卵巢意愿。07-05肿瘤标记物：CA125 46.1U/ml；性激素：LH 17.20IU/L，FSH 9.99IU/L，E₂ 153.7pmol/L，P 1.29nmol/L；AMH 2.980ng/ml；血常规、血凝、血生化未见明显异常。入院后在硬膜外麻醉下行"经腹左侧卵巢囊肿剥除术，左卵巢成形术，盆腔内异病灶电凝术"，术后常规病理：（左）卵巢子宫内膜囊肿。术后予注射用醋酸亮丙瑞林3.75mg皮下注射1次后出院，建议用药3~6个周期。

诊断：子宫内膜异位症Ⅲ期（卵巢型、腹膜型）；继发性痛经。

主要药物治疗：

药物名称	用法用量	用药时间
注射用醋酸亮丙瑞林微球	3.75mg ih once	07~15
桂枝茯苓丸	6g po bid	

简答题1：请简述子宫内膜异位症的治疗方法。

简答题2：请说明注射用醋酸亮丙瑞林微球用于子宫内膜异位症治疗的用法用量。

简答题3：简述该病例中为何选用GnRHa进行治疗？

案例分析6

病例摘要：患者，女，15岁，身高158cm，体重46kg，于2023年3月21日就诊，主诉"停经5月余"。无吸烟、饮酒史，否认家族性遗传病史，否认食物、药物过敏史。盆腔B超提示子宫偏小，双侧附件未见异常，性激素检查：FSH 35 IU/L、E_2 200pmol/L、AMH 0.1ng/ml。1个月前外院查性激素FSH 30IU/L、E_2 230pmol/L、AMH 0.21ng/ml。甲状腺、肝肾功能、血常规、凝血四项均在正常范围。初步诊断为早发性卵巢功能不全。经完善体检、评估，排除禁忌证后，予雌二醇/雌二醇地屈孕酮片2/10mg治疗。

诊断：早发性卵巢功能不全。

主要药物治疗：

药物名称	用法用量	用药时间
雌二醇/雌二醇地屈孕酮片复合包装	1片 p.o qd	长期

简答题1.该患者选择激素补充疗法是否合理？

简答题2.该患者的药物选择是否合理？

简答题3.如何对该患者进行用药教育？

案例分析7

病例摘要：患者，女，55岁，身高156cm，体重75kg，因"发现子宫内膜病变4天"入院。完善相关检查后行子宫内膜癌根治术，术后病理：（子宫+双侧附件）宫腔内见少量子宫内膜样癌（Ⅰ级）残留，癌组织浸润浅肌层（＜1/2肌壁）；左侧输卵管内肿物为子宫内膜样癌，Ⅰ级，肿物大小1.5cm×1.5cm×1.0cm，癌组织浸润输卵管浅肌层，结合临床病史，复合子宫内膜样癌累及左侧输卵管；子宫腺肌病；慢性宫颈炎；右侧输卵管、双侧宫旁及双侧卵巢未见癌。免疫组化结果：①CA-125（+）、CD10（间质+）、ERa（+）、P16（局灶+）、P53（20%）、PR（+）、Vimentin（+）、WT-1（-）、Ki67（20%+）。②（左侧盆腔淋巴结）淋巴结未见癌（0/11）。③（右侧盆腔淋巴结）淋巴结未见癌（0/20）。④（大网膜）见脂肪组织，未见癌。手术腹腔冲洗液病理：（腹腔冲洗液涂片及细胞蜡块）见间皮细胞、炎症细胞及少许成团异型细胞。诊断为：子宫内膜样腺癌ⅢA期。术后行辅助化疗：多柔比星+洛铂。术后第9天，患者一般情况好，予办理出院。

诊断：子宫内膜癌（ⅢA期）。

主要药物治疗：

药物名称	用法用量	用药时间
多柔比星脂质体注射液	40mg i.v qd	三周一次
洛铂冻干粉针	10mg i.v qd	三周一次

简答题1. 简述子宫内膜癌的治疗原则。

简答题2. 评估该患者的化疗方案是否合理？

简答题3. 评估该患者是否需要激素治疗？

案例分析 8

病例摘要：患者，女，46岁，身高151cm，体重50kg，因"不规则阴道出血半年余"入院。患者半年前出现不规则阴道出血，与月经周期无明显关联。入院查妇科彩超提示：宫腔内可见子宫后壁肌层内探及一囊实性团块，大小约6.1cm×5.1cm，考虑子宫肌瘤变性可能性较大。进一步行宫腔镜检查，病理提示：子宫内膜间质肿瘤，结合HE形态，倾向低级别子宫内膜间质肉瘤。完善检查后行手术治疗，术中冰冻提示低级别间质肿瘤，行全子宫+双附件切除术+盆腔淋巴结清扫术。术后病理及免疫组化示：镜下见肿瘤细胞丰富、呈梭形，伴中度异型，核分裂易见，侵犯血管及周围平滑肌；免疫化：CD10（+），ER/PR（+），Vimentin（+），EMA（-），P53（-），SMA（-），Desmin（-），Inhibin-α（-），CD34（-），Ki-67约30%（+）。符合低级别子宫内膜间质肉瘤，FIGO分期为Ⅰ期。术后予来曲唑治疗。术后第三天，患者一般情况好，予办理出院。

诊断：低级别子宫内膜间质肉瘤（Ⅰ期）。

主要药物治疗：

药物名称	用法用量	用药时间
来曲唑	2.5mg p.o qd	长期

简答题1.简述低级别子宫内膜间质肉瘤的治疗原则。

简答题2.评估该患者的药物治疗方案是否合理。

简答题3.简述来曲唑的药物监护要点。

案例分析9

病例摘要：患者，女，23岁，1年前因"青春期月经未来潮"就诊，行雌、孕激素替代治疗，治疗过程中阴道有规律出血。患者自行停药，停药后无月经来潮。患者嗅觉正常，家族中无类似疾病患者。体格检查：身高168cm，体重55kg，青春发育Tanner分期双侧乳房Ⅳ期，阴毛Ⅲ期，面中线及四肢骨骼发育正常。患者确诊糖尿病1月余，口服二甲双胍治疗。辅助检查：染色体：46，XX；黄体生成素（LH）<0.2U/L，卵泡刺激素（FSH）<0.2U/L，雌二醇（E_2）<15μg/L。曲普瑞林兴奋试验：LH峰值为1.2U/L，FSH峰值为3.63U/L。其他垂体前叶激素均在正常范围内。经腹子宫及双附件超声结果：子宫大小为3.9cm×3.5cm×2.0cm，内膜厚约0.3cm；左卵巢大小为2.6cm×0.4cm，右卵巢大小为2.3cm×1.3cm。鞍区MRI提示未见占位性病变。嗅神经MRI可见正常的双侧嗅球和嗅束。该患者诊断为原发性闭经，予小剂量雌激素（戊酸雌二醇0.5mg，1次/d）治疗

简答题1.请分析导致该患者原发性闭经的病因？

简答题2.请分析给予该患者小剂量雌激素治疗的合理性。

简答题3.该患者需口服戊酸雌二醇，该如何对患者进行用药教育？

案例分析10

病例摘要：患者，女，32岁，身高164cm，体重81.5kg，BMI 30.3kg/m²，因"停经3⁺月，婚后未避孕3年未孕"于01月06日入院。患者末次月经10月25日，测尿妊娠试验阴性。初潮年龄13岁，起初月经规律，5~6天/28~30天，血量中等，无痛经；近7年来月经不规律，周期5~7天/20~90天，量时多时少；曾于医院就诊，诊断为"功能性子宫出血"，曾服用黄体酮调经。

近3年体重增加10kg。既往G1P0，9年前曾婚前妊娠一次并行人工流产。血压：120/80mmHg。面部痤疮，上唇毛多厚重，双乳晕处可见长毛各两根，腰腹部脂肪堆积明显。妇科B超：子宫前位，大小43mm×35mm×42mm，内膜厚8mm，肌层回声均匀；右侧卵巢大小38mm×35mm×28mm，左侧卵巢大小33mm×38mm×27mm，其内均可见直径2~9mm的卵泡数＞12个，子宫后方无积液。性激素：月经来潮第二天测LH 7.5mIU/ml，FSH 5.7mIU/ml，PRL 19.3ng/ml，P 0.55ng/ml，E_2 35.0pg/ml，T 0.67ng/ml；OGTT：糖耐量受损；肝肾功能、甲状腺功能、血脂未见明显异常。入院后用药方案：二甲双胍500mg tid；炔雌醇环丙孕酮片1片 qd，疗程3个月；出院3个月后基础体温及B超监测未见排卵，患者未受孕。但通过运动和饮食调整，体重已减轻7kg。月经周期的第五天给予克罗米芬50mg Qd×5天。B超监测排卵，月经第17天可见右卵巢19mm×20mm卵泡，遂给予HCG 5000U肌内注射，指导同房，但于第32天月经来潮。第二周期月经周期的第五天给予克罗米芬100mg Qd×5天。B超监测排卵，月经第16天可见右卵巢18mm×21mm卵泡，遂给予HCG 5000U肌内注射，指导同房，B超监测排卵后给予地屈孕酮10mg Bid×14天，并测HCG 360mIU/ml，10天后B超提示宫内胎囊可见卵黄囊。嘱停二甲双胍。

诊断：继发性不孕症；多囊卵巢综合征；糖耐量受损。

主要药物治疗：

药物名称	用法用量	用药时间
炔雌醇环丙孕酮片	1co po qd	01.19~04.20
二甲双胍片	0.5g po tid	01.19~07.28
枸橼酸氯米芬胶囊	50mg po qd	月经周期的第五天
	100mg po qd	第二周期月经周期的第五天
注射用绒促性素	5000U im qd	月经第17天或16天（监测后）

简答题1.简述多囊卵巢综合征典型的临床表现。

简答题2.该病例中药物治疗方案包括炔雌醇环丙孕酮，若更改为孕激素类药物是否更合适？

简答题3.若患者在服用氯米芬50mg一天一次期间出现恶心呕吐、腹胀腹泻，考虑卵巢过度刺激症，应如何调整氯米芬用药方案？

模拟试卷三

一、单选题

1. 慢性子宫内膜炎可能导致局部的炎性反应异常或内膜血管发生异常，引起异常子宫出血，临床常用的抗生素为（ ）

    A.多西环素　　　　　B.替加环素　　　　　C.万古霉素

    D.青霉素　　　　　　E.伏立康唑

2. 下列药物中不属于口服避孕药的是（ ）

    A.去氧孕烯炔雌醇片　　　　　　　　B.复方孕二烯酮片

    C.炔雌醇环丙孕酮片　　　　　　　　D.屈螺酮炔雌醇片

    E.黄体酮胶囊

3. 下列药物中降低雄激素作用最强的是（ ）

    A.复方孕二烯酮片　　　　　　　　　B.屈螺酮炔雌醇片

    C.炔雌醇环丙孕酮片　　　　　　　　D.屈螺酮炔雌醇片

    E.去氧孕烯炔雌醇片

4. 下列不属于复方口服避孕药使用禁忌证的是（ ）

    A.缺血性心脏病　　B.高血压1级　　　C.卒中

    D.高血压3级　　　E.肝癌

5. 下列药物中不是乳腺癌患者禁用的是（ ）

    A.黄体酮胶囊　　　B.戊酸雌二醇片　　　C.甲羟孕酮片

    D.屈螺酮炔雌醇片　E.他莫昔芬

6. 下列可能引起催乳素水平升高，导致排卵障碍引起异常子宫出血的药物是（ ）

    A.利福平　　　　　B.地西泮　　　　　C.异烟肼

    D.氟西汀　　　　　E.舍曲林

7. 下列关于药物性闭经说法错误的是（ ）

    A.长期应用甾体类避孕药可引起继发性闭经

    B.药物性闭经的机制是药物抑制下丘脑分泌促性腺激素释放激素或通过抑制下丘脑多巴胺，使垂体分泌催乳素增多

    C.药物性闭经通常是不可逆的

D.停药后3~6个月月经多能自然恢复

E.长期应用吩噻嗪衍生物可引起继发性闭经

8. 雌、孕激素替代治疗闭经通常建议连续服用（   ），等待诱发正常周期

    A.6~10个周期   B.4~6个周期   C.2~4个周期

    D.1~2个周期   E.1个周期

9. 继发性闭经最常见的原因为（   ）

    A.空蝶鞍综合征   B.下丘脑性闭经   C.子宫性闭经

    D.高催乳素血症   E.卵巢性闭经

10. 绒促性素（HCG）促进卵泡发育及诱发排卵，其常见的不良反应不包括（   ）

    A.头痛   B.恶心   C.呕吐

    D.腹痛   E.血栓

11. 雌激素拮抗药氯米芬在临床上主要用于治疗（   ）

    A.卵巢功能不全和闭经   B.绝经期综合征

    C.乳房胀痛及退乳   D.男性不育

    E.卵巢肥大

12. 有关孕激素的作用错误的描述是（   ）

    A.可降低子宫对缩宫素的敏感性

    B.与雌激素一起促使乳腺腺泡发育

    C.抑制 LH 分泌

    D.有抗利尿作用

    E.有抗醛固酮作用

13. 关于黄体酮的叙述，下列各项中正确的是（   ）

    A.是天然孕激素

    B.是短效类口服避孕药的组成成分

    C.是长效类口服避孕药的组成成分

    D.具雄激素作用

    E.增强子宫对缩宫素的敏感性

14. 抑制肾上腺来源雄激素的首选药物是（   ）

    A.枸橼酸氯米芬   B.螺内酯   C.糖皮质激素

    D.氟他胺   E.文迪雅

15. 多囊卵巢综合征患者最常用的促排卵方案是（　　）

    A. OC+GnRH激动剂方案　　　　　　B. 拮抗剂方案

    C. 激动剂方案　　　　　　　　　　　D. 自然周期

    E. 以上均不是

16. 患者，女，22岁，因肥胖闭经拟诊为多囊卵巢综合征。如果确诊为多囊卵巢综合征，其治疗方案中下列各项中不恰当的是（　　）

    A. 抗雄激素疗法　　　B. 抗雌激素疗法　　　　C. 促排卵治疗

    D. HMG–HCG疗法　　E. 孕激素治疗

17. 螺内酯可用于多囊卵巢综合征患者的高雄激素治疗，下列说法错误的是（　　）

    A. 抑制雄激素的合成、促进雄激素的分解，从而发挥降低血雄激素的作用

    B. 竞争性抑制二氢睾酮与雄激素受体结合而发挥作用，导致卵巢产生睾酮的活性降低

    C. 在大剂量使用时，需注意高钾血症，建议定期复查血钾

    D. 螺内酯常用有效剂量为50～100mg，每日2次，口服

    E. 螺内酯常用有效剂量为150～200mg，每日3次，口服

18. 下列药物中不用于治疗子宫内膜异位症相关疼痛的是（　　）

    A. 非甾体类抗炎药　　B. 雌激素–孕激素避孕药　　C. 雄激素类药物

    D. GnRH类似物　　　E. 芳香酶抑制剂

19. 下列关于药物用法用量的描述不正确的是（　　）

    A. 地屈孕酮片：口服，从月经周期第5～25日，每天2～3次，每次1片（以地屈孕酮计10mg）

    B. 炔雌醇环丙孕酮片：在月经周期的第一天，即月经来潮的第一天开始服用，每日3片，连续服21日，随后停药7日，之后开始下一周期服药

    C. 地诺孕素片：口服，2mg，每日1次，可于月经周期的任意一天开始该药治疗

    D. 对乙酰氨基酚片：口服，一次0.5～1g，必要时可每8小时1次，一日不超过3次

    E. 布洛芬片：口服，0.4g，一日2次，必要时可每4～6小时1次，

一日不超过4次，首剂800mg

20.以下对治疗痛经的药物用药指导错误的是（　　）

A.缓释片可以掰开或溶解后服用

B.非甾体抗炎药有胃肠道副作用

C.非甾体抗炎药最好在餐中或餐后服用

D.非甾体抗炎药不可随意合用

E.痛经宝颗粒应强调服用持续时间与周期

21.痛经使用性激素类药物治疗，一线用药是（　　）

A.孕激素　　　　　　B.口服避孕药　　　　　　C.GnRH-a

D.非甾体抗炎药　　　E.芳香酶抑制剂

22.治疗原发性痛经一般选用（　　），需痛经前（　　）天用药

A.甲状腺素、5　　　　　　　　　B.质子泵抑制剂、4

C.糖皮质激素、3　　　　　　　　D.抑制前列腺素的药物、2

E.促排卵药物、1

23.以下不属于子宫腺肌病的药物治疗方法的是（　　）

A.雄激素衍生物　　B.孕激素　　　　　　C. NSAID

D. GnRH-a　　　　　E.雌激素类药物

24.雌激素可以通过（　　）途径代谢

A. CYP1A2　　　　B. CYP2A6　　　　C. CYP2C19

D. CYP2D6　　　　E. CYP3A4

25.紫杉醇的不良反应包括（　　）

A.脱发　　　　　　B.感觉神经毒性　　　C.心电图异常

D.中性粒细胞减少　E.以上都是

26.低级别子宫内膜间质肉瘤的药物治疗主要是（　　）

A.化疗　　　　　　B.内分泌治疗　　　　C.靶向治疗

D.以上都是　　　　E.以上都不是

27.葡萄糖-半乳糖吸收障碍的患者不应使用的药物是（　　）

A.他莫昔芬　　　　B.依西美坦　　　　　C.氟维司群

D.来曲唑　　　　　E.曲普瑞林

28.同时使用依西美坦和利福平的患者，其依西美坦的推荐剂量为（　　）

A. 12.5mg，1次/日　B. 25mg，1次/日　　C. 25mg，2次/日

D. 50mg，1次/日　　E. 50mg，2次/日

29. 博来霉素的终生剂量不能超过（　　）

A. 100mg　　　　　B. 200mg　　　　　　　C. 300mg

D. 400mg　　　　　E. 无限制

30. 对于恶性的卵巢性索间质肿瘤患者，BEP方案中依托泊苷的用法用量为（　　）

A. 每天50mg/m², 第1~3天

B. 每天100mg/m², 第1~3天

C. 每天50mg/m², 第1~5天

D. 每天100mg/m², 第1~5天

E. 每天200mg/m², 第1~3天

31. 下列药物中，不能用于卵巢生殖细胞肿瘤激素治疗的药物为（　　）

A. 他莫昔芬　　　　B. 来曲唑　　　　　　　C. 甲羟孕酮

D. 亮丙瑞林　　　　E. 戊酸雌二醇

32. 放疗仅用于治疗卵巢生殖细胞肿瘤中的（　　）

A. 无性细胞瘤　　　B. 胚胎性癌　　　　　　C. 卵黄囊瘤

D. 未成熟畸胎瘤　　E. 非妊娠性绒癌

33. 卵巢生殖细胞肿瘤的一线化疗方案为（　　）

A. 紫杉醇+铂类　　　　　　　　　B. 依托泊苷+卡铂

C. 博来霉素+依托泊苷+顺铂　　　D. 博来霉素+依托泊苷

E. 顺铂+多柔比星

34. 经前期综合征症状的缓解时期通常是（　　）

A. 月经期　　　　　B. 卵泡期　　　　　　　C. 黄体期

D. 排卵期　　　　　E. 以上都不对

35. 当SSRI和/或COC仅部分有效、无效或不耐受时，可使用（　　）缓解经前期综合征

A. 阿普唑仑　　　　B. 布洛芬　　　　　　　C. 醋酸曲普瑞林注射液

D. 溴隐亭　　　　　E. 螺内酯

36. 以下说法错误的是（　　）

A. 经前期综合征典型症状常出现于月经前1~2日

B. 对于经前期综合征主要是缓解症状

C.诊断经前期综合征需与轻度精神病及心、肝、肾等疾病引起的水肿相鉴别

D.目前认为下丘脑-垂体-卵巢轴及5-羟色胺、内啡肽等中枢神经递质改变与PMS的发生有关

E.经前期综合征典型症状常出现于月经前1～2周

37.以下不是经前期综合征特征的是（　　）

A.月经前1～2周出现症状　　　　B.月经来潮后症状无明显缓解

C.周期性发生　　　　　　　　　　D.行为改变

E.躯体症状明显

38.关于围绝经期不正确的是（　　）

A.从出现绝经趋势的迹象开始一直到月经停止12个月内的一段时期

B.从出现绝经趋势的迹象开始一直到月经停止3年内的一段时期

C.妇女从生育功能旺盛走向衰退的过渡时期

D.妇女绝经前后的一段时期

E.包括临床特征、内分泌学及生物学的改变

39.关于出现围绝经期症状的最根本原因是（　　）

A.血管舒缩功能失调　　　　　　　B.自主神经功能紊乱

C.雌激素水平的波动　　　　　　　D.精神心理因素

E.个体差异

40.患者，女，51岁。主诉"月经紊乱半年伴潮热、焦虑、睡眠差"就诊，医嘱予激素治疗，目的是（　　）

A.调整月经周期　　　　　　　　　B.纠正性激素不足相关症状

C.促进卵巢功能恢复　　　　　　　D.减少月经量

E.防止子宫内膜病变

41.患者，女，65岁。遵医嘱每天服用补钙剂阿仑膦酸钠1次。正确的服药时间是（　　）

A.睡前　　　　　　　B.晚饭前　　　　　　C.午饭后

D.早饭后　　　　　　E.晨起

42.患者，女，49岁，月经紊乱，最早出现的内分泌改变是（　　）

A.卵巢功能减退　　　B.子宫缩小　　　　　C.垂体功能衰退

D.下丘脑功能衰退　　E.甲状腺功能衰退

43. 患者，女，48岁。近1年来月经周期延长，3~4个月来一次，并经常出现潮热、激动易怒、出汗、乏力等症状。性激素治疗中以补充（　　）最为关键

    A. 雌激素　　　　　　　　　　B. 孕激素

    C. 雄激素　　　　　　　　　　D. 绒毛膜促性腺激素

    E. 雌、孕、雄激素

44. 患者，女，45岁，近期月经紊乱，潮热，出汗，情绪低落，记忆力减退。诊断为：围绝经期综合征。患者要求补充雌激素替代疗法，告知患者激素替代疗法的禁忌证是（　　）

    A. 骨质疏松　　　　B. 子宫肌瘤切除　　　C. 不明原因的子宫出血

    D. 冠心病　　　　　E. 冠心病一级预防者

45. 患者，女，50岁。近半年月经不规则，量时多时少，时有头痛、头晕、阵发性潮热，情绪不稳定。妇科检查：子宫正常大小，双侧附件无异常。最可能的诊断是（　　）

    A. 青春期功能失调性子宫出血　　　B. 更年期功能失调性子宫出血

    C. 更年期综合征　　　　　　　　　D. 原发性痛经

    E. 继发性痛经

46. 天然雌激素是（　　）

    A. 炔雌醇　　　　　　　　　　B. 雌二醇

    C. 尼尔雌醇　　　　　　　　　D. 环丙孕酮

    E. 炔雌醇环丙孕酮

47. 子宫内膜癌的主要治疗手段是（　　）

    A. 放疗　　　　　　B. 化疗　　　　　　C. 激素治疗

    D. 靶向治疗　　　　E. 手术治疗

48. 帕博利珠单抗的作用靶点是（　　）

    A. CTLA-4　　　　　B. HER2　　　　　　C. PD-1/PD-L1

    D. VEGF　　　　　　E. CD20

49. 早发性卵巢功能不全患者，为改善泌尿生殖道萎缩症状时，可经阴道局部使用（　　）

    A. 结合雌激素软膏　　B. 阴道用黄体酮　　　C. 甲硝唑栓

    D. 保妇康栓　　　　　E. 人干扰素 α 2b栓

50. 对于早发性卵巢功能不全患者，若选择连续联合的方式进行激素补充治疗，建议选择的药物是（　　）

    A. 结合雌激素　　　　　　　　　　B. 地屈孕酮片

    C. 戊酸雌二醇-戊酸雌二醇环丙孕酮片　　　D. 17β-雌二醇

    E. 替勃龙

二、多选题

1. 子宫腺肌病所致异常子宫出血的一线治疗方案包括（　　）

    A. 口服地屈孕酮　　　B. 口服黄体酮　　　C. 口服戊酸雌二醇

    D. 口服炔雌醇　　　　E. LNG-IUS

2. 可使溴隐亭的血药浓度升高，药理作用增强的抗菌药物包括（　　）

    A. 泊沙康唑　　　　　B. 伏立康唑　　　　C. 米卡芬净

    D. 氟康唑　　　　　　E. 两性霉素

3. 多囊卵巢综合征说法错误的是（　　）

    A. 睾酮值升高　　　　　　　　　B. 雄激素过多，持续无排卵

    C. 体内FSH低水平　　　　　　　D. 胰岛素减少与黑棘皮症有关

    E. 性激素结合球蛋白升高，导致雄激素增高

4. 继发性痛经多继发于以下疾病中的（　　）

    A. 子宫内膜异位症　　　　　　　B. 子宫腺肌病

    C. 盆腔感染　　　　　　　　　　D. 子宫肌瘤

    E. 高催乳素血症

5. 对于无子宫的早发性卵巢功能不全患者，建议选择的药物是（　　）

    A. 17-β雌二醇　　　　　　　　　B. 戊酸雌二醇

    C. 结合雌激素　　　　　　　　　D. 雌二醇-雌二醇地屈孕酮

    E. 替勃龙

6. 恶性的卵巢性索间质肿瘤可选择的化疗方案有（　　）

    A. 博来霉素+依托泊苷+顺铂　　　B. 紫杉醇+卡铂

    C. 博来霉素+卡铂　　　　　　　D. 博来霉素+依托泊苷

    E. 顺铂+多柔比星

7. 下列卵巢生殖细胞肿瘤中，不需要进行化疗的是（　　）

    A. 非妊娠性绒癌　　　　　　　　B. ⅠA期/G_1未成熟畸胎瘤

C. ⅠA/ⅠB期无性细胞瘤　　　　　D. ⅠA期胚胎性癌

E. ⅠA期卵黄囊瘤

8.绝经激素治疗常见的治疗方式有（　　）

A.后半周期孕激素治疗　　　　　B.雌孕激素序贯治疗

C.雌孕激素连续联合治疗　　　　D.单雌激素治疗

E.以上都不对

9.关于围绝经期女性的激素变化下列说法错误的是（　　）

A.孕激素不足至完全缺乏

B.促甲状腺素降低

C.雌激素开始时有所下降，继而出现一过性的代偿性相对升高，然后进入绝对缺乏状态

D.促肾上腺皮质激素水平降低

E.重要的循环雌激素是雌酮

10.有关激素补充治疗的用药途径，下列选项错误的是（　　）

A.口服给药是最佳给药途径

B.最接近天然孕激素结构的是醋酸甲羟孕酮，其次是地屈孕酮

C.经皮给药比口服给药发生心血管事件的风险低

D.经阴道给药剂量应高于口服给药剂量

E.地屈孕酮片属于黄体酮衍生物，更接近于天然孕激素

三、案例分析题

案例分析1

病例摘要：患者，女，19岁，未婚。因"月经稀发3年半，闭经8月"至我院妇科内分泌专科就诊。2年前患者17岁初潮后，月经不规则来潮，周期2~6个月不等，经期1~2天，量少，无痛经，否认性生活。身高156cm，体重38kg，存在节食情况。四肢匀称，正常面容，无多毛痤疮，甲状腺无肿大，颈项无颈蹼，双乳对称，发育欠佳，可见乳头及乳晕，乳房大小超过乳晕。未婚无性生活，仅视诊：外阴阴毛稀疏，外阴皮肤无色素沉着或减退，阴道口可见。完善相关检查如下。性激素：FSH 0.6IU/L，LH < 0.3IU/L，E_2 < 43pmol/L，AMH 7.45pmol/L。甲状腺功能正常，超声：子宫体积偏小，右侧卵巢10余卵泡。垂体MRI未见明显异常，LHRH激发试验（阳性）。诊断为下丘脑性闭经，予雌二醇片/雌二醇地屈孕酮片（1/10mg）治疗。

简答题1. 请分析支持患者下丘脑性闭经诊断的依据？

简答题2. 给予该患者雌二醇片/雌二醇地屈孕酮片（1/10mg）治疗是否合理？

简答题3. 简述该患者服用雌二醇片/雌二醇地屈孕酮片的注意事项。

案例分析2

病例摘要：患者，女，27岁，身高160cm，体重83kg，BMI 32kg/m²，因"月经周期延长3年，停经49天"入院。月经周期30～90天，月经期3～4天，量中，偶有痛经。末次月经：2020年1月7日。G1P1A0，2017年12月剖宫产，否认其他病史。腰围81cm，臀围96cm，血压121/70mmHg，面部可见痤疮。母亲多囊病史，否认其他家族遗传史。B超：双侧卵巢体积增大呈多囊样改变（左侧卵巢体积13ml，窦卵泡13个，右侧卵巢体积11ml，窦卵泡13个，子宫内膜0.9cm），肝实质回声增强（脂肪肝）。性激素六项：LH/FSH倒置，比值3.1，血睾酮偏高103ng/dl，雌激素31IU/L，余无明显异常。血脂：总胆固醇偏高6.7mmol/L，甘油三酯偏高3.7mmol/L，低密度脂蛋白3.1mmol/L，高密度脂蛋白1.4mmol/L。其他：空腹胰岛素偏高31pmol/L，血糖5.7mmol/L。药物治疗上予黄体酮、炔雌醇环丙孕酮、奥利司他、复合维生素B、吡格列酮二甲双胍。药物治疗6个月后：月经规律恢复正常，面部痤疮明显改善。体重下降至59kg，BMI下降至23kg/m²，腰围下降至70，臀围下降至90，肥胖症得到了极大改善。LH/FSH、雄激素、血脂、空腹胰岛素恢复正常。监测肝肾功能正常范围。药物治疗结束后半年回访，患者通过监测排卵自然受孕。

诊断：多囊卵巢综合征；肥胖症、高脂血症；胰岛素抵抗；脂肪肝。

主要药物治疗：

药物名称	用法用量	用药时间
黄体酮胶囊	100mg po bid	05.10～05.19
炔雌醇环丙孕酮片	1co po qd	6个周期
奥利司他胶囊	0.12g po bid	
复合维生素B片	100mg po qd	
吡格列酮二甲双胍片	1co po qd	

简答题1. 请简述肥胖型PCOS患者的一线治疗方式。

简答题2. 本案例中患者使用了黄体酮，请简述两个其他治疗PCOS的孕激素类药物并说明孕激素治疗PCOS的优缺点。

简答题3. 若患者随访期间仍存在胰岛素抵抗且未缓解，如何进行吡格列酮二甲双胍片的剂量调整？

案例分析3

病例摘要：患者，女，31岁，因"经期延长伴痛经渐进性加重2年，发现盆腔包块1年"于2022年10月23日入院。患者末次月经2022年10月12日。近2年出现经期延长，表现为经后阴道少量出血3～4天，总经期持续7～8天干净，周期及经量无明显改变。伴痛经，呈渐进性加重，经期第一天程度最重，向腰骶部及大腿呈放射性牵扯痛，需口服止疼药，影响生活工作。发现右附件囊肿1年，最开始包块大小约4.1cm×3.2cm×3.6cm，口服中药观察包块逐渐增大，2022年10月23日复查包块大小约5.2cm×5.7cm×7.1cm。月经初潮11岁，7～8/28～30天，量中，痛经中度，需口服止疼药。已婚，G0P0，有生育要求，但未避孕未孕8个月。门诊以"盆腔包块性质待查：巧克力囊肿"收治。既往否认肝炎、心脏病、糖尿病等疾病史。2022年10月14日，性激素检查（月经第3天）：LH 5.42mmol/L，FSH 4.22mmol/L，E_2 21.1ng/ml，P 0.24ng/ml，AMH 3ng/ml。2022年10月23日，经阴道妇科超声探查（经后3天）：①右附件囊肿性质待查：巧克力囊肿；②子宫内膜高回声性质待查：内膜息肉。治疗上行腹腔镜下右侧卵巢囊肿剥除+盆腔子宫内膜异位病灶电灼术+盆腔粘连松解术+宫腔镜下子宫内膜息肉切除术。术后进行药物辅助治疗（地屈孕酮片10mg，bid，月经第5～25天口服）。术后工具避孕2个月，药物治疗2个月后痛经临床症状明显改善。第3个月开始监测排卵试孕，于2022年5月自然妊娠，后外院剖宫产一足月活婴。诊断：卵巢子宫内膜异位囊肿（ⅡB型）；多发性子宫内膜息肉；腹膜型子宫内膜异位症；慢性女性盆腔炎；继发性痛经。

简答题1. 请说出三个除了子宫内膜异位症外可出现继发性痛经的盆腔器质性疾病。

简答题2. 请简述子宫内膜异位症的治疗原则。

简答题3. 结合患者病情，选择孕激素类药物地屈孕酮的优点是什么？

案例分析4

病例摘要：患者，女，17岁，身高168cm，体重75kg，BMI 26.6kg/m²，因"月经量增多2年，不规则阴道流血7个月，痛经6个月"于2022年10月31日入院。12岁月经初潮，月经周期30～60天，近2年月经量增多，经期延长，淋漓不净，有时可持续20天。2022-05-04因阴道流血20+天，量多，外院就诊。血红蛋白提示74g/L，妇科超声提示：子宫内膜厚2.0cm。给予炔雌醇环丙孕酮片1粒 qd 21天，治疗过程中仍然出现不规则阴道流血，停药后，阴道流血量多，且出现痛经。2022-06-13复查B超：子宫前位，体积增大，形态饱满，宫壁回声欠均质。子宫内膜厚约2.3cm，回声欠均质，未见明显异常血流信号。遂更换屈螺酮炔雌醇片周期性治疗。治疗期间，阴道流血多，持续时间长，血红蛋白最低降至71.00g/L；血小板523.00×10⁹/L，痛经VAS评分6分。2021年9月开始出现月经后阵发性下腹痛。2022年10月31日我院门诊就诊，LMP 2022-10-02，2022-10-06开始口服第4周期屈螺酮炔雌醇片，2022-10-26停药，尚未药物撤退性出血，但时有阵发性左下腹疼痛。并且自述，近1年月经期咳嗽，无咳痰、咳血，无胸痛。母亲痛经病史。面部痤疮，无多毛。面色、指甲略苍白，腹平坦、软，未扪及包块，左下腹轻压痛，无反跳痛，全腹余部位无压痛。B超：子宫前位，大小正常，形态规则，宫壁回声欠均质。子宫内膜厚约0.6cm，回声欠均质。左卵巢：1.9cm×1.2cm。右卵巢2.3cm×1.3cm。入院后予屈螺酮炔雌醇q8～12h快速止血，血止后逐渐减量，血红蛋白＞100g/L后择期停药。同时口服云南白药胶囊，减少出血量。患者2022-11-01开始药物撤退性出血，给予屈螺酮炔雌醇片Ⅱ 1粒 q12h，2022-11-04血止，减量为屈螺酮炔雌醇片Ⅱ 1粒 qd。2022-12-05停屈螺酮炔雌醇片Ⅱ，2022-12-09阴道流血，量较前减少2/3，持续8天，腹痛轻。2022-12-14开始口服地屈孕酮，共21天，停药40天，无阴道流血，无腹痛。后续予地屈孕酮长周期（月经第5～25天）治疗3周期，停药观察月经及痛经情况。2023-02-27、2023-03-27、2023-04-23分别3次月经来潮，经量减少1/3～2/3，痛经0～3分，体重70kg，无脱发，无咳嗽。

诊断：青春期AUB-O；青少年子宫内膜异位症临床诊断；青春期PCOS高风险；中度贫血。

主要药物治疗：

药物名称	用法用量	用药时间
屈螺酮炔雌醇片	1co po q8～12h	
	1co po q12h	2022.11.01～2022.11.04
	1co po qd	2022.11.04～2022.12.05
地屈孕酮片	20mg po bid 7d	2021.12.14 3个周期

简答题1.请简述子宫内膜异位症最主要的临床特点以及其痛经的特点。

简答题2.该患者的药物治疗方案中为何选择地屈孕酮片？

简答题3.请分析该处方是否存在问题。

案例分析5

病例摘要：患者，女，15岁，身高156cm，体重45kg，因"下腹部疼痛3天余"入院。患者3天前无明显诱因下腹部疼痛，持续性，无规律，不激烈，无发热、恶心、呕吐等症状。入院查彩超提示：左侧附件区混合型包块（建议进一步检查排查非良性病变），盆腔积液。实验室检查：AFP 31001.66ng/ml，CA-125 58.86U/ml，CA-199 299.01U/ml。完善检查后行手术治疗，在全麻下行"腹腔镜下左侧附件切除术+左侧盆腔腹膜活检"。术中诊断：左侧卵巢成熟型囊性畸胎瘤。术后病理显示：（左侧附件）考虑未成熟型囊性畸胎瘤（ⅠB期）。术后使用博来霉素+依托泊苷+顺铂进行化疗。术后第10天，患者一般情况良好，化疗副反应轻，予办理出院。

诊断：未成熟型囊性畸胎瘤（ⅠB期）。

主要药物治疗：

药物名称	用法用量
博来霉素冻干粉针	15mg i.v qd
依托泊苷注射液	100mg i.v qd
顺铂注射液	20mg i.v qd

简答题1.简述卵巢生殖细胞肿瘤的治疗原则。

简答题2.评估该患者的药物治疗方案是否合理。

简答题3.简述BEP方案的处方审核注意事项。

案例分析6

病例摘要：患者，女，28岁。因"经前头痛两年余"就诊，已婚三年未孕，近两年来，每于经前数天开始头痛，逐日加重，月经来潮第一天头痛如劈，常需服止痛药方能缓解，经行第二天开始痛势递减，经净自止，经量少。

诊断：经前期综合征；睡眠障碍。

主要药物治疗：

药物名称	用法用量	用药时间
布洛芬分散片	0.2g，3次/日，口服	随餐服用

| 酒石酸唑吡坦片 | 20mg，1次/日，口服 | 睡前服用 |

简答题1.该患者使用布洛芬是否合理？

简答题2.目前给药方案是否合适？

简答题3.除了酒石酸唑吡坦片还可以选择什么药物帮助患者入眠？

案例分析7

病例摘要：患者，女，38岁。因"经前3天烦躁不安"就诊，表现为时而脾气暴躁，时而低落想哭，该症状持续3个多月。两周前因胃肠不适，于外院就诊，并服用"呋喃唑酮片，0.1g，3次/日"。

体格检查：生命体征平稳。妇科检查：外阴已婚式；阴道通畅、黏膜未见异常；宫颈轻度糜烂、未见赘生物；子宫体前位，正常大小；双侧附件区未扪及肿块。

诊断：经前期综合征。

主要药物治疗：

药物名称	用法用量	用药时间
盐酸氟西汀胶囊	10mg，1次/日，口服	服药时间为月经的第22天至月经来潮后2天
呋喃唑酮片	0.1g，3次/日，口服	
维生素B_6	20mg，3次/日，口服	

简答题1.目前给药方案是否合适？

简答题2.如果认为不合适，给药方案应作何调整？

简答题3.服用氟西汀可能会发生什么不良反应？

案例分析8

病例摘要：患者，女，47岁。因"月经周期延长1年、潮热出汗半年就诊"就诊，既往月经规律。近1年多月经周期逐渐延长，目前2~3个月行经1次，经量较少。前次月经3个月前。近半年潮热出汗明显，伴有全身骨关节肌肉疼痛。1周前外院查性激素FSH 79IU/L，LH 35IU/L，E_2 15.7pg/ml。既往：超声诊断乳腺增生多年，经前乳腺胀痛明显，近1年已明显好转。单位有规律体检，包括血尿常规、肝肾功能、盆腔超生、乳腺钼靶、心电图、胸片和骨密度检查，均无明显异常。

诊断：围绝经期；更年期综合征。

主要药物治疗：

药物名称	用法用量	用药时间
黄体酮	20mg，2次/日，肌内注射	连用3天
戊酸雌二醇/戊酸雌二醇环丙孕酮	1片，1次/日，口服	连用21天后停7天
碳酸钙片	1片，3次/日，饭后口服	
维生素D$_3$	1袋，1次/日	适量温开水冲服

简答题1. 目前给药方案是否合适？

简答题2. 如果认为不合适，给药方案应作何调整？

简答题3. 患者询问服用黄体酮会有什么不良反应？

案例分析9

病例摘要：患者，女，50岁。因"绝经1年半，心悸、出汗、易激动3个月"就诊，反复心悸，1个月内2次夜间叫救护车看急诊，但均未发现心脏方面明显异常，经心内科医生提醒到妇科内分泌就诊。潮热7~8次/日，夜间出汗严重，睡眠略差。情绪变化明显，自觉易激动，总觉得委屈。单位有规律体检，无明显异常。既往体健。查体无阳性发现。盆腔超声示子宫内膜0.2cm，乳腺超声正常。与患者交流后，患者愿意来月经。数日前眼睛不舒服自行购买店员推荐的利福平滴眼液使用。

诊断：绝经期综合征；结膜炎。

主要药物治疗：

药物名称	用法用量	用药时间
雌二醇/雌二醇地屈孕酮1/10	1片，1次/日，口服	连用28天后停3天
利福平滴眼液	1滴，5次/日，外用	

简答题1. 该患者使用利福平滴眼液是否合理，是否与芬吗通有相互作用？

简答题2. 目前给药方案是否合适？

简答题3. 患者1个月后来复诊，自诉每天吃1片雌二醇/雌二醇地屈孕酮吃了21天，漏服了两天后自行停药，出现点状出血症状，询问能否停药或减量？

案例分析10

病例摘要：患者，女，55岁。因"绝经4年，潮热出汗2年"就诊，骨密度检查提示骨量减少。潮热出汗已较前减轻，4～5次/日。病史、体检和辅助检查除骨密度外均无明显异常发现。

诊断：绝经期综合征。

主要药物治疗：

药物名称	用法用量
替勃龙	1.25mg，1次/日，口服

简答题1.替勃龙的作用机制是什么?

简答题2.目前给药方案是否合适?

简答题3.除了替勃龙，患者还能选用什么药?

模拟试卷一答案及解析

一、单选题

1. D **解析**：子宫腺肌病所致异常子宫出血的一线治疗方案包括口服孕激素、复方口服避孕药和左炔诺孕酮宫内缓释系统。促性腺激素释放激素激动剂（GnRHa）为二线治疗药物。

2. E **解析**：慢性子宫内膜炎治疗上临床常用广谱抗生素，如多西环素0.2g/d。如明确致病菌为革兰阴性菌，常用环丙沙星或氧氟沙星0.5g/d。如致病菌为革兰阳性菌，常用阿莫西林克拉维酸盐2g/d，合并厌氧菌可联合甲硝唑或替硝唑0.5g/d，治疗时长7~10天。

3. C **解析**：子宫平滑肌瘤所致异常子宫出血治疗方案决定于患者年龄、症状严重程度、肌瘤大小、数目、位置和有无生育要求等。AUB合并黏膜下肌瘤的妇女，宫腔镜或联合腹腔镜肌瘤剔除术有明确的优势。对以月经过多为主、已完成生育的妇女，短效口服避孕药和左炔诺孕酮宫内缓释系统可缓解症状。氨甲环酸是口服非激素药物，可在经期或月经量多的几日服用。若患者不能或不愿使用激素避孕药，或只想在有症状时接受治疗，那就可首选此药。有生育要求的妇女可采用促性腺激素释放激素激动剂、米非司酮治疗3~6个月，待肌瘤缩小和出血症状改善后自然妊娠或行辅助生殖技术。

4. E **解析**：根据发病急缓，异常子宫出血可分为慢性和急性两类。慢性异常子宫出血是指近6个月内至少出现3次，医师认为不需要紧急临床处理、但仍需进行规范诊疗；急性异常子宫出血指的是严重的大出血，需要临床紧急处理以防进一步失血，通常可见于既往有或无慢性异常子宫出血史者。

5. C **解析**：雄激素有拮抗雌激素的作用，能增强子宫平滑肌及子宫血管张力，减轻盆腔充血而减少出血量，可给丙酸睾酮25~50mg/d，肌内注射，用1~3日。但大出血时雄激素不能立即改变内膜脱落过程，也不能使其立即修复，单独应用止血效果不佳。

6. B **解析**：人绒毛膜促性腺素（HCG）有类似黄体生成素作用而诱发排卵，适用于体内FSH有一定水平、雌激素中等水平者。一般与其他促进排卵药物联用。超声监测卵泡发育接近成熟时，可大剂量肌内注射HCG 5000~10000U以诱发排卵。

7．D　解析：氯米芬是人工合成的非甾体物质，对雌激素有较弱的激动与较强的拮抗双重作用。刺激排卵的机制可能为：首先拮抗作用占优势，通过竞争性占据下丘脑雌激素受体，干扰内源性雌激素的负反馈，从而促使黄体生成素与卵泡刺激素的分泌增加，刺激卵泡生长。卵泡成熟后，雌激素的释放量增加，再通过正反馈激发排卵前促性腺激素释放，使其达峰值而引起排卵。

8．B　解析：地屈孕酮的禁忌证如下。已知对本品的有效成分或任何辅料过敏者禁用。已知或疑有孕激素依赖性肿瘤患者禁用。已知或疑有性激素相关的恶性肿瘤患者禁用。不明原因阴道出血患者禁用。严重肝功能障碍，或有严重的肝脏疾病史，只要是肝功能值尚未恢复正常者都不可使用本品。肝脏肿瘤（现病史或既往史）、Dubin-Johnson综合征、Potor综合征、黄疸患者禁用。妊娠期或应用性激素时产生或加重的疾病或症状，如严重瘙痒症、阻塞性黄疸，妊娠期疱疹、卟啉症和耳硬化症患者禁用。如确诊为人工流产或自然流产，则应停止用于辅助生殖技术中的黄体支持。

9．D　解析：孕激素子宫内膜脱落法，适用于体内已有一定水平雌激素的患者。适用于血红蛋白大于80g/L、生命体征稳定的患者。因停药后短期内必然会引起撤药性出血，故不适用于严重贫血者。

10．B　解析：在多囊卵巢综合征（PCOS）的药物治疗中，枸橼酸氯米芬为诱导排卵的一线用药；雌孕激素序贯治疗为PCOS的内分泌治疗，用于调整月经周期；二甲双胍可用于PCOS的代谢调整治疗，适用于有肥胖或胰岛素抵抗的PCOS患者；螺内酯为针对PCOS患者的抗雄激素治疗。

11．E　解析：米非司酮是受体水平的抗孕激素药物，无孕激素、雌激素、雄激素和抗雌激素活性。

12．C　解析：PCOS调整月经周期的药物治疗有复方口服避孕药、孕激素、雌孕激素周期序贯治疗等。

13．E　解析：螺内酯作为一种醛固酮受体竞争性抑制剂，可以抑制雄激素的合成、促进雄激素的分解，从而发挥降低血雄激素的作用。

14．D　解析：在PCOS患者的代谢异常药物治疗中，二甲双胍可抑制肠道葡萄糖的吸收、肝糖原异生和输出，增加组织对葡萄糖的摄取利用，提高胰岛素敏感性，改善胰岛素抵抗。

15．E　解析：PCOS的药物治疗包括内分泌治疗（调整月经周期、抗雄激素、代谢调整）、促进生育治疗（诱导排卵）等。

16. A　**解析**：对于PCOS，可选用枸橼酸氯米芬（克罗米芬）、来曲唑或促性腺激素治疗进行诱导排卵，适用于有生育要求但持续性无排卵或稀发排卵的PCOS患者。

17. A　**解析**：雌激素使用的禁忌证有以下几种。妊娠或哺乳、未确诊的阴道出血、已知或可疑乳腺癌、已知或可疑受性激素影响的癌前病变或恶性肿瘤、现有或既往肝脏肿瘤病史（良性或恶性）、重度肝脏疾病、急性动脉血栓栓塞、活动性深静脉血栓形成、静脉或动脉血栓高危因素等。

18. A　**解析**：黄体酮可以减轻子宫颈痉挛性收缩引起的疼痛，可用于痛经的治疗。

19. B　**解析**：原发性痛经的药物对症治疗可选用非甾体抗炎药（布洛芬、双氯芬酸等）、对乙酰氨基酚和激素类避孕药等。

20. C　**解析**：原发性痛经的药物对症治疗可选用非甾体抗炎药（布洛芬、双氯芬酸等）、对乙酰氨基酚和激素类避孕药等。布洛芬针对支气管哮喘患者慎用，警惕引起支气管痉挛。

21. B　**解析**：NSAID类所致不良反应的严重性差别较大，其中以胃肠道不良反应最为常见。当NSAID类在抗炎镇痛（即抑制COX-2）所需剂量大于抑制COX-1时，则出现严重胃肠道不良反应，症状包括胃十二指肠溃疡及出血、胃出血、胃穿孔等。COX-2选择性抑制剂虽可避免胃肠道的损害，但选择性COX-2抑制剂抑制血管内皮的前列腺素生成，使血管内的前列腺素和血小板中的血栓素动态平衡失调，导致血栓素升高，促进血栓形成，因而存在心血管不良反应风险。

22. E　**解析**：目前没有足够的证据显示口服镁能减轻经前期综合征相关症状。氟西汀适用于有明显抑郁症状的患者，在黄体期服药能明显缓解精神症状，但对躯体症状疗效不佳。部分研究表明，达那唑缓解经前期症状效果较明显。GnRH激动剂可有效改善症状，但长期副作用大，远期疗效不理想。阿普唑仑在经前用药适用于有明显焦虑症状者。

23. D　**解析**：经前期综合征主要表现为精神症状和躯体症状，具体包括头痛背痛、腹部胀满和焦虑抑郁、睡眠障碍。经前期综合征的治疗原则是以心理疏导为主，药物、手术治疗为辅。

24. A　**解析**：氯米芬具有促排卵作用，经前使用氯米芬可能会加重经前期综合征相关症状。醛固酮受体抑制剂如螺内酯，可减轻经前期综合征患者体内的水潴留，对改善精神症状有效。氟西汀适用于有明显抑郁症状的患者，在黄体期服药能明显缓解精神症状，但对躯体症状疗效不佳。部分研究表明，达那唑缓解经前期症状效果较明显。阿普唑仑在经前用药适用于有明显焦虑症状者。

25．C　**解析**：子宫内膜增生的主要病因是长期无孕激素拮抗的雌激素刺激。

26．C　**解析**：单用雌激素适用于已切除子宫的妇女，雌、孕激素联合适用于有完整子宫的妇女。

27．D　**解析**：激素替代治疗（HRT）时常见的不良反应：①阴道出血，HRT的周期疗法可出现撤药性出血。②体重增加、水肿，极少数妇女接受HRT时有水、钠潴留的趋势，或由于食欲增加，而致体重增加。③躯体不适，乳房肿胀、触痛，头痛，恶心等。④中风，对于曾经发生过短暂性脑缺血或中风的妇女不应给予HRT处方。⑤胆石症，有研究表明，雌激素使胆汁中鹅脱氧胆酸含量降低，胆汁胆固醇的饱和度升高，可能增加胆石症的形成。⑥血栓性疾病，绝经后激素治疗增加动脉粥样硬化危险，尤其在最初1~2年内。⑦恶性肿瘤，A.子宫内膜癌，保留完整子宫的妇女，雌激素治疗可导致剂量和疗程依赖性的内膜增生甚至内膜癌风险增加。B.乳腺癌，激素治疗4~5年可轻度增加乳腺癌病例。已识别的危险因素如初潮早、晚孕、未育、中度饮酒和绝经后肥胖，激素治疗危险性稍高。C.卵巢癌，观察性研究以及WHI激素疗法试验结果表明长期使用雌孕激素替代治疗可能与卵巢上皮癌风险有轻度相关。

28．B　**解析**：对于围绝经期患者，进行性激素替代治疗关键是补充雌激素。

29．C　**解析**：本题考查绝经激素治疗（MHT）的具体治疗方案。①单纯孕激素补充治疗适用于绝经过渡期；②单纯雌激素补充治疗适用于已切除子宫的妇女；③雌孕激素序贯用药适用于有完整子宫、围绝经期或绝经后期仍希望有月经样出血的妇女；④雌孕激素连续联合用药适用于有完整子宫、绝经后期不希望有月经样出血的妇女。

30．D　**解析**：本题考查绝经激素治疗（MHT）的具体治疗方案。①单纯孕激素补充治疗适用于绝经过渡期；②单纯雌激素补充治疗适用于已切除子宫的妇女；③雌孕激素序贯用药适用于有完整子宫、围绝经期或绝经后期仍希望有月经样出血的妇女；④雌孕激素连续联合用药适用于有完整子宫、绝经后期不希望有月经样出血的妇女。

31．A　**解析**：对于已切除子宫的妇女，绝经期综合征治疗首先考虑补充单纯雌激素。

32．D　**解析**：绝经期综合征对于无禁忌证患者，可开始激素替代疗法。口服药物的方案有：①雌激素+周期性孕激素，雌激素每周期应用21～25日，后10～14日加用孕激素，每周期停用6～8日。模拟自然月经周期。适用于年龄较轻的绝经早期妇女。②雌激素+连续性孕激素，每日同时口服雌激素及孕激素。不发生撤药性出血，但可发生不规则淋漓出血，常发生在用药6个月以内。适用于绝经多年妇女。

33．E　**解析**：长期使用CYP3A4诱导药物（圣约翰草提取物、苯巴比妥、卡马西平、利福平、地塞米松等）能加快雌激素的清除并可能降低其疗效；CYP3A4的抑制剂如红霉素、克拉霉素、酮康唑、伊曲康唑、利托那韦和葡萄柚汁可以升高雌激素血浆浓度，而引起不良反应。

34．C　**解析**：对于原发性早发性卵巢功能不全，从青春期开始至成年期间必须进行持续HRT治疗。因大剂量雌激素可加速骨骼成熟，影响身高。建议从12～13岁开始小剂量（成人剂量的1/8～1/4）开始补充雌激素，必要时可联合生长激素，促进身高生长。

35．A　**解析**：对于早发性卵巢功能不全患者，有子宫并出现阴道流血者应需要加用孕激素以保护子宫内膜，无子宫或已切除子宫的患者单用雌激素即可。

36．C　**解析**：孕激素的禁忌证包括原因不明的阴道流血、血栓性疾病、严重肝脏疾病、黄疸、妊娠期疱疹、肝脏肿瘤（现病史或既往史）等，糖尿病不属于其禁忌证。

37．E　**解析**：促性腺激素释放激素激动剂是一种人工合成的促性腺激素释放激素，可占据垂体的GnRH受体，使其不再对正常的GnRH起反应，阻断下丘脑-垂体-卵巢轴，使卵巢激素分泌减少至绝经水平。常用药物有戈舍瑞林、曲普瑞林和亮丙瑞林。

38．C　**解析**：治疗子宫肌瘤的药物可以分为两大类。①只能改善月经过多的症状，不能缩小肌瘤体积，如激素避孕药、氨甲环酸、非甾体抗炎药等；

②即可改善贫血症状又能缩小肌瘤体积，如GnRH-a和米非司酮等。

39. E　解析：服用米非司酮一周内避免服用阿司匹林。阿司匹林是前列腺素合成酶的抑制剂，二者同时使用会使米非司酮的药效降低；此外，米非司酮使用时可能会引起子宫出血，与阿司匹林合用会使米非司酮出血的不良反应概率增加，出血时间延长。

40. D　解析：治疗子宫肌瘤，GnRH-a自月经期第1~5天内开始下腹部皮下注射（戈舍瑞林埋植剂，每支3.6mg）或皮下注射（醋酸亮丙瑞林，每支3.75mg）或肌内注射（曲普瑞林，每支3.75mg），每4周1针。疗程为3~6个月，超过6个月时必须行反向添加。GnRH-a治疗停止后3~6个月，随着卵巢功能的恢复子宫肌瘤往往会"反弹"到治疗前的大小，因此，要维持疗效需要持续用药。

41. C　解析：对于Ⅰ型子宫内膜癌推荐的化疗方案及药物如下。卡铂/紫杉醇，顺铂/多柔比星，顺铂/多柔比星/紫杉醇（因为毒性较大未被广泛使用），卡铂/多西他赛，卡铂/紫杉醇/贝伐珠单抗，依维莫司/来曲唑（子宫内膜样腺癌）。

42. E　解析：贝伐珠单抗是一种重组人源化靶向血管通透因子（VEGF）的单克隆抗体，通过特异性与VEGF结合，阻断VEGF与血管内皮细胞表面受体（VEGFR）结合，阻断血管生成的信号传导途径，抑制肿瘤新生血管形成，从而抑制肿瘤细胞生长。卡铂和顺铂是作用于DNA化学结构的抗肿瘤药物，氟尿嘧啶是影响核酸合成的抗肿瘤药物，紫杉醇作用于有丝分裂M期干扰微管蛋白合成。

43. C　解析：顺铂的不良反应主要有肾脏毒性、耳毒性、消化系统反应、神经毒性、骨髓抑制、过敏反应、高尿酸血症、电解质紊乱、心脏毒性等。

44. D　解析：孕激素治疗主要用于保留生育功能的早期子宫内膜癌患者，也可作为晚期或复发子宫内膜癌患者的综合治疗方法之一。以高效药物、大剂量、长疗程为佳。对肿瘤分化良好、孕激素受体阳性者疗效较好，对远处复发者效果疗效优于盆腔复发者。治疗时间尚无统一标准，但至少应用6个月以上。

45. B　解析：治疗Ⅰ型子宫内膜癌，最常用的孕激素包括醋酸甲羟孕酮，每日500~1000mg口服；醋酸甲地孕酮，每日160mg口服。

46. A　解析：低级别子宫内膜间质肉瘤的药物治疗主要是雌激素阻断治

疗。首选芳香化酶抑制剂（来曲唑、阿那曲唑或依西美坦等），也可使用竞争性雌激素受体拮抗剂（氟维司群）、高剂量孕酮或GnRH-a（亮丙瑞林、曲普瑞林等），目前已不再使用他莫昔芬。

47. B　**解析**：略。

48. E　**解析**：阿那曲唑的使用禁忌包括：绝经前妇女；怀孕或哺乳期妇女；严重肾功能损害的患者（肌酐清除率小于20ml/min）；中到重度肝病患者；已知对阿那曲唑或任何组分过敏的患者。

49. C　**解析**：恶性的卵巢性索间质肿瘤可选择博来霉素+依托泊苷+顺铂方案或紫杉醇+卡铂化疗。对于相对年轻和健康的患者，常选择博来霉素+依托泊苷+顺铂方案，而出于毒性考量，对于>40岁的患者，更倾向于紫杉醇+卡铂方案。

50. E　**解析**：因所有抗癌药均可影响细胞动力学，并引起诱变和畸形形成，孕妇和哺乳期妇女应谨慎给药，但并不是禁用于孕妇及哺乳期妇女。

二、多选题

1. ABE　**解析**：PCOS的高雄激素治疗可选用短效口服避孕药、螺内酯、醋酸环丙孕酮、氟他胺等药物。

2. ABCE　**解析**：布洛芬和对乙酰氨基酚为对症治疗药，自我用药不宜长期或大量使用，用于止痛不得超过5天，用于解热不得超过3天。

3. ABC　**解析**：治疗目的应能缓解近期症状，并能早期发现、有效预防骨质疏松症、动脉硬化等老年性疾病。适应证：主要用于环节绝经症状，也是预防骨质疏松的有效方法。禁忌证：①绝对禁忌证包括已有或可以乳腺癌、子宫内膜癌、生殖道异常出血、6个月内活动性血栓症、重症肝脏疾病等，脑膜瘤禁用孕激素。②相对禁忌证有心脏病、偏头痛、肝胆疾病史、子宫内膜癌病史、血栓性疾病史、乳腺良性疾病和乳腺癌家族史等。

4. ABCDE　**解析**：禁忌证如下。①绝对禁忌证包括已有或可以乳腺癌、子宫内膜癌、生殖道异常出血、6个月内活动性血栓症、重症肝脏疾病等，脑膜瘤禁用孕激素。②相对禁忌证有心脏病、偏头痛、肝胆疾病史、子宫内膜癌病史、血栓性疾病史、乳腺良性疾病和乳腺癌家族史等。

5. ABCDE　**解析**：HRT常见药物种类如下。（1）雌激素，①口服制剂，有结合雌激素和戊酸雌二醇。目前国内常用的是戊酸雌二醇。②经皮肤吸收制剂，有贴片和凝胶，雌激素通过经皮肤吸收进入体内。贴片有半水合雌二醇贴片、雌二醇缓释贴片。③经阴道给药制剂，有结合雌激素乳膏、雌三醇软膏、普罗雌烯乳膏/胶丸等，经阴道局部用药，可以明显改善泌尿生殖道挛缩症状。（2）孕激素，①天然制剂，黄体酮胶囊，不增加乳腺癌风险，有较好的镇静和催眠作用，宜在睡前服用。②人工合成制剂，地屈孕酮非常接近天然，不影响糖代谢，乳腺癌风险低，保护子宫内膜效果好，最常用。③左炔诺孕酮宫内缓释系统，即曼月乐环，含有左炔诺孕酮（一种孕激素），每天定量释放到子宫腔，起到保护子宫内膜的作用，常用于治疗子宫腺肌病和更年期月经紊乱。（3）雌、孕激素复方制剂，①雌二醇/雌二醇地屈孕酮。②戊酸雌二醇/戊二醇环丙孕酮。③雌二醇屈螺酮。④替勃龙，本身不属于雌激素或孕激素，但它口服后在体内可以转化为具有雌激素、孕激素和雄激素样活性的物质，缓解绝经症状的效果与雌孕激素联合应用相似，对子宫内膜和乳腺的刺激小，非预期阴道出血少，乳腺癌风险小，还可以降低胆固醇和甘油三酯，还有改善性欲的作用。

6. ABDE　**解析**：根据《绝经管理和绝经激素治疗指南（2018）》，绝经过渡期女性与老年女性使用HRT的风险和获益不同。对于年龄＜60岁或绝经10年内、无禁忌证的女性，HRT用于缓解血管舒缩症状、减缓骨质丢失和预防骨折的获益/风险比最高［A级推荐］。

7. ABE　**解析**：对于POI患者，雌孕激素序贯治疗的给药方式主要有连续序贯、周期序贯和连续联合三种给药方式。连续序贯，可采用雌二醇-雌二醇地屈孕酮（2/10）片（含14片2mg 17β-雌二醇和14片2mg 17β-雌二醇+10mg地屈孕酮），按序每日1片，用完1盒后直接开始下一盒，中间不停药；周期序贯，可采用戊酸雌二醇-戊酸雌二醇环丙孕酮片复合包装（含11片2mg戊酸雌二醇和10片2mg戊酸雌二醇＋1mg醋酸环丙孕酮），按序每日1片，用完1盒后停药7天再开始服用下一盒；连续联合，可采用替勃龙（2.5mg），每日1次。

8. ABCD　**解析**：雌激素部分通过CYP3A4来代谢。长期使用CYP3A4诱导药物（圣约翰草提取物、苯巴比妥、卡马西平、利福平、苯妥英钠等）能加快雌激素的清除并可能降低其疗效。

9. ABCD　**解析**：促性腺激素释放激素激动剂应避免与以下药物合用，已知能延长Q-T间期的药物或能诱发扭转性室性心动过速的药物如ⅠA类（奎尼丁、普鲁卡因胺等）或Ⅲ类（胺碘酮、索他洛尔等）抗心律失常药物。

10. BCD **解析：** 来曲唑主要通过肝脏代谢，由CYP3A4和CYP2A6介导代谢清除。因此，CYP3A4和CYP2A6诱导剂的作用会增加来曲唑的代谢，从而降低来曲唑的血浆浓度。其中，CYP3A4的诱导剂有苯妥英、圣约翰草、利福平等；CYP2A6的药物诱导剂目前还没有发现。此外，来曲唑（2.5mg）与他莫昔芬（20mg）每天一次同时给药导致来曲唑血浆浓度平均下降38%，这一相互作用的机制尚不清楚。

三、案例分析题

案例分析1

简答题1参考答案 结合患者病史及辅查结果，根据FIGO提出的引起AUB的病因分类"PALM-COEIN系统"，考虑以下病因。

1. 子宫肌瘤。由于子宫肌瘤扩大宫腔、阻碍子宫收缩、压迫静脉等原因，可表现为月经量增多、月经期延长、月经淋漓不尽或不规则阴道流血等，是常见的AUB病因。这其中2/3表现为周期性出血，即月经过多或经期延长，1/3表现为不规则出血。月经过多及经期延长主要由壁间和黏膜下肌瘤所引起，如合并子宫内膜不规则增生，发生局部内膜剥脱时可表现为不规则出血。该患者月经量增多，B超见子宫明显增大，子宫前壁及左宫底分别见5cm、4cm子宫肌瘤，因此，需考虑该患者由子宫多发肌瘤引起的AUB。

2. 子宫腺肌病。子宫多呈均匀增大，很少超过3个月妊娠子宫大小，伴月经增多，可有继发性痛经明显。该患者B超示子宫增大，前壁肌层增厚，回声不均，故考虑子宫腺肌病也在AUB中起作用。

3. 排卵障碍。绝经过渡期是从生殖年龄走向绝经的过渡时期。在此阶段，由于下丘脑-垂体-卵巢轴功能异常，导致黄体功能不足、排卵稀发或无排卵，导致排卵障碍。临床上患者月经的经量、经期长度、周期频率、规律性均可异常。结合性激素报告，提示卵巢功能处于围绝经期状态，故排卵障碍也可能在该患者的AUB中起作用。

简答题2参考答案 治疗方案决定于患者年龄、症状严重程度、肌瘤大小、数目、位置和有无生育要求等。主要包括药物治疗和手术治疗。对月经过多、无生育需求的妇女，可选择短效口服避孕药（COC）、止血药、非甾体类抗炎药（NSAID）、左炔诺孕酮宫内节育系统（LNG-IUS）缓解症状。有生育要求者可采用促性腺激素释放激素类似物（GnRHa）、米非司酮治疗3~6个月，待肌瘤缩小和出血症状改善后自然妊娠或辅助生殖技术治疗。对于月经过多、有AUB引起贫血者、合并其他手术指征或怀疑肌瘤恶变者，通常建议手术治疗。有生育要求、期望保留子宫者，行肌瘤剔除术，但治疗后肌瘤可能复发；完成生育后视症状、肌瘤大小、生长速度等因素酌情考虑其他治疗方式。

经血过多（heavy menstrual bleeding，HMB）是子宫肌瘤患者的常见症状，氨甲环酸是口服非激素药物，可在经期或月经量多的几日服用。氨甲环酸是一种抗纤溶药物，能完全阻断纤溶酶原向纤溶酶的转化，从而减少纤维蛋白溶解。一项多中心随机试验纳入近200例HMB患者，发现氨甲环酸组的经量减少幅度大于安慰剂组多项小型研究显示其对肌瘤性HMB患者有效，因此予患者氨甲环酸治疗合理。氨甲环酸仅在经期使用，对于肾功能正常的患者，推荐一日3次，经期使用长达5日。该患者使用合理。

简答题3参考答案 治疗原则是出血期止血并纠正贫血，血止后调整周期预防子宫内膜增生和AUB复发，有生育要求者促排卵治疗。青春期少女以止血、调整月经周期为主；生育期妇女以止血、调整月经周期和促排卵为主；绝经过渡期妇女则以止血、调整月经周期、减少经量、防止子宫内膜癌变为主。止血的方法包括孕激素子宫内膜脱落法、大剂量雌激素内膜修复法、短效口服避孕药或高效合成孕激素内膜萎缩法和诊刮。

对于血流动力学稳定患者，若怀疑急性出血源自不排卵，则一线治疗可使用大剂量孕激素而非大剂量雌激素。该患者目前血流动力学稳定，予孕激素地屈孕酮片治疗合理，孕激素应至少持续给药5~10日。

案例分析2

简答题1参考答案 下丘脑性闭经指中枢神经系统及下丘脑各种功能和器质性疾病引起的闭经，以功能性原因为主。此类闭经的特点是下丘脑合成和分泌促性腺激素释放激素缺陷或下降导致垂体促性腺激素，即卵泡刺激素，特别是黄体生成素的分泌功能低下，故属低促性腺激素性闭经，治疗及时尚可逆。下丘脑性闭经诊断依据是闭经、血清促性腺激素和E_2水平低，并且通常有诱因（运动、低体重及应激）。患者未婚无性生活，可以排除妊娠；患者FT_3、FT_4及TSH正常，可以排除甲状腺功能紊乱；该患者存在节食及过量运动情况，是下丘脑性闭经的诱因，FSH、LH、E_2水平均偏低，FSH、LH、E_2

水平均低下 LHRH 激发试验（阳性），提示病变位于下丘脑，患者雌孕激素试验有撤退性出血，分析患者闭经可能的病因为功能性下丘脑闭经。

简答题 2 参考答案

1. 病因治疗。精神因素：首先应进行心理及生活方式干预，缓解患者心理压力，建议患者尽量保持放松的心情，不要给自己太大压力，可以适当休息一段时间。其他系统疾病：合并甲状腺功能减退，则补充甲状腺激素治疗，肾功能不全者，主要治疗原发病。垂体、下丘脑肿瘤：应酌情予针对性药物、手术或放疗。

2. 内分泌治疗。靶腺激素补充治疗，包括雌、孕激素补充，糖皮质激素，及甲状腺素。促排卵治疗，有生育要求者应积极诱导排卵，药物包括：①氯米芬，常用于多囊性卵巢综合征和体内有一定雌激素水平的某些下丘脑性闭经。②尿促性素，几乎可用于所有下丘脑性闭经。③LHRH，此种方法仅适用于下丘脑 GnRH 分泌异常而垂体与卵巢有正常反应的闭经患者，给药必须模拟生理性的 GnRH 脉冲分泌释放形式，断续地脉冲式静脉或皮下、肌内给药亦有经鼻黏膜、肛门或阴道途径给药，以静脉给药最理想，给药期间监测排卵。④溴隐亭，治疗高催乳素血症引起的闭经，该药是一种多巴胺促效剂，作用于下丘脑，激活泌乳素抑制因子，抑制垂体分泌泌乳素，使血 PRL 水平下降。服药期间测基础体温监测排卵。

简答题 3 参考答案 该患者暂无无生育要求，故应该雌、孕激素补充治疗，并嘱患者放松心情，合理饮食、运动。雌二醇片/雌二醇地屈孕酮片中雌二醇具有与人体内源性雌二醇相同的化学和生物特征，因为被认为是人体雌激素。地屈孕酮是一种口服生效的孕激素，主要用于自然或者术后绝经所导致的围绝经期综合征的治疗，也可以用于月经不调、闭经、激素分泌紊乱等妇科疾病。该患者的治疗方案合理。

案例分析 3

简答题 1 参考答案 多囊卵巢综合征的主要治疗药物包括调整月经周期治疗（复方口服避孕药、孕激素和雌孕激素序贯治疗）、高雄激素治疗（复方口服避孕药、螺内酯等）、代谢调整治疗（二甲双胍、吡格列酮和阿卡波糖等）、促进生育治疗（枸橼酸氯米芬、来曲唑和促性腺激素等）。

简答题 2 参考答案 促排卵药物治疗可选择枸橼酸氯米芬、来曲唑和促性腺激素。若给予该患者第一周期来曲唑促排卵后无排卵，可每周期增加

2.5mg，直至每天5.0～7.5mg。

简答题3参考答案 该患者的病史、查体及相关检查提示，不孕的主要因素为排卵障碍，诱导排卵治疗应为其主要治疗。但该患者存在体重偏大、胰岛素抵抗、高脂血症等代谢异常，既往应用克罗米芬促排卵2周期均失败，国内外共识也指出，体重控制是PCOS促排卵的优先步骤。有研究表明，体重减轻5%～10%可使无排卵的肥胖女性恢复排卵，并改善如胰岛素抵抗等代谢异常指标，改善卵巢的反应性。

该患者既往自然流产史是否与PCOS的代谢异常有关尚不能明确，但是，已有研究表明，PCOS改善代谢及高雄会对生育和妊娠结局带来益处。患者此次促排卵前口服炔雌醇环丙孕酮3个周期，睾酮水平下降，通过口服二甲双胍以及生活方式干预，代谢状况改善，体重下降，纠正了可能导致生育失败的危险因素，为下一步促排卵创造了条件。同时，孕前代谢状况的改善也为平稳度过妊娠和分娩打下了良好的基础。

案例分析4

简答题1参考答案 子宫内膜异位症的主要药物治疗包括：非甾体类抗炎药（NSAID）、激素类避孕药、GnRH类似物、芳香酶抑制剂（AI）及中药等。

简答题2参考答案 合适。原因如下：患者年龄＞40岁，无生育要求，临床表现主要以痛经、月经前淋漓出血为主，超声提示卵巢非纯囊肿3cm，子宫内膜异位囊肿可能性大。患者无生育需求，因此治疗方案的选择主要根据囊肿大小、临床症状和既往治疗情况。该患者囊肿直径较小，初次诊治，目前暂无手术指征，首选药物控制症状。目前治疗子宫内膜异位症常用的药物包括NSAID类药物、短效避孕药、GnRHa、孕激素类药物等。

患者体重偏重，卵巢子宫内膜异位囊肿较小，同时合并有月经前淋漓出血，首选孕激素类药物最合理。结合患者希望有规律月经的需求，首选地屈孕酮治疗。地屈孕酮副作用小，用药简单，既可缩小卵巢子宫内膜异位囊肿的大小，又有助于在位内膜的完全转化，规律月经，症状缓解率高，安全性高，且花费少，患者依从性好，是无手术指征的内异症患者缓解症状的理想选择。

简答题3参考答案 常用的孕激素类药物还有甲羟孕酮、注射用长效甲羟孕酮、地诺孕素、左炔诺孕酮宫内缓释系统（LNG–IUS）、孕三烯酮等。

案例分析5

简答题1参考答案 选择性5-羟色胺重摄取抑制剂（SSRI）是经前烦躁障碍和出现较重情绪问题的经前期综合征（PMS）患者的金标准治疗药物，每天口服20mg氟西汀，有研究表明症状缓解率可达65%～75%。由于SSRI的有效性和安全性已得到证实，因此对于无避孕需求的女性，推荐首选SSRI。常用舍曲林或氟西汀开始治疗，一般不使用帕罗西汀。预计治疗后第1个月经周期即可有改善。如果疗效欠佳，可在下1个月经周期增加剂量。黄体期给药的方案，即从月经周期第14日开始用药，通常在月经来潮时暂停治疗。这种方案的优点在于花费较少且副作用较少。

简答题2参考答案 司来吉兰属于单胺氧化酶抑制剂，盐酸氟西汀胶囊与单胺氧化酶抑制剂合用可引起严重甚至致命的反应，表现为过热、强直、肌阵挛、过分激动、昏迷等，因此不建议患者继续服用司来吉兰片，并建议医生和患者在停用单胺氧化酶抑制剂至少2周后，才能开始氟西汀的治疗。

简答题3参考答案 氟西汀容易引起失眠，故一般在早上服用，如果漏服药物勿在睡前服用。必要时可进行血药浓度监测。

案例分析6

简答题1参考答案 雌二醇片/雌二醇地屈孕酮片是从植物中提取的天然雌激素，属雌二醇和地屈孕酮的复合制剂，同人体内的活性雌激素结构完全相同，是一种治疗卵巢功能衰退的激素替代药物，可以口服或阴道给药，适用于自然或术后绝经所致的围绝经期综合征。雌二醇片/雌二醇地屈孕酮片中的雌二醇具有与人体内源性雌二醇相同的化学结构和生物特性，也是最具活性的卵巢激素，能够引起子宫内膜增生以及阴道的周期性变化，影响自主神经系统的活动。地屈孕酮能够刺激子宫形成完全分泌期内膜，从而保护子宫避免因雌激素持续作用而增加子宫内膜增生过长或致癌的风险。

简答题2参考答案 目前患者使用雌孕激素连续联合用药，该方案适用于有完整子宫、绝经后期不希望有月经样出血的妇女。而该患者仍希望有月经样出血，应采用雌孕激素序贯用药方案，具体为：以月为周期给药，每月连用雌激素28天，在用雌激素的后10～14天同时加用孕激素；也可以在用雌激素的12～21天加用孕激素10天。一个周期结束后可以连续开始下一个周期。

简答题3参考答案 碳酸钙可抑制胃肠道吸收阿仑膦酸钠，因此两药不要一起服用，最好间隔半小时以上，另外阿仑膦酸钠可能会对上消化道黏膜产生局部刺激，因此服用阿仑膦酸钠片时要保证足量饮水，不能平卧，以免引起食管炎。

案例分析7

简答题1参考答案 暂时不能诊断为早发性卵巢功能不全。早发性卵巢功能不全诊断标准为：①年龄＜40岁；②月经稀发或停经至少4个月及以上；③至少2次血清基础FSH＞25IU/L（间隔＞4周）。患者23岁，停经5个月，符合诊断标准的前两项。但是患者只测定了一次FSH，需间隔4周以上再测定一次血清雌激素水平，如果FSH仍高于25IU/L，方可诊断为早发性卵巢功能不全。

简答题2参考答案 针对POI的内分泌治疗方法主要是激素补充治疗，该疗法不仅可以缓解低雌激素症状，而且对心血管疾病和骨质疏松症起到一级预防作用。其重要性在于：维持患者生殖健康及全身健康；维持性征和诱发月经；维持或诱发子宫发育为诱发排卵作受孕准备。整体应遵循以下原则：①明确有雌激素缺乏时，在无禁忌证的基础上，即可开始HRT，并建议持续治疗到自然绝经的平均年龄。②建议选用天然或接近天然的雌激素及孕激素，以减少对乳腺、代谢及心血管等方面的不利影响。③有子宫的女性雌激素治疗时应添加孕激素以保护子宫内膜。

简答题3参考答案 对于POI患者，主要有连续序贯、周期序贯和连续联合三种给药方式，具体给药策略如下。

（1）连续序贯 可采用雌二醇–雌二醇地屈孕酮（2/10）片（含14片2mg 17β–雌二醇和14片2mg 17β–雌二醇＋10mg地屈孕酮），按序每日1片，用完1盒后直接开始下一盒，中间不停药。

（2）周期序贯 可采用戊酸雌二醇–戊酸雌二醇环丙孕酮片复合包装（含11片2mg戊酸雌二醇和10片2mg戊酸雌二醇＋1mg醋酸环丙孕酮），按序每日1片，用完1盒后停药7天再开始服用下一盒。

（3）连续联合 可采用替勃龙（2.5mg），每日1次。

案例分析8

简答题1参考答案 子宫肌瘤的治疗应根据患者年龄、症状和生育要求，以及肌瘤的类型、大小、数目全面考虑。无症状肌瘤一般不需治疗，特别是近绝经期妇女。绝经后肌瘤多可萎缩和症状消失。每3～6个月随访一次，若出现症状可考虑进一步治疗。治疗方法主要有药物治疗、手术治疗，此外还有子宫动脉栓塞术、高能聚焦超声、子宫内膜切除术等非主流治疗方法。症状轻、近绝经年龄或全身情况不宜手术者，可选用药物治疗，其具体适应证如下：①子宫肌瘤导致月经过多、贫血和压迫症状，不愿手术者；②子宫肌瘤剔除术或子宫切除术前预处理纠正贫血、缩小肌瘤和子宫体积，为手术治疗做准备；③子宫肌瘤患者孕前可使用药物缩小子宫体积和肌瘤体积，为妊娠做准备；④多发性子宫肌瘤剔除术后，预防肌瘤近期复发；⑤有手术治疗禁忌证者。

简答题2参考答案　该患者为多发性子宫肌瘤剔除术后，给予注射用醋酸亮丙瑞林微球治疗3~6个月用于预防肌瘤近期复发，具有使用注射用亮丙瑞林的适应证，且患者无性质不明的异常阴道出血等相关禁忌证，选择亮丙瑞林合理。亮丙瑞林用于子宫肌瘤时，成人每4周一次，每次1.88mg，皮下注射。但对于体重过重或子宫明显增大的患者，应皮下注射3.75mg，初次给药应从月经周期的第1~5日开始。该患者子宫增大，使用当前剂量合理。

简答题3参考答案

（1）激素避孕药　包括复方口服避孕药和左炔诺孕酮宫内缓释系统等。复方口服避孕药不能缩小子宫肌瘤体积，但可以减少月经量，控制月经周期。左炔诺孕酮宫内缓释系统通过使子宫内膜萎缩，可以有效治疗子宫肌瘤相关的月经过多，提高血红蛋白含量。

（2）氨甲环酸　属于口服非激素药物，能与纤溶酶和纤溶酶原上的纤维蛋白亲和部位的赖氨酸结合部位吸附，抑制纤溶酶、纤溶酶原与纤维蛋白结合，从而达到止血效果。

（3）非甾体抗炎药　可以抑制环氧合酶，减少子宫内膜水平的前列腺素合成，进而减少月经出血。

（4）促性腺激素释放激素激动剂　可占据垂体的GnRH受体，使其不再对正常的GnRH起反应，阻断下丘脑–垂体–卵巢轴，使卵巢激素分泌减少至绝经水平。

（5）米非司酮　属于抗孕激素制剂，无孕激素、雌激素、雄激素和抗雌激素活性，与孕酮受体的相对结合力是孕酮的5倍，具有抗排卵、抗着床、诱导月经及促进子宫颈成熟等作用。

上述药物中，激素避孕药、氨甲环酸和非甾体抗炎药只能改善月经过多的症状，不能缩小肌瘤体积；促性腺激素释放激素激动剂和米非司酮既可改善贫血症状又能缩小肌瘤体积。而本案例患者为多发性子宫肌瘤剔除术后，使用药物是为了预防肌瘤近期复发，因此除促性腺激素释放激素激动剂外，还可以选择米非司酮进行治疗。

案例分析9

简答题1参考答案 卵巢颗粒细胞瘤属于卵巢性索间质肿瘤。其治疗原则为：①对于良性的卵巢性索间质肿瘤患者，单侧肿瘤者应行卵巢肿瘤剔除术或患侧附件切除术，双侧肿瘤者应行双侧卵巢肿瘤剔除术，绝经后的妇女可考虑行全子宫及双侧附件切除术。②对于恶性的卵巢性索间质肿瘤患者，手术和化疗是治疗肿瘤的主要手段。极少数患者可经单纯手术而治愈，但绝大部分患者均需手术联合化疗等综合治疗。对于ⅠA、ⅠC期有生育要求的患者，可实施保留生育能力手术，推荐全面分期手术；但对肉眼观察肿瘤局限于卵巢的患者，可考虑不进行淋巴结切除术。Ⅰ期低危患者，不需术后辅助治疗；但对于存在肿瘤破裂、G_3以及肿瘤直径超过$10 \sim 15cm$等危险因素的Ⅰ期高危患者，术后可选择随访，也可以选择化疗；对于Ⅱ～Ⅳ期患者术后应给予化疗，化疗方案首选博来霉素+依托泊苷+顺铂或紫杉醇+卡铂方案。由于卵巢癌易出现盆腹腔广泛转移，而且存在有效的化疗药物可以选择，而盆腹腔放疗多有近期和远期并发症，所以放疗基本不再用于卵巢癌术后的辅助治疗放疗。对于肿瘤局限，例如仅有腹膜后或纵隔淋巴结转移，但手术难以切除，且化疗效果不佳的情况，可考虑调强放射治疗。

简答题2参考答案 博来霉素+依托泊苷+顺铂为卵巢性索间质肿瘤的一线化疗方案。患者诊断为卵巢成人型颗粒细胞瘤，属于卵巢性索间质肿瘤，并且其病理分期为ⅠA期G_3，具有使用该化疗方案的适应证。患者肝肾功能、心电图、胸片等未见明显异常，表明其无严重的肝肾功能障碍、心脏疾病以及肺部疾患，此外，患者不处于孕期和哺乳期，因此没有三种化疗药物的使用禁忌。综上所述，该患者使用此化疗方案合理。此外，患者无肾功能异常，当前化疗方案的剂量合理。

患者行腹腔镜下全子宫切除术+左侧附件切除术+右侧输卵管切除术+大网膜切除术，属于Ⅱ类切口手术，使用头孢唑林预防感染合理。头孢唑林用于预防外科手术感染时，一般为术前$0.5 \sim 1$小时静脉给药1g，手术时间超过

2小时者术中加用0.5~1g，术后每6~8小时0.5~1g，至手术后24小时。因此该患者使用头孢唑林的剂量和频次合理。

简答题3参考答案 博来霉素的终生剂量不超过400mg。使用博来霉素前，应进行肺功能检查，有严重肺部疾患、严重弥漫性肺纤维化的患者应禁用，此外，严重肾功能障碍、严重心脏疾病、胸部及周围组织接受放疗的患者也应禁用。博来霉素与地高辛合用时，可降低地高辛的治疗作用，继发代偿失调，对于必须合用者，须密切监测。与苯妥英合用，可以降低苯妥英在肠内的吸收而降低其作用，治疗期间应监测苯妥英的血药浓度水平。使用博来霉素时如果接种活疫苗，会增加活疫苗所致感染的危险，所以用药期间禁止注射活疫苗。

案例分析10

简答题1参考答案 孕期患者，对于微腺瘤（直径＜10mm）或大腺瘤（直径＞10mm）患者，建议在确定妊娠后立即停用溴隐亭片。溴隐亭可通过胎盘，原则上，妊娠期胎儿暴露药物的时间应尽量缩短。因为目前尚未确定继续使用此类药物的安全性。目前的研究结果表明，妊娠期使用溴隐亭不增加不良妊娠结局，对出生婴儿暂无远期不良后果。因严重头痛或视野异常进行垂体MRI发现大腺瘤生长的女性，建议在之后整个妊娠期都使用溴隐亭片。

简答题2参考答案 哺乳会增加血清催乳素水平，但不会增加泌乳素腺瘤生长的风险。因此，对于微腺瘤和大腺瘤患者，如果妊娠期肿瘤大小保持稳定，则可选择母乳喂养。溴隐亭可抑制催乳素分泌，从而影响生理性泌乳。不建议哺乳期使用。

溴隐亭药物分子量小（785）、蛋白结合率96%、口服生物利用度28%。理论上，溴隐亭不易透过乳汁。有研究显示，垂体瘤患者使用溴隐亭期间哺乳，婴儿未受不良影响。2015年，法国药物警戒机构发表了一篇使用溴隐亭抑制泌乳相关不良事件的综述，文中报道了严重不良反应105例，涉及心血管系统（70.5%）、神经系统（14.4%）、精神系统（8.6%）等不良事件。

模拟试卷二答案及解析

一、单选题

1. E　解析：复方口服避孕药常见的不良反应包括，服药1~2周期发生类早孕反应；阴道流血；月经量减少或停经；乳房胀痛；体质量增加；皮肤褐斑；少数使用者可出现精神抑郁、性欲减退、皮疹、皮肤瘙痒等。

2. D　解析：地屈孕酮可用于治疗内源性孕酮不足引起的疾病，如：痛经、子宫内膜异位症、继发性闭经、月经周期不规则、功能失调性子宫出血、经前期综合征、孕激素缺乏所致先兆性流产或习惯性流产及黄体不足所致不孕症，也可用于辅助生殖技术中的黄体支持。地屈孕酮不能抑制排卵，所以育龄女性使用地屈孕酮期间仍可能怀孕，不适用于避孕。

3. D　解析：氨甲环酸通常应缓慢静脉注射，静脉注射时间为2~5分钟；恶心、呕吐是其最常见的不良反应；婴儿每日从母乳中吸收的药量很少，所以哺乳期妇女可以使用氨甲环酸；给药后24小时之内，大部分以原型经尿排出；氨甲环酸注射液通常室温保存。

4. C　解析：炔雌醇环丙孕酮片每日1片，连服21天。

5. A　解析：子宫内膜息肉患病率为7.8%~34.9%，是异常子宫出血结构性病因中最常见的类型。

6. C　解析：LNG-IUS为左炔诺孕酮宫内节育系统，含左炔诺孕酮52mg/个。

7. C　解析：对于年轻、有生育要求的子宫腺肌病所致异常子宫出血患者，可用GnRH-a治疗3~6个月之后酌情行辅助生殖技术治疗。

8. A　解析：对于卵泡刺激素和泌乳素水平正常的闭经患者，由于体内有一定内源性雌激素，枸橼酸氯米芬是促排卵的首选药物。

9. C　解析：雌、孕激素替代治疗闭经常在撤退出血第5天开始口服戊酸雌二醇1~2mg qd，连用21天。

10. B　解析：孕激素后半期周期疗法，常用的药物为黄体酮、醋酸甲羟孕酮、地屈孕酮等。

11. D　解析：抑制泌乳素分泌过多常用溴隐亭，用于单纯高催乳素血症患者，每日2.5~5mg，服药5~6周通常能使月经恢复正常。

12. B **解析**：氯米芬是最常用的促排卵药物，给药方法为月经第5日始，每日50～100mg，连用5日。

13. D **解析**：溴隐亭使用禁忌证包括控制不佳的高血压，妊娠期高血压相关疾病（包括子痫、子痫前期或妊娠高血压综合征），分娩后及产褥期高血压患者；冠状动脉疾病或其他严重的心血管疾病患者。有严重精神疾病的症状和（或）病史的患者。已有瓣膜病的患者。

14. C **解析**：用于治疗PMS或PMDD最常见的药物是SSRI和COC，如果SSRI、COC或COC联合SSRI均无效，或者患者症状非常严重，可采用GnRH激动剂联合低剂量雌、孕激素替代治疗。而目前并未有研究证实NSAID类药物有助于减轻PMS或PMDD症状。

15. D **解析**：持续每日（而非间断性）使用舍曲林、帕罗西汀和文拉法辛数月后突然停药可导致停药症状，如头晕、耳鸣和轻度身体震颤。其中文拉法辛停药症状最严重，因此不建议将其作为一线用药，因此需要逐渐减量至停药。

16. B **解析**：当SSRI和（或）COC仅部分有效、无效或不耐受时，可使用其他药物。包括GnRH激动剂、利尿剂、达那唑、手术、心理治疗、中药治疗、饮食等，但不包含阿普唑仑。

17. A **解析**：目前认为下丘脑－垂体－卵巢轴及5－羟色胺、内啡肽等中枢神经递质改变与PMS的发生有关。主要涉及如下几个方面：①精神社会因素；②卵巢激素失调，目前认为PMS的发生可能与黄体后期雌、孕激素的撤退有关；③神经递质异常，在黄体后期血中类鸦片活性肽浓度异常下降，影响精神、神经及行为方面的变化；④其他，还包括5－羟色胺、γ－氨基丁酸等活性改变等。

18. C **解析**：经前期综合征多见于25～45岁妇女。

19. B **解析**：患者闭经、泌乳，考虑为催乳素瘤，最有价值的检查是测泌乳素。

20. E **解析**：围绝经期是指卵巢功能衰退至卵巢功能消失的阶段，包括绝经前期和绝经后1年内的期间。此阶段内卵巢分泌雌激素减少，垂体释放TSH和LH增加。约1/3更年期妇女能通过神经内分泌的自我调节达到新的平衡而无自觉症状。2/3妇女则可出现一系列性激素减少所致的不同程度的内分泌、躯体和心理方面的变化，如潮热、多汗、失眠、心悸、烦躁等。

21．A 解析：卵巢功能衰竭，雌激素分泌极低，对垂体卵泡刺激激素抑制解除，FSH明显增高，FSH＞40U/L。

22．D 解析：较多绝经期妇女可出现综合征，但由于精神状态、生活环境各不相同，其轻重差异很大。有些妇女不需任何治疗，有些只需一般性治疗就能使症状消失，有些妇女则需要激素替代疗法才能控制症状。治疗目标为缓解近期症状，并能早期发现、有效预防骨质疏松症、动脉硬化等老年性疾病。

23．D 解析：绝经后骨质疏松可采取一定的措施预防，为预防骨质疏松，围绝经期和绝经后妇女应坚持体育锻炼，增加日晒时间，摄入足量蛋白质和含钙食物。

24．A 解析：PCOS的临床特征有月经稀发或无排卵和雄激素过多。

25．E 解析：PCOS患者因长期无排卵，子宫内膜单纯受雌激素刺激，内膜癌发生率高。氯米芬为促排卵药，可诱发排卵，使子宫内膜不致长期受单一雌激素刺激，炔雌醇环丙孕酮和去氧孕烯炔雌醇为口服避孕药，可有效防止子宫内膜增生；黄体酮为孕激素，可对抗雌激素促进子宫内膜生长的作用，因此可用来预防子宫内膜癌。而螺内酯是抑制卵巢和肾上腺合成雄激素，与睾酮竞争毛囊雄激素受体，可治疗多毛，但起不到预防子宫内膜癌的作用。

26．B 解析：PCOS患者的月经失调表现为月经稀发或闭经，由稀发排卵或无排卵所致。这种月经不规则一般从青春期开始，PCOS患者的月经初潮可正常或稍微延后，随后出现不规律的月经周期。

27．A 解析：患者雄激素过高，可选用雌激素、孕激素对抗。对于青春期和育龄期阶段女性患者，首选短效复方口服避孕药。其他治疗药物还有孕酮类衍生物，如醋酸甲羟孕酮、醋酸环丙孕酮。短效方口服避孕药效果不佳时可选用螺内酯。对于高雄激素主要来源于肾上腺或肾上腺和卵巢混合来源的患者，宜选用肾上腺皮质激素类药物如地塞米松。

28．D 解析：PCOS发病机制非常复杂，目前已知可能的机制包括：①下丘脑–垂体–卵巢轴功能失常。②肾上腺皮质功能异常。③胰岛素抵抗与高胰岛素血症。④卵巢局部自分泌、旁分泌调控机制异常。⑤遗传。

29．A 解析：山莨菪碱属于解痉药，主要用于内脏绞痛的治疗。

30．C 解析：原发性痛经常见于青春期、未婚妇女，原发性痛经多在初潮后6～12个月出现，继发性痛经患者的生殖器官有器质性病变。

31.A **解析**：雌激素使用的禁忌证有：妊娠或哺乳、未确诊的阴道出血、已知或可疑乳腺癌、已知或可疑受性激素影响的癌前病变或恶性肿瘤、现有或既往肝脏肿瘤病史（良性或恶性）、重度肝脏疾病、急性动脉血栓栓塞、活动性深静脉血栓形成、静脉或动脉血栓高危因素等。

32.E **解析**：原发性痛经的发生主要与月经时子宫内膜合成和释放前列腺素增加，使子宫收缩加强和（或）缺血有关，布洛芬为前列腺素合成酶抑制剂，同时具有前列腺素拮抗剂的特性，可治疗痛经。

33.E **解析**：性激素治疗的主要目的是抑制雌激素的合成，使异位种植的子宫内膜萎缩或切断下丘脑-垂体-卵巢轴的刺激和出血周期。鉴于无排卵性月经往往无痛经，故要采用性激素抑制排卵，以达缓解痛经的目的。适用于年轻、有生育要求及病变轻者。

34.E **解析**：中年女性+继发性痛经+左附件区囊肿+CA125升高=子宫内膜异位症。子宫内膜异位症患者合并较大的卵巢囊肿，最好的治疗是手术切除。

35.C **解析**：孕激素临床用于功能性子宫出血、痛经和子宫内膜异位症、先兆流产与习惯性流产、子宫内膜腺癌等。

36.C **解析**：早发性卵巢功能不全诊断标准为：①年龄＜40岁；②月经稀发或停经至少4个月及以上；③至少2次血清基础FSH＞25 IU/L（间隔＞4周）。

37.B **解析**：炔雌醇属于雌激素；其余四种药物均为孕激素。

38.B **解析**：对于POI患者，如果仅为改善泌尿生殖道萎缩症状时，可经阴道局部补充雌激素。

39.E **解析**：该药品口服后迅速代谢成三种化合物而发挥其药理作用。3α-OH-替勃龙和3β-OH-替勃龙两个代谢物具有雌激素样活性，而第三个代谢物替勃龙的Δ4-异构体具有孕激素和雄激素样活性。因此，若选择连续联合的方式进行激素补充治疗，POI患者可以选择替勃龙（2.5mg），每日1次进行连续联合激素补充治疗。

40.C **解析**：周期序贯可采用戊酸雌二醇-戊酸雌二醇环丙孕酮片复合包装（含11片2mg戊酸雌二醇和10片2mg戊酸雌二醇+1mg醋酸环丙孕酮），按序每日1片，用完1盒后停药7天再开始服用下一盒。

41.B **解析**：根据自发报告的监测系统，至今尚无地屈孕酮不能在妊娠期间使用的证据。其他4种药物均禁用于妊娠期患者。

42．C　**解析**：对于原发性POI，从青春期开始至成年期间必须进行持续HRT治疗。建议从11～12岁开始小剂量补充雌激素。

43．E　**解析**：治疗子宫肌瘤的药物中，既可改善贫血症状又能缩小肌瘤体积的是：促性腺激素释放激素激动剂和米非司酮。

44．B　**解析**：氨甲环酸属于口服非激素药物，能与纤溶酶和纤溶酶原上的纤维蛋白亲和部位的赖氨酸结合部位吸附，抑制纤溶酶、纤溶酶原与纤维蛋白结合，从而达到止血效果。若子宫肌瘤患者不能或不愿使用激素避孕药，或只想在有症状时接受治疗，那就可首选此药。

45．C　**解析**：治疗子宫肌瘤的药物中以GnRH-a缩小肌瘤体积最为显著，可使肌瘤体积变小40%～60%。

46．C　**解析**：黑升麻提取物和GnRH-a联合应用开始用于控制患者的围绝经期症状，建议从GnRH-a注射第一针开始服用黑升麻提取物，服用至GnRH-a治疗停止后1个月。

47．C　**解析**：GnRH-a用于治疗子宫肌瘤的疗程为3～6个月，超过6个月时必须行反向添加。GnRH-a治疗停止后3～6个月，随着卵巢功能的恢复子宫肌瘤往往会"反弹"到治疗前的大小，因此，要维持疗效需要持续用药。

48．A　**解析**：子宫内膜癌的诊断金标准是子宫内膜的组织病理学检查及子宫外转移灶活检或手术切除组织标本，经病理组织学诊断为子宫内膜癌。辅助诊断技术包括经腹或经阴道超声、MRI、CT、PET检查等影像学检查、宫腔镜检查以及子宫内膜微量组织学或细胞学检查。

49．C　**解析**：帕博利珠单抗是一种可与PD-1受体结合的单克隆抗体，可阻断PD-1与PD-L1、PD-L2的相互作用，解除PD-1通路介导的免疫应答抑制，包括抗肿瘤免疫应答。

50．E　**解析**：他莫昔芬可能会引发角膜沉积、白内障、视网膜沉积等眼部不良反应，药品说明书明确其禁用于有眼底疾病的患者。

二、多选题

1．ABCD　**解析**：子宫内膜不典型增生的处理需根据内膜病变轻重、患者年龄及有无生育要求选择不同的治疗方案。对年轻、要求保留生育功能的患者，经全面评估和充分咨询后可采用全周期连续高效合成孕激素子宫内膜萎缩治疗，如甲羟孕酮、甲地孕酮等，也可应用GnRHa和LNGIUS。

2. ABCDE　**解析**：长期应用甾体类避孕药及某些药物，如吩噻嗪衍生物（奋乃静、氯丙嗪）、利血平等，可引起继发性闭经，其机制是药物抑制下丘脑分泌促性腺激素释放激素或通过抑制下丘脑多巴胺，使垂体分泌催乳素增多。

3. ABCDE　**解析**：雌、孕激素替代治疗，可选用天然制剂如戊酸雌二醇、微粒化17β-雌二醇或地屈孕酮，也可选用人工周期制剂如戊酸雌二醇/环丙孕酮。

4. ABE　**解析**：增加肝微粒酶活性的药物都可加速复方口服避孕药的代谢，如卡马西平、苯妥英，因此在服用这些药物的女性中，避孕效果可能下降。可能不降低避孕效果的抗癫痫药物包括加巴喷丁、左乙拉西坦。

5. ACDE　**解析**：炔雌醇环丙孕酮不得合并使用其他雌/孕激素复方制剂、单雌激素或单孕激素类药物，在服用炔雌醇环丙孕酮前应停止服用这类药物。

6. BDE　**解析**：代谢调整治疗适用于有肥胖或胰岛素抵抗的PCOS患者。调整生活方式、减重是肥胖PCOS患者的基础治疗方案。主要治疗药物有二甲双胍、吡格列酮、阿卡波糖等。

7. ABCDE　**解析**：略。

8. ABCD　**解析**：诊断为PMS或PMDD的患者，若表现为中重度症状，可给予选择性5-羟色胺重摄取抑制剂（SSRI）、复方口服避孕药（COC）和促性腺激素释放激素（GnRH）激动剂。

9. ABC　**解析**：绝经期进行激素治疗，可以缓解泌尿、生殖道萎缩的相关问题。如阴道的干涩、疼痛、排尿困难、性生活的疼痛、反复发作的阴道炎以及泌尿系统感染、尿频、尿急的症状。还对长期有可能导致的骨质疏松、心脑血管疾病有一定的预防作用。

10. BCDE　**解析**：雌激素可能会引起血压升高、心肌梗死、静脉血栓形成、肺栓塞以及中风等心血管系统不良反应。

三、案例分析题

案例分析1

简答题1参考答案　患者为青春期女性，肥胖，子宫及双侧附件未见明显异常，根据FIGO提出的引起异常子宫出血的病因分类"PALM-COEIN系统"，多考虑为排卵障碍相关的异常子宫出血。

简答题 2 参考答案　大剂量雌激素内膜修复法也称"子宫内膜修复法"，常用于异常子宫出血。应用大剂量雌激素可迅速提高血雌激素水平，促使子宫内膜生长，短期内修复创面而止血，适用于血红蛋白低于 80g/L 的青春期患者。止血有效剂量与患者内源性雌激素水平有关，具体用量按出血量多少决定。首选口服药物，根据出血量和患者状态决定初治用药间隔和用药剂量。如戊酸雌二醇：2mg，每 6~8 小时 1 次口服。经上述用药，患者止血后每 3 天递减 1/3，直至维持量，如戊酸雌二醇 1~2mg/d。患者为青春期患者，入院时血红蛋白 70g/L，低于 80g/L，予大剂量雌激素戊酸雌二醇治疗合理，患者治疗后出血减少，戊酸雌二醇剂量逐渐降低，每 3 天递减 1/3，用药合理。

简答题 3 参考答案：所有雌激素疗法在患者血红蛋白增加至 80~90g/L 以上后均必须加用孕激素，使子宫内膜转化，并在与雌孕激素同时撤退后同步脱落。该患者雌激素治疗后复查血红蛋白 100g/L，加用黄体酮治疗合理。

案例分析 2

简答题 1 参考答案　患者既往月经不规律，面部痤疮，手脚多毛，BMI 29.2kg/m²，双侧卵巢多囊样改变，可见 12 个以上卵泡，LH/FSH 大于 2 到 3 以上，性激素 T 升高，上述均符合多囊卵巢综合征，考虑患者为多囊卵巢综合征导致卵巢性闭经。

简答题 2 参考答案　短效复方口服避孕药不仅可以调整月经周期，预防子宫内膜增生，还可以使高雄激素症状减轻，可作为育龄期无生育要求的多囊卵巢综合征患者的首选。3~6 个周期后可停药观察，无生育要求育龄期推荐持续使用。该患者目前为育龄期无生育要求患者，炔雌醇环丙孕酮是短效复方口服避孕药，因此用药合理。

简答题 3 参考答案　①生活方式教育。长期限制热量摄入，选用低糖、高纤维饮食；改变不良的饮食习惯；适量规律的体格锻炼，减少久坐。

②用药教育。服用炔雌醇环丙孕酮可能出现如食欲不振、恶心、呕吐等类早孕反应，建议患者随餐同服。

案例分析 3

简答题 1 参考答案　该患者为围绝经期妇女，因"月经紊乱半年"就诊。既往月经正常，无子宫肌瘤、子宫腺肌病、子宫内膜息肉、子宫内膜癌病史，凝血功能正常，无血液系统疾病，结合血性激素水平提示卵巢功能处于围绝经期，故考虑围绝经期内分泌紊乱导致排卵障碍引起的AUB可能性大。

简答题2参考答案 绝经过渡期妇女则以止血、调整月经周期、减少经量、防止子宫内膜癌变为主。止血的方法包括孕激素子宫内膜脱落法、大剂量雌激素内膜修复法、短效口服避孕药或高效合成孕激素内膜萎缩法和诊刮。诊刮在诊治异常子宫出血中，既可以快速止血，又具有诊断价值，明确子宫内膜病理诊断的作用，排除恶性病变；对于绝经过渡期病程长、有肥胖等子宫内膜癌高危因素的患者应首先考虑使用。该患者为绝经过渡期妇女，行刮宫术合理。

简答题3参考答案 除了止血，几乎所有患者都需要调节月经周期，月经周期调节是治疗的根本，也是巩固疗效、避免复发的关键。调节方法主要根据患者的年龄、激素水平、生育要求等有所不同。调整周期的方法主要是后半期孕激素治疗，地屈孕酮为常用的孕激素，具体用法用量为地屈孕酮10～20mg/d，可于撤退性出血第15日起，用药10日，予该患者地屈孕酮治疗合理。

案例分析4

简答题1参考答案 ①减轻雄激素过多症的表现（多毛、痤疮和男性型脱发）；②治疗基础代谢异常并减少2型糖尿病和心血管疾病的危险因素；③预防长期无排卵导致的子宫内膜增生症和子宫内膜癌；④对无妊娠要求的患者产生避孕作用，因为月经稀发的女性仍可间歇性排卵，可能发生意外妊娠；⑤对有妊娠要求的女性诱导排卵。

简答题2参考答案 炔雌醇环丙孕酮属于COC，COC不仅可以调整月经周期、预防子宫内膜增生，还可使高雄激素症状减轻，可作为育龄期无生育要求PCOS患者的首选。该处方属于用法用量不适宜。用法用量为：口服，自然月经或撤退出血的第1～5日，每日1片，连续服用21日。停药3～5日开始撤退性出血，撤退出血第1～5日重新开始用药或停药7日后重复启用。该处方炔雌醇环丙孕酮用量为每日2片，属于超剂量使用。建议将炔雌醇环丙孕酮片用法用量改为口服，一次1片，每日1次。

简答题3参考答案 ①双胍类，二甲双胍能抑制肠道葡萄糖的吸收、肝糖原异生和输出，增加组织对葡萄糖的摄取利用，提高胰岛素敏感性。②噻唑烷二酮类，为胰岛素增敏剂，不仅能提高胰岛素敏感性，还能改善血脂代谢、抗炎、保护血管内皮细胞等。双胍类药物治疗疗效不佳时，可联合两药进行治疗，常用于无生育要求的PCOS患者。除此以外，双胍类和噻唑烷二酮类降糖药还可减少卵巢雄激素的产生并恢复正常的月经周期。③阿卡波糖，可在肠道内竞争性抑制α-糖苷酶活性，延缓肠道内多糖及蔗糖降解为葡萄糖，使来自碳水化合物的葡萄糖降解和吸收速度减缓，降低了餐后血糖的升高。该药一般单用，也可与其他口服降糖药或胰岛素合用。

案例分析5

简答题1参考答案　治疗方法分为药物治疗、手术治疗及其他方法。①药物治疗包括：NSAID、口服避孕药、孕激素类药物、雄激素衍生物、促性腺激素释放激素激动剂GnRHa、芳香酶抑制剂及中药等。药物治疗目的是抑制卵巢功能，阻止内异症的发展。适用于有慢性盆腔痛、经期痛经症状明显、有生育要求及无卵巢囊肿形成患者。治疗目的是切除病灶、恢复解剖。②手术治疗适用于药物治疗后症状不缓解、局部病变加剧或生育功能未恢复者、较大的卵巢内膜异位囊肿者。腹腔镜手术是首选的手术方法，目前认为腹腔镜确诊、手术+药物为内异症的"金标准"治疗。其他治疗方法包括介入治疗、中药治疗及辅助治疗（如辅助生殖技术治疗）等。

简答题2参考答案　子宫内膜异位症，通常情况下，成人每4周一次，每次3.75mg，皮下注射。初次给药应从月经周期的第1～5日开始。一个疗程至少4个月，最多6个月。

简答题3参考答案　GnRHa可抑制脑垂体促性腺激素的分泌，从而引起血清雌二醇下降，是目前所有治疗内异症的药物中能够彻底降低血雌激素水平的药物，可使异位的子宫内膜组织处于休息状态。患者术后常规病理提示卵巢子宫内膜囊肿。因子宫内膜异位症保守性手术术后复发率较高，因此该例患者术后联合药物GnRHa治疗，以抑制卵巢功能，阻止子宫内膜异位症进展，减少子宫内膜异位症病灶的活性以及减少粘连的形成。GnRHa可下调垂体功能，造成药物暂时性去势及体内低雌激素状态，停药后卵巢可恢复排卵，给患者创造生育机会。因此，GnRHa可以在内异症长期管理的序贯治疗中联合其他药物（口服避孕药、LNG-IUS等）使用，发挥其迅速减轻症状、萎缩病灶的作用。

案例分析6

简答题1参考答案　该患者应该选择激素补充疗法。对于POI患者，明确有雌激素缺乏时，在无禁忌证的基础上，即可开始激素补充治疗，并建议持续治疗至自然绝经的平均年龄。激素补充疗法不仅可以缓解POI患者的低雌激素症状，而且对心血管疾病和骨质疏松症起到一级预防作用。其重要性在于：维持患者生殖健康及全身健康；维持性征和诱发月经；维持或诱发子宫发育为诱发排卵作受孕准备。

简答题2参考答案　不合理。我国《早发性卵巢功能不全的临床诊疗专家共识（2023版）》指出，当POI发生在青春期前时，患者无内源性雌激素，从青春期开始至成年期间必须进行持续治疗，以利于青春期发育。因大剂量雌激素可加速骨骼成熟，影响身高，应在结合患者意愿的情况下，建议从11～12岁开始，从小剂量开始进行雌激素补充；根据骨龄和身高的变化，在2～3年内逐渐增加雌激素剂量。推荐开始雌激素治疗2年后或有突破性出血发生时，加用孕激素，以维持POI患者正常的乳腺和子宫发育，无子宫者单用雌激素即可。患者15岁，雌激素治疗未满1年，且目前没有突破性出血的症状，因此使用孕激素不合理，应单用雌激素治疗。

简答题3参考答案　①按照医嘱规律服药。②每天固定时间口服一片，持续使用无需间断。③每种药物都有副作用，若用药期间出现胃肠不适、恶心呕吐，可先观察，大多会慢慢减弱，若持续加重，请及时告知医生。④使用雌激素可能会增加患心脏病、中风、乳腺癌和血栓的概率，应定期与医生讨论是否继续当前治疗方案。⑤在服用雌激素时出现任何异常的阴道出血，应立即告知医生。⑥应调整生活方式，健康饮食、规律运动，维持适宜体脂量，避免接触生殖毒性物质，并可适当补充钙剂及维生素D。

案例分析7

简答题1参考答案　子宫内膜癌的治疗以手术治疗为主，辅以放疗、化疗和激素等综合治疗。治疗方案应根据病理诊断和组织学类型以及患者的年龄、全身状况、有无生育要求、有无手术禁忌证、有无内科合并症等综合评估以制订治疗方案。手术是子宫内膜癌的主要治疗手段，除不能耐受手术或晚期无法手术的患者外，都应进行全面的分期手术。对于伴有严重内科并发症、高龄等不宜手术的各期子宫内膜癌患者，可采用放疗和药物治疗。严格遵循各种治疗方法适应证，避免过度治疗或治疗不足。

简答题2参考答案　大多数子宫内膜癌患者无需化疗，化疗主要应用于晚期（FIGO分期Ⅲ～Ⅳ期）或复发患者，该患者诊断为子宫内膜（ⅢA期），术后进行系统性化疗合理。系统性化疗推荐联合化疗方案，联合化疗与单药应用相比，无论是化疗有效率，还是在延长患者的无进展生存时间和总生存时间方面均占优势。推荐的化疗方案及药物包括：卡铂/紫杉醇，顺铂/多柔比星，卡铂/多西他赛，卡铂/紫杉醇/贝伐珠单抗，依维莫司/来曲唑（子宫内膜样腺癌）等。根据我国发布的子宫内膜癌诊疗指南（2022年版）以及2023年CSCO发布的子宫内膜癌诊疗指南，对于子宫内膜癌术后辅助治疗，均建议将紫杉醇+卡铂作为首选方案。因此，该患者的化疗方案选择不合理，未选择一线方案。

简答题3参考答案 孕激素治疗主要用于保留生育功能的早期子宫内膜癌患者，也可作为晚期或复发子宫内膜癌患者的综合治疗方法之一。以高效药物、大剂量、长疗程为佳。对肿瘤分化良好、孕激素受体阳性者疗效较好，对远处复发者效果疗效优于盆腔复发者。该患者55岁，无保留生育要求的诉求，肿瘤分期为中期（ⅢA期），无使用激素治疗的适应证。因此，该患者不需要进行激素治疗。

案例分析8

简答题1参考答案 手术治疗是子宫肉瘤的最主要治疗方式。术后进行手术病理分期，根据分期和危险因素判断是否进行辅助治疗。不能手术者，在取得病理组织学诊断后，可考虑行辅助治疗。对于Ⅰ期的LGESS可术后观察，尤其是绝经后或已实施双附件切除的患者，也可行内分泌治疗（雌激素阻断剂）。对于Ⅱ～Ⅳ期的LGESS术后给予雌激素阻断剂治疗，必要时给予体外放疗。

简答题2参考答案 对于Ⅰ期的LGESS可术后观察，尤其是绝经后或已实施双附件切除的患者，也可行内分泌治疗（雌激素阻断剂）。雌激素阻断治疗首选芳香化酶抑制剂（来曲唑、阿那曲唑或依西美坦等），也可使用竞争性雌激素受体拮抗剂（氟维司群）、高剂量孕酮或GnRH-a（亮丙瑞林、曲普瑞林等），目前已不再使用他莫昔芬。雌激素阻断剂的使用方法并未达成共识，如芳香化酶抑制剂或孕激素的最佳剂量、给药方案及治疗持续时间等均不明确，有学者认为需用2年，也有学者认为需终生使用。该患者诊断为低级别子宫内膜间质肉瘤（Ⅰ期），且已行双附件切除术，术后可以使用来曲唑进行雌激素阻断治疗。因此，该患者的药物治疗方案合理。

简答题3参考答案 来曲唑禁用于绝经前、妊娠、哺乳期妇女以及儿童和青少年；可空腹服用或与食物同服，建议于一天中的固定时间服用；来曲唑是CYP3A4酶的底物，其生物转化可能会受到经CYP3A4酶代谢的药物影响；来曲唑可抑制CYP2A6，并轻度抑制CYP2C19，当应用治疗指数很窄并且主要依赖这些同工酶的药物时，应非常谨慎；叮嘱患者用药期间可能会发生疲劳和头晕，建议避免操作机械或驾驶汽车；使用来曲唑可能会导致骨矿物质密度降低和高胆固醇血症，应考虑监测骨密度和血清胆固醇；用药期间可能会引起肝功能指数值异常，建议对肝硬化和严重肝功能不全的患者减少用量。

案例分析9

简答题1参考答案　综合患者起病年龄、临床表现、体格检查及实验室检查，患者年龄＞14岁尚无青春发育和月经来潮，雌二醇水平低且促性腺激素水平低，无其他垂体前叶激素分泌障碍，无其他慢性系统性疾病，嗅觉正常，临床诊断为先天性低促性腺激素性性腺功能减退症，表现为原发性闭经。

简答题2参考答案　适当的激素替代治疗，患者可以出现第二性征，维持正常的性激素水平和健康的性生活，并达到生育能力。建议予外源性睾酮（男孩）或雌二醇（女孩）治疗，该患者为女性，指南建议先使用低剂量的雌二醇，之后逐渐增加剂量，该患者的用药合适。

简答题3参考答案　患者服药期间如第一次发生偏头痛或频繁发作少见的严重头痛、突发性感觉障碍及胸部疼痛等，建议及时停药并来院检查。雌激素类药物可升高血糖水平，降低降糖药的疗效，该患着需定期检测血糖。

案例分析10

简答题1参考答案　多囊卵巢综合征典型的临床表现为：月经失调，包括月经稀发、闭经以及不规则子宫出血；高雄激素症状：痤疮、多毛、脱发；肥胖；黑棘皮症。

简答题2参考答案　不合适。多囊卵巢综合征控制月经的目的在于使月经规律，保护内膜，预防子宫内膜癌。方法主要是短效口服避孕药或周期补充孕激素。孕激素缺点为没有降低雄激素、治疗多毛及避孕的作用。无明显高雄激素表现的，可选用孕激素治疗。COC不仅可以调整月经周期、预防子宫内膜增生，还可使高雄激素症状减轻。该患者具有高雄激素的表现，选用具有抗雄激素的炔雌醇环丙孕酮效果更佳。

简答题3参考答案　服用氯米芬期间如卵巢刺激过大，可考虑减少剂量至25mg一天一次。

模拟试卷三答案及解析

一、单选题

1. A　**解析**：慢性子宫内膜炎可能导致局部的炎性反应异常或内膜血管发生异常，引起异常子宫出血。治疗上临床常用广谱抗生素，如多西环素0.2g/d；如明确致病菌为革兰阴性菌，常用环丙沙星或氧氟沙星0.5g/d；致病菌为革兰阳性菌，常用阿莫西林克拉维酸盐2g/d，合并厌氧菌可联合甲硝唑或替硝唑0.5g/d。

2. E　**解析**：黄体酮胶囊为孕激素类药物。

3. C　**解析**：含环丙孕酮的炔雌醇环丙孕酮片，降低雄激素的作用最强。

4. B　**解析**：高血压3级或4级、缺血性心脏病、卒中、肝癌均为口服避孕药使用禁忌证。

5. E　**解析**：他莫昔芬为非固醇类抗雌激素药物，可用于治疗女性复发转移乳腺癌。

6. A　**解析**：一些NSAID制剂、利福平、抗惊厥药、抗生素、影响多巴胺代谢的药物，可能引起催乳素水平升高，导致排卵障碍引起异常子宫出血。

7. C　**解析**：药物性闭经：长期应用甾体类避孕药及某些药物，如吩噻嗪衍生物（奋乃静、氯丙嗪）、利血平等，可引起继发性闭经，其机制是药物抑制下丘脑分泌促性腺激素释放激素或通过抑制下丘脑多巴胺，使垂体分泌催乳素增多。药物性闭经通常是可逆的，停药后3~6个月月经多能自然恢复。

8. B　**解析**：雌、孕激素替代治疗闭经通常连续服用4~6个周期，等待诱发正常周期。如果病因持续存在，则应该长期服药治疗。

9. B　**解析**：继发性闭经最常见的原因包括：下丘脑性占35%，几乎均为功能性下丘脑性闭经；垂体性占17%，其中13%为高催乳素血症、1.5%为"空蝶鞍综合征"、1.5%为席汉综合征、1%为库欣综合征；卵巢性占40%，其中30%为多囊卵巢综合征、10%为原发性卵巢功能不全（又称卵巢早衰）；子宫性占7%，均由宫腔粘连导致；其他原因占1%，如先天性肾上腺皮质增生症、卵巢及肾上腺肿瘤和甲状腺功能减退症等。

10. E　**解析**：绒促性素常见的不良反应包括头痛及胃肠系统紊乱，发生血栓为十分罕见。

11. A　**解析**：氯米芬的适应证为：治疗无排卵的女性不育症，适用于体内有一定雌激素水平者；治疗黄体功能不足；测试卵巢功能；探测男性下丘脑–垂体–性腺轴的功能异常；治疗因精子过少的男性不育。

12. D　**解析**：孕激素在月经周期后期使子宫黏膜内腺体生长，并减少妊娠子宫的兴奋性，与雌激素共同作用，促使乳房充分发育，大剂量时通过对下丘脑的负反馈作用，抑制垂体促性腺激素的分泌，产生抑制排卵作用。有抗醛固酮的作用，没有抗利尿作用。

13. A　**解析**：黄体酮属于天然孕激素，不是避孕药，无雌激素作用，是维持妊娠所必需的。主要为助孕、安胎作用。月经周期的后期，在雌激素使子宫内膜增生的基础上，孕激素则进一步使子宫内膜腺体生长与分支，内膜充血、增厚，由增殖期转变为分泌期，为受精卵着床和胚胎发育做好准备，有利于着床后胚泡继续发育。在行经期，可使子宫内膜全部脱落，避免因脱落不全造成的出血。在妊娠期，能降低子宫肌对神经垂体缩宫素的敏感性，抑制子宫活动，使胎儿安全生长。

14. C　**解析**：糖皮质激素，为抑制肾上腺来源雄激素的首选药物，常用地塞米松每晚0.25mg口服，隔日1次，连用4个月后复查DHEA–S，若不降低可增量至0.25mg，每晚口服1次，晚上服用可抑制ACTH在夜间的释放。

15. B　**解析**：拮抗剂方案是目前针对多囊卵巢综合征患者及卵巢功能低下，前次促排卵反应不良患者的一种较灵活的方案。

16. B　**解析**：PCOS的药物治疗可包括内分泌治疗（调整月经周期、高雄激素治疗和代谢调整）、促进生育治疗。调整月经周期可采用短效复方口服避孕药（COC）、周期性使用孕激素或雌孕激素周期序贯治疗。促进生育治疗可采用枸橼酸氯米芬（CC）、来曲唑或促性腺激素治疗进行诱导排卵。

17. E　**解析**：螺内酯常用有效剂量为50~100mg，每日2次，口服，连用6~12月。

18. C　**解析**：治疗子宫内膜异位症相关疼痛主要的药物治疗包括：NSAID、激素类避孕药（COC、孕激素类）、GnRH类似物、芳香酶抑制剂及中药等。

19. B　**解析**：炔雌醇环丙孕酮片：在月经周期的第一天，即月经来潮的第一天开始服用，每天1片，连续服21天，随后停药7天，之后开始下一周期服药。

20. A 解析：缓释片不可以掰开或溶解后服用。

21. B 解析：略。

22. D 解析：对于原发性痛经的治疗，NSAID通常在月经快开始前或到来时就开始使用，并且持续2~3日用药，或者在通常出现痉挛性疼痛时用药。

23. E 解析：子宫腺肌病治疗可选择促性腺激素释放激素激动剂（GnRH–a）、左炔诺孕酮宫内缓释系统（LNG–IUS）、复方口服避孕药（COC）、某些孕激素类药物、雄激素类衍生物和非甾体类抗炎药（NSAID）等。

24. E 解析：体内外研究都表明雌激素部分通过细胞色素P450 3A4来代谢。因此CYP3A4的诱导剂和抑制剂都能影响雌激素药物的代谢。

25. E 解析：紫杉醇最常见的不良反应为脱发、中性粒细胞减少、感觉神经毒性、心电图异常、疲劳/乏力、肌肉痛/关节痛、AST水平升高、碱性磷酸酶水平升高、贫血、恶心、感染和腹泻。

26. B 解析：低级别子宫内膜间质肉瘤的药物治疗主要是内分泌治疗（雌激素阻断剂），首选芳香化酶抑制剂（来曲唑、阿那曲唑或依西美坦等），也可使用竞争性雌激素受体拮抗剂（氟维司群）、高剂量孕酮或GnRH–a（亮丙瑞林、曲普瑞林等），目前已不再使用他莫昔芬。

27. B 解析：依西美坦片剂含有蔗糖，对于罕见糖耐量异常，葡萄糖–半乳糖吸收障碍或蔗糖酶–异麦芽糖酶不足的遗传性疾病的患者，不应使用。

28. D 解析：合并使用细胞色素P–450（CYP）3A4的强诱导剂会降低依西美坦暴露量。患者同时接受CYP3A4强诱导剂，如利福平、苯妥英、苯巴比妥等时，依西美坦的推荐剂量为50mg，每日一次，餐后服用。

29. D 解析：根据药品说明书及我国颁布的《卵巢癌诊疗指南（2022版）》，博来霉素的终生剂量不超过400mg。

30. D 解析：我国颁布的《卵巢癌诊疗指南（2022版）》推荐的BEP方案为博来霉素15mg，第1~3天，静脉滴注（终生剂量不超过400mg），依托泊苷每天100mg/m²，第1~5天，顺铂每天20mg/m²，第1~5天，静脉滴注，每3周重复。

31. E 解析：卵巢生殖细胞肿瘤激素治疗的药物主要包括：他莫昔芬、芳香化酶抑制剂（来曲唑、阿那曲唑等）、高效孕激素及促性腺激素释放激素类似物等。戊酸雌二醇属于雌激素，不能用于卵巢生殖细胞肿瘤。

32. A 解析：无性细胞瘤对放疗敏感，但放疗会破坏患者卵巢，因此已经极少应用，仅用于治疗复发的无性细胞瘤。

33. C　**解析**：卵巢生殖细胞肿瘤的一线化疗方案为BEP（博来霉素 + 依托泊苷 + 顺铂），博来霉素 15mg，第 1～3 天，静脉滴注（终生剂量不超过 400mg），依托泊苷每天 $100mg/m^2$，第 1～5 天，顺铂每天 $20mg/m^2$，第 1～5 天，静脉滴注，每 3 周重复。

34. A　**解析**：经前期综合征症状通常在月经来潮后迅速减轻直至消失。

35. C　**解析**：如果SSRI、COC或COC联合SSRI均无效，或者患者症状非常严重，可采用GnRH激动剂联合低剂量雌 – 孕激素替代治疗。

36. A　**解析**：经前期综合征典型症状常出现于月经前 1～2 周。

37. B　**解析**：经前期综合征症状表现为躯体症状和精神症状，通常在月经前一周呈周期出现，但在月经来潮后症状可自行缓解。

38. B　**解析**：无。

39. C　**解析**：无。

40. B　**解析**：绝经期女性雌激素降低，补充雌激素可缓解雌激素下降相关的症状。

41. E　**解析**：对于正在服用阿仑膦酸钠的患者，建议在清晨早饭前至少 30 分钟服用，无论服药频次如何，建议在清晨的固定时间内服用，用 200ml 温开水送服即可，不要用咖啡、浓茶或牛奶送服，影响药物的吸收；用药后建议至少保持身体直立 30 分钟，不要用药后立刻躺着或睡觉，因为阿仑膦酸钠对食管有一定的刺激性。

42. A　**解析**：绝经前后最明显变化是卵巢功能衰退，随后表现为下丘脑 – 垂体功能退化。

43. A　**解析**：围绝经期综合征主要是卵巢功能衰退，雌激素减少引起，因此绝经期补充雌激素最为关键。

44. C　**解析**：激素替代疗法的禁忌证：已知或怀疑妊娠、原因不明的阴道流血、已知或可疑患有乳腺癌、已知或可疑患有性激素依赖性恶性肿瘤、最近 6 个月内患有活动性静脉或动脉血栓栓塞性疾病、严重肝及肾功能障碍、血卟啉症、耳硬化症、脑膜瘤（禁用孕激素）等。

45. C　**解析**：更年期综合征主要表现为：月经紊乱、生殖器官萎缩、性功能减退；乳房萎缩、盆底松弛、尿道缩短、黏膜变薄，易反复发作膀胱炎；阵发性潮热、出汗、心率加快、血压波动；精神过敏、情绪不稳定，不能自我控制等；骨质疏松、腰背酸痛，易发生骨折；头晕、头痛、倦怠、失眠及性格、行为、情绪改变等。

46．B　**解析：**天然甾体类雌激素制剂如雌二醇、戊酸雌二醇、结合雌激素、雌三醇、雌酮；部分合成雌激素如炔雌醇、炔雌醇三甲醚；合成雌激素如尼尔雌醇。

47．E　**解析：**子宫内膜癌的治疗以手术治疗为主，辅以放疗、化疗和激素等综合治疗。除不能耐受手术或晚期无法手术的患者外，都应进行全面的分期手术。对于伴有严重内科并发症、高龄等不宜手术的各期子宫内膜癌患者，可采用放疗和药物治疗。

48．C　**解析：**帕博利珠单抗是一种可与PD-1受体结合的单克隆抗体，可阻断PD-1与PD-L1、PD-L2的相互作用，解除PD-1通路介导的免疫应答抑制，包括抗肿瘤免疫应答。

49．B　**解析：**对于POI患者，如果仅为改善泌尿生殖道萎缩症状时，可经阴道局部补充雌激素。

50．E　**解析：**替勃龙说明书指出，该药品口服后迅速代谢成三种化合物而发挥其药理作用。3α-OH-替勃龙和3β-OH-替勃龙两个代谢物具有雌激素样活性，而第三个代谢物替勃龙的$\Delta 4$-异构体具有孕激素和雄激素样活性。因此，建议POI患者选择替勃龙（2.5mg），每日1次进行连续联合激素补充治疗。

二、多选题

1．ABE　**解析：**AUB-子宫腺肌病一线治疗方案包括口服孕激素、COC和LNG-IUS，地屈孕酮、黄体酮为孕激素。

2．ABD　**解析：**泊沙康唑、伏立康唑及氟康唑均为唑类抗真菌药，甲磺酸溴隐亭片为麦角生物碱类，两者合用，可使溴隐亭的血药浓度升高，药理作用增强，可能发生麦角中毒，引起恶心、呕吐、血管痉挛缺血、严重外周局部缺血。

3．DE　**解析：**部分糖尿病患者可出现黑棘皮症，但是到目前为止，没有直接证据表明黑棘皮症的发生与胰岛素缺乏有关。多囊卵巢综合征的内分泌特征有：雄激素过多，雌激素又对FSH分泌呈负反馈，使FSH水平相对降低，雌酮过多，黄体生成激素/卵泡刺激素比值增大。胰岛素过多，过量胰岛素作用于垂体的胰岛素受体，可增强LH释放并促进卵巢和肾上腺分泌雄激素，又通过抑制肝脏性激素结合球蛋白合成，使游离睾酮增加。

4. ABCD　**解析**：继发性痛经多继发于子宫内膜异位症、子宫肌腺病、慢性盆腔炎、子宫畸形、子宫肌瘤等器质性病变。

5. ABC　**解析**：对于POI患者，有子宫的女性雌激素治疗时应添加孕激素以保护子宫内膜，无子宫或已切除子宫者可单用雌激素。

6. AB　**解析**：恶性的卵巢性索间质肿瘤可选择BEP方案（博来霉素+依托泊苷+顺铂）或紫杉醇联合卡铂化疗。

7. BCDE　**解析**：根据我国颁布的《卵巢癌诊疗指南（2022版）》，除ⅠA/ⅠB期无性细胞瘤、ⅠA期胚胎性癌或卵黄囊瘤和ⅠA期/G_1未成熟畸胎瘤外，其他的恶性生殖细胞肿瘤患者均需化疗。

8. ABCD　**解析**：无。

9. BD　**解析**：围绝经期女性激素改变不包括促甲状腺素、促肾上腺皮质激素水平的变化。

10. ABD　**解析**：服药途径有口服给药、阴道给药、皮肤给药，应依据病情及患者意愿选用。地屈孕酮片属于黄体酮衍生物，更接近于天然孕激素，副作用较小，且不含雌激素、雄激素等物质。

三、案例分析题

案例分析1

简答题1参考答案　排除因素如下。该患者为19岁女性，否认性生活，可排除妊娠导致生理性闭经可能。患者甲状腺功能正常，PRL正常，垂体MRI未见异常。特异性因素：患者SH、LH、E_2水平均低下，LHRH激发试验阳性。诱因：过度节食。

简答题2参考答案　该患者短期无生育要求，故予雌、孕激素补充治疗。雌二醇片/雌二醇地屈孕酮片两种片剂联用能模拟女性的生理周期，雌二醇与人体内源性的雌二醇有相同的生物活性，孕激素地屈孕酮为最接近天然的孕激素，能够通过拮抗雌激素，抑制子宫内膜过度生长，保护子宫内膜。适用于该患者。

简答题3参考答案　雌二醇片/雌二醇地屈孕酮片（1/10mg），1片口服，每日1次，28片一个周期，停药撤退出血第5天重复用药周期。在治疗过程中需坚持每天用药，尽量每天在同一时间服药。如果忘记服用一次药物，应尽快补服。如漏服12小时，建议不补服。服药期间需定期复查，如出现不明原因出血、偏头痛、乳腺异常、严重消化道不适等症状建议及时就医。

案例分析2

简答题1参考答案　减重是肥胖型PCOS患者的一线治疗方式。生活方式调整包括饮食控制和增加运动，控制体重和减轻体重是肥胖PCOS患者管理的基石，尤其是腹型肥胖。2018年中华医学会内分泌学会PCOS诊疗指南中指出：调整生活方式，减少体脂的治疗是肥胖型PCOS患者的基础治疗方案。基础治疗控制不好的肥胖患者可以选择奥利司他口服减少脂肪吸收。

简答题2参考答案　周期性使用孕激素可以作为青春期、围绝经期PCOS患者的首选，也可用于育龄期有生育要求的PCOS患者。可使用的孕激素有天然孕激素、地屈孕酮、甲羟孕酮。优点是不抑制卵巢轴的功能或抑制较轻，更适用于青春期PCOS患者；对代谢影响小。缺点是没有降低雄激素、治疗多毛及避孕的作用。

简答题3参考答案　吡格列酮二甲双胍片含吡格列酮15mg和盐酸二甲双胍500mg，在获得一定疗效后可逐步加量。治疗应以患者的耐受性和有效性为基础进行个性化治疗，应不超过每日最高推荐剂量盐酸吡格列酮45mg、盐酸二甲双胍2550mg。

案例分析3

简答题1参考答案　子宫腺肌病、子宫肌瘤、盆腔炎性疾病和（或）输卵管卵巢囊肿、生殖道畸形、宫腔粘连等。

简答题2参考答案　子宫内膜异位症以"减灭和消除病灶，减轻和消除疼痛，改善和促进生育，减少和避免复发"为治疗目的。治疗方案要根据患者的年龄、生育要求、症状、既往治疗史、病变部位和范围、患者的意愿，强调个体化治疗。对盆腔疼痛、不孕及盆腔包块的治疗要分别对待。

简答题3参考答案　本病例为痛经、有生育需求、子宫内膜异位囊肿的患者。伴有生育需求的子宫内膜异位症患者，应优先缓解症状而不抑制排卵，不干扰受精卵正常着床，能增强自然受孕能力者更佳。同时治疗疼痛，改善生活质量。地屈孕酮治疗期间不影响双相模式，其治疗剂量不影响HPO轴，不干扰正常排卵，对有生育要求患者的疼痛治疗方面具有独特的优势。同时日剂量低、耐受性好、对肾功能及代谢影响小以及1年以上的有效性和安全性证据充足。并且长期服用地屈孕酮对肝脏功能影响小，不引起骨质疏松。有痛经者，试孕期间可口服地屈孕酮。疑有黄体功能不足者可在月经后半期使用黄体酮或地屈孕酮补充治疗。地屈孕酮多重机制治疗子宫内膜异位症，是育龄期女性内异症长期管理的优选药物之一。

案例分析4

简答题1参考答案 子宫内膜异位症表现为痛经以及慢性盆腔痛。疼痛是盆腔钝痛或痉挛性疼痛，通常在月经前1~2日开始，持续整个月经期，并可在月经后持续数日。

简答题2参考答案 本例患者诊断：①青春期AUB-O；②青少年子宫内膜异位症临床诊断；③青春期PCOS高风险。指南推荐可选择的药物有两类：复方短效口服避孕药和天然孕激素或类天然孕激素。在长期管理的过程中，青春期女性的药物选择必须考虑青春期发育的特点，选择对H-P-O轴影响小，甚至无影响的药物。有研究证明：月经正常女性，在周期第5~25天服用地屈孕酮（10~20mg/d），可测到双相基础体温。地屈孕酮≤30mg/d时，不抑制排卵。同时，地屈孕酮的全周期和连续治疗方案对慢性盆腔疼痛和痛经均显示出严重程度类似地降低，并导致所有研究参数的显著改善。

简答题3参考答案 该处方属于用法用量不适宜。地屈孕酮片治疗子宫内膜异位症的用法用量为：口服，从月经周期第5~25天，每日2~3次，每次1片（以地屈孕酮计10mg）。该处方地屈孕酮片用法用量为每日2片，一日2次，属于超剂量使用。

案例分析5

简答题1参考答案 对于良性生殖细胞肿瘤，单侧肿瘤应行卵巢肿瘤剔除术或患侧附件切除术，双侧肿瘤者应行双侧卵巢肿瘤切除术，绝经后妇女可考虑行全子宫及双侧附件切除术。

对于恶性生殖细胞肿瘤，手术也是其主要治疗方式，手术目的包括切除肿瘤、明确诊断、准确分期、判断预后和指导治疗。对于无生育要求的患者，建议行全面分期手术。对于年轻并希望保留生育功能的患者，均可行保留生育功能手术。如果患者是儿童或青春期少女，可以不进行全面分期手术。对复发者仍主张积极手术。除肿瘤仅局限于卵巢的少数早期患者外，绝大部分患者单纯手术很难治愈；而大多数恶性生殖细胞肿瘤又是化疗敏感肿瘤，因此外科手术治疗与化疗相辅相成，是目前治疗恶性生殖细胞肿瘤的主要手段。除ⅠA/ⅠB期无性细胞瘤、ⅠA期胚胎性癌或卵黄囊瘤和ⅠA期/G₁未成熟畸胎瘤外，其他的恶性生殖细胞肿瘤患者均需化疗。卵巢生殖细胞肿瘤的化疗方案包括BEP、紫杉醇+铂类、依托泊苷+卡铂等。无性细胞瘤对放疗敏感，但放疗会破坏患者卵巢，因此已经极少应用，仅用于治疗复发的无性细胞瘤。

简答题2参考答案 除ⅠA/ⅠB期无性细胞瘤、ⅠA期胚胎性癌或卵黄囊瘤和ⅠA期/G_1未成熟畸胎瘤外，其他的恶性生殖细胞肿瘤患者均需化疗。卵巢生殖细胞肿瘤的化疗方案包括BEP、紫杉醇+铂类、依托泊苷+卡铂等。其中，一线化疗方案为BEP，博来霉素15mg，第1～3天，静脉滴注（终生剂量不超过400mg），依托泊苷每天100mg/m^2，第1～5天，顺铂每天20mg/m^2，第1～5天，静脉滴注，每3周重复。Ⅰ期患者术后化疗3～4个周期。

该患者诊断为未成熟型囊性畸胎瘤（ⅠB期），具有使用BEP化疗方案的适应证。患者肝肾功能、心电图、胸片等未见明显异常，表明其无严重的肝肾功能障碍、心脏疾病以及肺部疾患，此外，患者不处于孕期和哺乳期，因此没有三种化疗药物的使用禁忌。综上所述，该患者使用此化疗方案合理。此外，患者无肾功能异常，当前化疗方案的剂量合理。

简答题3参考答案

（1）博来霉素的终生剂量不超过400mg。使用博来霉素前，应进行肺功能检查，有严重肺部疾患、严重弥漫性肺纤维化的患者应禁用，此外，严重肾功能障碍、严重心脏疾病、胸部及周围组织接受放疗的患者也应禁用。博来霉素与地高辛合用时，可降低地高辛的治疗作用，继发代偿失调，对于必须合用者，须密切监测。与苯妥英合用，可以降低苯妥英在肠内的吸收而降低其作用，治疗期间应监测苯妥英的血药浓度水平。使用博来霉素时如果接种活疫苗，会增加活疫苗所致感染的危险，所以用药期间禁止注射活疫苗。

（2）依托泊苷禁用于孕妇及哺乳期妇女、骨髓机能障碍，以及心、肝、肾功能有严重障碍者，此外，还禁用于儿童肌内注射。在使用依托泊苷后3个月内，不宜接种病毒疫苗。

（3）顺铂禁用于肾功能损害患者、孕妇和哺乳期妇女。避免与具有耳毒性、肾毒性的药物联合应用。因可能导致药物毒性增加，应谨慎合用主要经肾排泄的药物。应避免合用青霉胺或其他螯合剂，以免减弱顺铂的药物活性。

案例分析6

简答题1参考答案 2016 RCOG指南：经前期综合征的管理（No.48）中没有提及非甾体抗炎药用于经前期综合征。根据布洛芬分散片药品说明书，该药适用于：①缓解类风湿关节炎、骨关节炎、脊柱关节病、痛风性关节炎、风湿性关节炎等各种慢性关节炎的急性发作期或持续性的关节肿痛症状，无病因治疗及控制病程的作用；②治疗非关节性的各种软组织风湿性疼痛，如肩痛、腱鞘炎、滑囊炎、肌痛及运动后损伤性疼痛等；③急性的轻、中度疼痛，如手术后、创伤后、劳损后、原发性痛经、牙痛、头痛等；④对成人和儿童的发热有解热作用。但该患者用药后，经前头痛症状明显缓解，认为该患者使用布洛芬合理。

简答题2参考答案　根据酒石酸唑吡坦片说明书，用于短暂性失眠、偶发性失眠、慢性失眠的短期治疗，使用剂量为10mg，1次/日，睡前口服。

简答题3参考答案　对于经前期综合征失眠患者，可以选择三环抗忧郁药，如每晚睡前服去甲替林25mg，根据病情需要时可增加剂量，最大剂量可至125mg；或氯丙咪嗪25mg/d，必要时可增至75mg/d；或每日上午服氟西汀20mg。

案例分析7

简答题1参考答案　根据2016 RCOG指南：经前期综合征的管理（No.48），对1067名经前期患者进行双盲实验，维生素B$_6$ 10mg/d口服给药，患者的躯体或心理症状均有明显改善。对于心理症状影响患者生活的，可考虑持续或黄体期（月经周期第15～28天）使用低剂量SSRIs，例如西酞普兰10mg/d口服给药。呋喃唑酮属于单胺氧化酶抑制剂（MAOI），根据盐酸氟西汀胶囊说明书，禁止氟西汀与MAOI合用，因为有血清素综合征的风险，导致焦虑、腹泻、发烧、肌腱反射亢进以及肌阵挛等。

简答题2参考答案　建议患者停用呋喃唑酮片，在盐酸氟西汀停药至少5周后再开始使用呋喃唑酮治疗。

简答题3参考答案　氟西汀起效慢，在治疗早期患者可能感受不到药物的治疗作用，后期出现的药物不良反应包括：全身不良反应，如皮肤过敏、皮疹、瘙痒、颜面水肿、光敏反应等；消化道反应，如胃肠道功能紊乱、腹泻或便秘、恶心、呕吐、口干、消化不良等；神经系统反应，如头晕头痛、失眠或困倦、乏力、多汗、震颤等；大量使用可能出现精神症状，如出现幻觉、激越躁狂或过度镇静、意识错乱、焦虑紧张等；长期使用可能引起食欲减退、性功能下降。

案例分析8

简答题1参考答案　根据《2019实践建议：围绝经期综合征一线治疗中

的激素治疗》，在围绝经期妇女中，序贯激素治疗（hormone therapy，HT）包括较低剂量的雌激素和较高剂量的孕激素，因为在此阶段内源性卵巢雌二醇的产生可能保持相对较高。虽然连续 HT 可用于绝经后妇女，但它会导致定期的孕激素撤退性出血，直至年龄较大，因此风险较高，不推荐使用。结合上述指南，雌激素加孕激素周期序贯治疗能改善其症状。

简答题 2 参考答案 黄体酮剂量应改为 20mg，1 次 / 日，肌内注射。

简答题 3 参考答案 不良反应有：①轻微副作用，部分女性在使用过程中会出现头晕、头痛、嗜睡，有的人还会出现幻觉，还有恶心、呕吐等症状；②月经混乱，黄体酮作为一种激素类药物，如果不合理的使用或是过量使用，会导致身体内激素混乱，从而导致内分泌失调，影响女性月经周期正常；③出血，黄体酮胶囊服用后可由于体内激素水平波动而引起出血现象，通常出血期在 7 天内即可停止；④突发性不良反应，突然的或原因不明的呼吸短促，突然语言发音不清，突然视力改变、复视、不同程度失明等；⑤引发疾病，长期服用黄体酮激素类药物会引起女性肝功能异常、缺血性心脏病发生率上升；⑥皮肤过敏，如果自身对于药物当中某种成分存在过敏现象，在服用后可导致皮肤出现过敏反应，比如皮肤瘙痒、皮疹等；⑦体重增加，正常情况下，服用激素类药物就会导致女性体重出现药物性体重增加，这种情况还不容易减肥；⑧子宫内膜萎缩，长期服用可能会引起子宫内膜萎缩、月经量减少，并容易发生阴道真菌感染。

案例分析 9

简答题 1 参考答案 利福平属于肝药酶 CYP2C19 的诱导剂，在肝脏中可被自身诱导微粒体氧化酶作用而迅速去乙酰化，成为具有抗菌活性的代谢物，可使雌激素代谢增加，药效降低。尽管利福平滴眼液经肝代谢可忽略不计，但未确诊结膜炎自行购买抗生素滴眼液亦不合理。

简答题 2 参考答案 根据《绝经管理与绝经激素治疗中国指南（2018）》，雌、孕激素序贯方案适用于有完整子宫、围绝经期或绝经后仍希望有月经样出血的妇女。连续序贯是指在治疗过程中每天均给药。可采用连续序贯复方制剂：雌二醇 / 雌二醇地屈孕酮片（1/10 或 2/10）1 片 / 天，共 28 天；也可连续用口服或经皮雌激素 28 天，后 10 ~ 14 天加用孕激素。因此使用雌二醇 / 雌二醇地屈孕酮合理，建议停用利福平滴眼液，可改为左氧氟沙星滴眼液 1 滴，4 次 / 天，外用。

简答题3参考答案：雌二醇/雌二醇地屈孕酮减量需要逐渐减至停药，可以每天服半片，减量的过程中可能会出现恶心、呕吐、胃肠胀气等不良反应，停药后症状可消失。

案例分析10

简答题1参考答案　替勃龙是含弱雌激素、孕激素和雄激素活性的十九碳甾体化合物，根据靶组织不同，其在体内的三种代谢物分别表现出雌激素、孕激素及弱雄激素活性，也称之为选择性雌激素活性调节剂。本品具有明显的组织特异性作用，在骨、大脑的体温中枢和阴道表现为温和雌激素和孕激素作用；在乳房组织表现为明显的孕激素和抗雌激素作用；在子宫内膜表现为温和雄激素和孕激素作用。本品能够抑制绝经后妇女的促性腺激素水平，抑制生育期妇女的排卵，抑制绝经后妇女骨丢失。绝经期症状特别是血管舒缩症状如潮热、多汗等均受到抑制，对性欲和情绪也都有良好的作用。

简答题2参考答案　根据《绝经管理与绝经激素治疗中国指南（2018）》，替勃龙有效成分为7-甲基-异炔诺酮，属于组织选择性雌激素活性调节剂，2.5mg/片。口服后在体内代谢后产生较弱的雌激素、孕激素和雄激素活性，对情绪低落和性欲低下有较好的效果，不增加乳腺密度。根据药品说明书，替勃龙适用于自然绝经所引起的各种症状，如潮热、出汗等。建议将替勃龙剂量改为2.5mg，1次/日，口服；同时建议患者增加碳酸钙D_3片。

简答题3参考答案　对于绝经期综合征患者，可以选择天然雌激素，包括戊酸雌二醇或者17β-雌二醇（目前没有单一成分的药片）；孕激素要选择天然的黄体酮，或者接近天然的地屈孕酮。